全国高等医药院校护理系列教材

精神科护理

总主编　翁素贞

主　编　曹新妹

副主编　钱瑞莲　邱智超　潘令

编　者（按姓氏笔画排序）

曹新妹　上海交通大学医学院附属精神卫生中心
费静霞　南京医科大学附属无锡市精神卫生中心
高　颖　南京医科大学附属脑科医院
洪小美　厦门市仙岳医院
孔庆芳　上海交通大学医学院附属精神卫生中心
蒋时笑　上海市静安区精神卫生中心
李　萍　上海市普陀区精神卫生中心
刘青香　南京医科大学附属脑科医院
骆伟娟　广西壮族自治区脑科医院
梅久红　上海市浦东新区精神卫生中心
吕晓春　山西省汾阳医院
潘令仪　上海交通大学医学院附属精神卫生中心
钱瑞莲　南京医科大学附属脑科医院
邱智超　上海立达职业技术学院
盛梅青　上海交通大学医学院附属精神卫生中心
王　萍　上海市虹口区精神卫生中心
王晓敏　上海交通大学医学院附属精神卫生中心
吴永琴　温州医科大学护理学院
席巧真　青岛市精神卫生中心
徐秀瑛　厦门市仙岳医院
晏庆昊　江西康宁医院
姚敏红　南京医科大学附属无锡市精神卫生中心
袁　勤　上海市浦东新区南汇精神卫生中心
诸海英　上海交通大学医学院附属精神卫生中心
宗建飞　江西康宁医院
赵　靓　肇庆医学院高等专科学校
周　玲　上海市青浦区精神卫生中心
朱晓洁　上海市杨浦区精神卫生中心

复旦大学出版社

内容提要

本教材分为总论与各论两大篇，共十三章。总论包括：绪论、精神障碍常见症状、精神科护理技能、精神障碍治疗及康复；各论包括：器质性精神障碍病人的护理、精神活性物质所致精神障碍病人的护理、精神分裂症病人的护理、心境障碍病人的护理、神经症性障碍病人的护理、癔症病人的护理、严重应激反应和适应障碍病人的护理、心理因素相关生理障碍病人的护理、儿童及少年期精神障碍病人的护理。

本教材主要供医学高职高专护理专业学生使用，在编写过程中本着以职业目标和劳动过程为教材编写导向，其基本理论知识以“必需、够用”为原则，适当扩展。在知识点、技能点、能力点方面和劳动与社会保障部的国家标准接轨，引入案例教学和启发式教学方法，便于激发学生的学习兴趣。旨在以强调基本技能为培养目标，充分体现护理专业的特色，渗透人文关怀精神，注重培养学生的综合素质和动手能力，并为今后的临床实践打下良好的基础。

全国高等医药院校护理系列教材

编写委员会名单

总主编 翁素贞

编　委（按姓氏笔画排序）

叶文琴　叶志霞　刘晓红　刘薇群　孙建琴
张雅丽　姜安丽　施　雁　席淑华　席淑新
徐筱萍　栾玉泉　曹新妹　章雅青　黄　群
程　云　蒋　红　楼建华

秘　书 庹　焱

序 foreword

护理学属于医学的重要分支，在人类健康发展的历史长河中，医学因它的存在而生动，生命因它的奉献而灿然。幸福人生是一种超然的状态，在人们通往健康的大道上，每天都在演绎着心灵的故事，无论是个人还是家庭，患者还是健康者，均有可能接触到医学护理，通过这一“生命驿站”将健康之光代代延续。无疑，护士(师)在任何时代都是最有医学使命和文化责任的崇高职业，之所谓：赠人玫瑰，手有余香。南丁格尔——在我们的精神世界是最为圣洁的使者，她创造了历史的永恒！

今天，我们生活的世界无限扩展，生命的长度不断延伸，这给我们的护理学科带来了空前发展的机遇。护理学是以维护和促进健康、减轻病痛、提高生命质量为目的，运用专业知识和技术为人民提供健康服务的一门科学。随着人类疾病谱改变、社会结构转型及人口老龄化发展趋势，公众对护理服务的需求和护理质量提出新的要求，亟需医药院校培养更多的具有国际化视野、适应我国国情特点的技能型护理人才，护理的职业教育前景广阔。护理职业教育必须着眼于职业教育与护理专业这两个基本特征，而编撰一套符合我国护理职业教育特点、紧密与临床实践结合、权威而有新意的护理学教材显得尤为重要。

为了进一步贯彻、落实《国家中长期教育改革和发展规划纲要(2010～2020年)》关于“大力发展职业教育”的精神，我们汇集了上海市护理界临床、教学方面的资深专家，并整合全国医药高等职业学校护理专业方面的优质资源，策划、编写了本系列护理教材。在编写过程中，我们特别强调结合临床护理的实际需要，忠实体现以“任务引领型课程”为主体的理念与编写思路，以确保教材的编写质量。全套教材包括主教材、实训指导、习题三大部分。其中主教材又分为基础课程、核心课程、专业方向课程、人文素养课程4个版块，并配套课件、操作视频和教学资源网络平台。

本系列教材针对护理职业教育的实际情况，突出以下特点：内容设计上，以理论知识"必须和够用"为原则，着重于对学生解决实际问题能力的培养，在技能方面体现其最新技术和方法，以保持教材的科学性与前沿性；体例编排上，突出能力培养特点，以"案例导入"为特色，引入启发式教学方法，便于激发学生的学习兴趣；版面设计上，采用目前国际流行的教材版式，风格清新，特色鲜明，版面活泼。此外，以模块结构组成教材，既可以适应职业教育大众化、技能教育大众化的新要求，又能达到"可教学可自学，可深学可浅学，可专修可免修"的教学目的，方便教师教、学生学，同时可以使职业教育学分制具有实际意义。

衷心希望本系列教材能得到护理学科广大师生的认同和喜爱。教材中难免存在疏漏和错误，恳请各院校师生和护理界同仁不吝指正，以便在修订过程中日臻完善。

上海市护理学会理事长 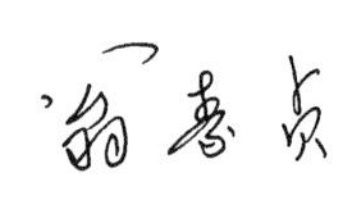

2015年5月1日

前言 preface

为了贯彻落实卫生部、教育部最新教改精神，进一步提高专业教材水平和质量，上海市护理学会和复旦大学出版社特此组织有关人员编写了本套教材。针对职业教育的特点，本套教材的编写理念是以贴近学生、贴近岗位、贴近职业环境为编写宗旨。《精神科护理》是本套教材之一，随着医学的发展和进步，疾病谱已出现了显著的改变，从“躯体疾病时代”转向“精神疾病时代”，精神卫生问题日益突出，精神障碍在我国疾病总负担的排名中位居前列，已成为影响人们健康和生活质量的重要的社会问题。由此可见，编写一部高质量的《精神科护理》教材已势在必行。

本教材主要供医学高职高专护理专业学生使用，在编写过程中本着以职业目标和劳动过程为教材编写导向，其基本理论知识以“必需、够用”为原则，适当扩展。在知识点、技能点、能力点方面和劳动与社会保障部的国家标准接轨，引入案例教学和启发式教学方法，便于激发学生的学习兴趣。旨在以强调基本技能为培养目标，充分体现护理专业的特色，渗透人文关怀精神，注重培养学生的综合素质和动手能力，并为今后的临床实践打下良好的基础。

本教材的特点：①内容紧贴临床，实用性、可操作性和时代感强，而且知识和技能新颖；紧密结合护士执业资格考试的要求。②以护理知识为主体，对相关基础、临床知识提纲挈领简要介绍，不作赘述。③病案多，区别于传统的“本科压缩版”模式，显示“临床案例版”的教材编写特色，充分体现“工学结合”人才培养的理念和教改思路。④参编人员是来自高等院校或长期从事精神科临床、教学和科研的一线工作者，大多有撰编专著的经历，部分编委有留学背景，将新的护理理念和技术等融入本教材中。

本教材在编写过程中得到了方方面面的支持和帮助。在此感谢上海市护理学会和复旦大学出版社搭建了此平台，感谢各位编委努力而出色的工作，感谢复旦大学出版社贺琦老师给予的具体指导和帮助。

殷切希望广大读者提出宝贵的建议和意见，我们全体编委将竭尽全力，使本教材不断地完善。

曹新妹

2015年7月

目 录 contents

总 论

各　论

总论

模块一　绪论

模块二　精神障碍常见症状

模块三　精神科护理技能

模块四　精神障碍治疗及康复

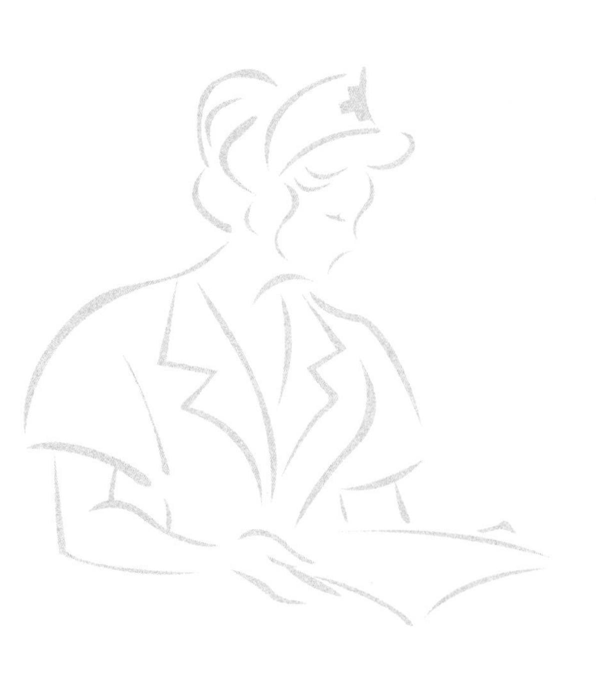

模块一　绪论

学习目标

识记：精神障碍及精神科护理学的定义；精神障碍病人的基本权益；精神科护士的素质。

理解：精神科护理工作的内容；精神卫生法立法目的。

学会运用：精神科护理发展分期。社区精神卫生工作的范围与护理。

重点：精神障碍病人的基本权益；精神科护士的素质。

难点：精神科护理工作的内容；精神卫生法与传统概念的冲撞。

项目一　概　　述

精神障碍(mental disorder)又称精神疾病，是指在各种因素的作用下产生的心理功能失调，出现感知、思维、情感、意志行为等心理过程和人格偏离正常人群，且没有能力按社会认为适应的方式行动，不能适应社会。

精神病(psychosis)是精神障碍中的一部分，特指具有幻觉、妄想及明显的精神运动性兴奋或抑制等“精神病性症状”的重型精神障碍，最典型的精神病是精神分裂症、重度心境障碍。

精神卫生(mental health)又称心理卫生，是指以维护和增进人们的心理健康，包括预防和矫正各种精神障碍，以提高人们对社会生活的适应和改造能力。

精神科护理学(psychiatric nursing)或精神障碍护理学(me ntal disorder nursing)是以临床精神医学为背景，以一般护理学理论为基础，结合精神障碍的具体特点，从生物、社会、心理三方面研究和帮助精神障碍病人恢复健康及对健康人保持健康和预防精神障碍的一门应用性学科。美国护理学会(ANA)精神科心理卫生委员会对精神科护理学的定义是：“精神科护理是一项专业领域，是专门研究人类行为理论的科学，也是一门艺术。其目的是预防及治疗人类精神方面的障碍，以提升社会、社区及个人的精神状况至最佳境界。”精神科护士的角色功能、工作任务及范畴等都随着时代的变化和社会的进步而不断发展。

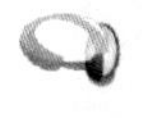
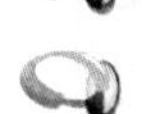

知识链接

精神病和神经病是同一种疾病吗?

在生活中人们常以为"精神病"就是神经病,这是个错误观念。精神病是指在理化、生物、心理、社会等因素作用下,导致大脑功能紊乱,产生认知、情感、意识行为等方面的精神障碍的疾病;而神经病则是指大脑中枢神经及周围神经系统的疾病。

项目二　精神科护理学的发展简史

精神科护理学是随着精神医学的发展而发展的,其中护理人员的角色由原先的生活照顾进展到生理、心理、社会文化兼顾的整体性的照顾者、治疗者、教育者、支持者、咨询者等多种角色与功能。护理的范围也由精神障碍的防治拓展到社区心理卫生。国内精神科护理的发展深受西方医学体制的影响,在此就欧美精神科护理的发展过程介绍如下。

一、精神科护理发展分期

(一) 萌芽期(1890 年以前)

在远古时代,人类对疾病的产生尚不了解,认为疾病是鬼神等超自然力量加诸人类的惩罚,精神障碍也不例外,精神病病人被视为魔鬼附体,治疗的办法则是求神拜佛、请巫师等。直到公元前 4 世纪,才开始有疾病病名和药物治疗的记载。在古希腊医学中,希波克拉底斯(Hippocrates,公元前 460～377)的著作中提出精神症状的体液病理学说,他认为人体存在着 4 种基本体液,即血液、黏液、黄疸液和黑胆液,如果其中一种过多或过少或失衡,人就会生病。祖国医学也有着丰富的论述,中医典籍《内经》也有精神障碍的相关病名和治疗处方,医病不再是巫师的专业。

18 世纪后期,法国医生比奈尔(Philippe Pinel, 1745～1826)是第一个被任命为"疯人院"院长的医生,提出解除精神病病人身上的铁链和枷锁,把精神病病人从终身囚禁的监狱般的生活中解放出来;提倡给精神障碍病人以劳动和人道主义待遇,开创了精神科护理的先河。1860 年护理学创始人南丁格尔(Nightigale)女士在英国伦敦开办世界上第一所护理学校,诞生了正式的护理教育;其中,强调了病区的环境、个人卫生、新鲜空气和运动,注意病人的饮食和睡眠,以及对病人的态度等为主的护理专业理念。1873 年,美国 Linda Richards 女士以此理念致力于精神科护理工作,并制订出一套精神科护理的计划,主张对精神障碍病人的照顾品质应该和一般内科病人的照顾品质一样完善,奠定了精神科护理的基础模式。此阶段的精神科护理以看管、照顾及改善病人的生活环境为主。精神科护理人员的角色才开始受到重视。她被称为“美国第一位精神科护士”。

1882 年,在美国马萨诸塞州的马克林医院建立了第一所培养精神科护士的学校,共有两年的护理课程,主要学习保护病人和管理病房的技巧,而精神科方面的课程很少,但这个时期为精神科护理的建立与发展奠定了基础。

(二) 成长期(1890～1940 年)

这个时期,随着精神医学的发展,精神科护理在教育、角色功能等方面都大有进展。伴随精神医学的发展,精神科护理的职能开始拓宽,护理的角色功能由协助病人日常生活及一般身体照顾,扩展到协助观察病情、详细记录,为医生诊治提供参考。

20 世纪 30～40 年代,随着精神医学研究的飞速发展,许多精神科的治疗方法,如胰岛素休克治疗、睡眠治疗、电痉挛治疗、药物治疗等先后被精神医学界广泛应用,从根本上改变了精神科治疗手段的困境。由于住院病人增加,治疗效果明显提高,需要更有经验的精神科护理人员做更直接的病人护理。精神科护理的职能越来越大,护士角色也得到了肯定。1954 年,前苏联普普金的《精神病护理》一书,详细阐述了精神病房的组织管理、医护人员的要求、精神障碍病人的基础护理和症状护理,强调尊重病人、爱护病人、恢复病人的权利,废除约束、改善生活、开展文娱活动和劳动等。从此,精神障碍病人护理走上正规道路,开始步入新的历程。

(三) 成熟期(1940 年～至今)

这个时期精神科护理在专业的领域上更跨了一大步,进入了整体性护理的新境界。第二次世界大战后,经济和社会的变迁促使精神障碍病人的数量急速上升,社会对精神科医疗服务的需求也日益增加,促进了精神科护理的发展。

1963 年后,在社区精神卫生运动的推动下,精神科护理的功能逐步由院内封闭的护理,开始走向社区、家庭和精神障碍的预防保健及康复。20 世纪 80 年代,美国乔治梅森大学袁剑云博士来到中国讲学,提出了中国的护理模式,使中国的护理事业不断发展,对外交流越来越多,从而推动了精神科护理的发展。

二、我国精神科护理发展史

在新中国成立以前,由于经济落后等诸多因素的影响,精神障碍的治疗及护理都得不到重视和发展,精神病院数量少、设施简陋,精神科专业人员极少、技术力量薄弱。

新中国成立以后,精神科护理事业受到重视,各级精神病院在全国各地先后建立并改善了设施,大量受过培训的护士加入精神科护理队伍,加强了护理的技术力量。20 世纪 50 年代后期,南京、上海、北京、成都等大城市的精神病院把病人从关押和约束中解放出来,组织他们参加工疗和娱乐体育活动,成立病人管理委员会,让病人参与病区管理,实行开放和半开放管理模式,使精神科护理更加规范,开始步入新的历程。

1963 年后,在社区精神卫生运动的推动下,精神科护理的功能逐步由院内封闭的护理，开始走向社区、家庭护理和精神障碍的预防保健及康复。1966～1975 年，精神科护理受到干扰和破坏，护理质量和业务水平显著下降。20 世纪 80 年代，随着国家的振兴和富强，卫生部、各级政府、中华护理学会重视精神科护理队伍的建设及精神科护理的科研工作，在 1990 年成立了全国精神科护理专业委员会，并制定了精神卫生保健护理等各项管理制度，各省也相继成立了省、市的精神科护理专业委员会，定期举行精神科护理工作的学术交流，同时与国际护理界的交流也日益增多，使精神科护理事业步入健康的发展轨道。护士的知识结构和文化水平都有了很大的提高。通过在职学习，如成人高考、自考、电视大学、网络教育等多种学习渠道，各地已培养了大批大专、大学本科和硕士毕业的护理人才从事精神科护理工作，使精神科护理质量、业务水平、教学、研究等都有了很大进步。

知识链接

精神科护理的发展趋势

1. 实行开放型护理　开放型护理即指精神障碍病人在住院期根据病情状态不同，可实行自由进出病区，或周末度假(周末回家)，或节假日回家等，与社区接触、与家人团聚，以达到促进病人社会功能的恢复。

2. 实施全面康复护理　近年来越来越注重精神病病人的康复护理。在医院，护士及康复师为住院精神病病人开展各种形式的康复训练，使病人在生活、学习、工作、社交技能上有了很大的提升，为出院后更好地融入社会做准备。

3. 综合性临床护理　从健康的定义上看，人是一个完整的个体，其生理、心理和社会的健康处在同等重要的位置。目前国内也趋向两方面的发展：①在精神科机构内设立多种学科，如神经科、内科、外科等；②精神科临床管理模式多样性，如开放化、家庭化、整体化、中转站等，彼此结合。

4. 社区-家庭化护理　精神障碍是一种慢性病，病人受病情控制与社会接触逐渐减少，有些病人需要长期住院治疗脱离社会而引起社会功能的退缩。发展社区精神卫生，使精神障碍病人回归社会、回归家庭已成为必然趋势。20 世纪 70 年代开始在城乡建立了精神障碍三级防治网，出现了不少社区精神障碍防治机构，设立医疗站或福利工厂、家庭病床、群众性看护网、日间医院等。因此，精神卫生护理工作趋向社区-家庭化是必然的。

5. 精神科会诊-联络　这是一种新型护理业务模式，是指由精神科资深护理人员对有特殊需要的单位提供协助，以解决该单位所面临的问题。

6. 精神科护理学发展成为一门独立学科　随着精神医学和现代护理发展和进步，以及人们对精神健康的重视和社会需求的增加，精神科护理学越来越受到人们的关注，促进了精神科护理的发展，并使之发展成为一门独立的学科。

项目三 精神科护理工作的内容及任务

精神科护理工作的对象是患有各种精神障碍的病人，因此他们不同于内、外科的病人，精神科护理工作的内容与任务有其特殊性。

任务一 精神科护理工作的内容

随着医学的发展，精神科护理工作已从过去只重视躯体疾病，拓展到生理、心理及社会的整体护理，从病人延伸到健康人保持健康、恢复健康。因此，目前精神科护理工作内容一般包括安全护理、基础护理、心理护理、康复护理和健康教育。

(一) 安全护理

精神障碍病人思维、行为异常，尤其在发病期某些行为往往具有危险性，如自伤、自杀、攻击及出走行为等。因此，安全护理是精神科护理的重要工作。

(二) 基础护理

精神障碍病人由于疾病的影响，一般生活自理能力下降或缺损，有些重度精神障碍病人甚至丧失生活自理能力。护理人员通过为精神障碍病人提供全面优质的基础护理工作，包括个人卫生护理、饮食和排泄护理、睡眠护理、发药护理和测体温护理等，让病人身心舒适，更好地配合治疗护理工作，增强服药依从性，促进早日康复。

(三) 心理护理

精神障碍病人患病后都有一定的心理问题，他们的异常行为往往不被人们理解与同情，甚至遭到不同程度的歧视、指责等，这些给病人和家属带来了更大的心理压力，不利于病人的心身康复。作为护理人员应与病人建立良好的护患关系，需要护士掌握丰富的心理护理知识和技能，根据病人不同的心理状态，分别给予疏导，帮助他们从不良情绪中摆脱出来，从而战胜疾病。

(四) 康复护理

精神障碍病人的康复是个漫长的过程，因此，在住院期间进行康复护理尤为重要，责任护士负责对病人开展形式各样的康复活动：对他们进行健康小讲课、广播操、各种技能训练，如整理日用品，铺床等。指导和帮助精神障碍病人社会功能的训练，如生活能力、学习、社交能力等，将其精神残疾程度降到最低。在病人的组织管理中，责任护士挑选康复期的病人担任大、小组长，最大限度发挥其现有的特长和能力，使病人早日重返病前的社会角色。

(五) 健康教育

健康教育是一项增进健康的有计划、有组织、有评价的教育活动过程，其核心是改变病人异常的行为和生活方式。在精神科护理工作中健康教育的形式多种多样，如宣传栏、小讲课、健康处方等，使病人和家属了解有关疾病的知识和治疗护理知识、疾病的预防知识和技能，使其能正确对待疾病，从而自觉地配合治疗和护理，消除或减轻影响健康的危险因素，预防疾病复发、促进康复、提高生活质量。

任务二　精神科护理工作的任务

(1) 研究和实施对临床精神障碍病人科学的和人性化的组织管理方法。确保医疗任务的完成和防止意外事故的发生；为病人创造良好的休养环境，确保病人在安静、舒适、安全的环境中生活。

(2) 研究和实施对精神障碍病人的有效沟通途径和技巧。探索和理解精神障碍病人的心理活动，做出正确的护理评估，制订合适的护理计划，实施有效的护理措施，开展有针对性的心理护理。

(3) 根据精神病学，从护理学角度研究和探索精神障碍病人病态行为的发展规律及其各种治疗的护理和特殊护理。

(4) 研究和实施严密的护理观察和记录工作。精神障碍病人临床症状的观察和记录是一项特殊任务，是精神科护理人员的重要职责，目的是协助诊断和开展有针对性的治疗和护理措施，同时为医疗、科研、教学、预防等工作积累资料，以及作为法律和劳动能力鉴定的参考依据。

(5) 根据马斯洛的人的需要层次论，了解和分析精神障碍病人的需要，设法满足其合理的需求。纠正和淡化病人病态所致的不正常、不合理的需求。

(6) 研究和实施精神障碍病人的康复护理，积极开展各种康复活动，恢复病人生活自理能力及社交功能，促进病人回归社会。

(7) 研究对社区人群寻求心理健康的健康教育和咨询。积极开展精神卫生知识宣教工作，对病人及其亲属、社区群众等开展宣传、教育及精神障碍的预防工作，包括普查、培训、随访、家庭护理等。

(8) 研究和实施精神科护理过程中相关的伦理和法律问题，尊重精神障碍病人的人格和尊严，维护病人的利益和权利。关心病人，保障病人的正常生活待遇和权利。

(9) 研究如何提高护理人员的教学和科研能力，不断提高其专业学术水平和科研能力。

项目四　精神科护士的角色及素质

任务一　精神科护士的角色

1. *管理者*　护理人员作为管理者，一方面为病人提供一个清洁、舒适、安全的治疗环境，另一方面制订和组织实施保证治疗和护理工作正常运转的规章制度及对病人的组织管理，使病人生活在舒适、轻松、有序的环境之中。

2. 治疗者　精神科的治疗方法具有多样性和与医护人员共同协作完成治疗的特点。在治疗过程中，护理人员既是执行者、协作者，又是治疗者。精神科的护理人员应掌握相关的理论知识及技能，与医生共同完成治疗任务。

3. 照料者　部分病人在患病期间不能料理个人日常生活，不能保护自己的安全，对住院感到恐惧、焦虑。这就需要护士如同亲人一般照顾病人，了解和照顾他们的饮食、睡眠、服药、冷暖、卫生和排便情况，同时给予他们安慰和鼓励，增强病人的安全感和信任感。

4. 辅导者　帮助病人矫正其病态行为，恢复正常的生活和社会交往能力是精神科护理工作的重要内容之一，护士在此过程中承担辅导者角色，训练病人料理个人卫生、增进人际交往，提高病人的日常生活能力和社会适应能力。

5. 咨询者　护理工作逐渐面向社区、面向家庭、重视心理健康的维护，人们也越来越关注心理健康。精神科护士要解决病人及家属关于疾病、治疗、康复和护理等方面的问题，提供相关信息，使他们获得健康指导和心理支持。

6. 教育者　精神障碍具有慢性、容易复发的特点，护理人员应向病人和家属进行疾病知识的宣教，使他们了解科学的治疗与护理知识，以利疾病及早诊断和治疗、减少复发。此外，精神科护士还承担着向社会健康人群宣传心理健康知识的责任。

7. 协调者　精神障碍的预防和治疗需要医护人员共同配合与协作，护理人员与医生、心理治疗师、社会工作者和家属等相互配合，共同促进病人康复，达到最佳预防和治疗效果。

任务二　精神科护士的素质

案例导入 1

小王是一位工作刚满一年的护士，在家中是独女，父母疼爱有加，从未打骂过她。某天晚上她独立当班，来了一位新病人(伴有幻觉、妄想的精神分裂症病人)。在接待病人并给其做入院宣教时，病人突发冲动，扇了小王两个耳光，致脸部红肿、嘴角出血。小王突然遭到病人的攻击，心里感到很憋屈……

刚想指责病人，后想到入职岗位培训及平时老师们的教诲，这些病人是一群弱势群体，他们发病时往往失去理智，会做出一些伤害自身或他人的行为。想到此，小王就不再怨恨了，只是默默地擦干眼泪，擦净嘴角的血，并安抚好病人，又继续工作。

提问：小王这样做是否妥当？如果是你，该如何应对？作为一名精神科护士，应具备哪些素质？

分析提示

小王突然遭到病人的攻击，心里觉得很委屈，但她没有责怪病人，继续为病人服务，小王具备了精神科护士良好的职业道德素质和健康的心理素质。假如自己遇到这种情况，也应向小王学习。作为一名精神科护士必须具备良好的职业道德素质、专业素质、心理素质和身体素质。

(一) 职业道德素质

1. *具有敬业奉献精神* 由于精神障碍病人在病态情况下，无法控制自己的言行，常出现一些伤己、伤人等行为，作为从事该领域的护理人员，要热爱自己的本职工作，正确认识精神障碍所造成异常行为的病态性，面对病人的异常行为，要不厌其烦地、耐心地帮助病人，受到病人的伤害时要充分理解病人的痛苦，正确对待病人的病态表现，正确认识自己工作的意义。

2. *尊重关爱病人* 精神障碍病人在病情控制下，较难表述自己的需求，有时会出现行为紊乱等。护士应尊重、关爱病人，不得对病人进行人格侮辱、讽刺或讥笑，更不得变相虐待病人，不得将病人的病情当谈笑资料。对病人态度要和蔼，对病人的合理要求应尽量给予满足，不合理要求耐心解释，要与病人建立良好的护患关系，取得病人的信任与合作，促进病人早日康复。

3. *具有慎独精神* “慎独”一词的意思是在独处无人注意时，自己的行为也要谨慎不苟。护士工作的独立性很强，经常要单独值班和处理问题，尤其面对的是精神障碍病人，他们有时无法对事物做出正确判断。所以，护士要自觉地坚持原则，实事求是，按科学的规律办事，一丝不苟地执行规章制度。一旦发生差错或意外事件，应及时处理、立即上报。

4. *维护病人的利益* 护士是病人利益的保护者，当病人丧失自理能力时，要给予人道主义的待遇，防止一切不利因素给病人造成肉体上和精神上的痛苦，使病人能获得正常人一样的生活权利。如医疗与护理中出现有损害病人利益的事，护士应坚持正义、加以制止，维护病人的正当利益。

(二) 专业素质

1. *具有丰富的知识* 精神障碍不同于内、外科疾病，它的起病基础不但有生物学因素，而且常常牵涉社会心理因素。许多治疗护理的过程也都需要运用心理社会学知识。许多住院病人也常常伴发其他内、外科疾病需要治疗和护理。因此，作为精神科护理人员，应具有较高的文化修养，广泛的兴趣爱好，扎实的社会、心理、生物医学知识。只有掌握丰富的知识才能更好地为病人提供帮助。

2. *具有娴熟的护理技能* 精神科护理操作常常涉及内、外科。精神障碍病人在症状未控制时，可能对护理人员产生敌对，严重的甚至可能出现妄想等。因此护理人员必须具备娴熟的技能，才能保证治疗护理的正常运行。护理技术操作的要求是：一要稳，即动作轻柔、协调、灵巧、稳妥、有条有理，这不仅给人以安全感，而且使人有美的感受；二要准，即动作严格按照操作规程办事，准确无误；三是快，即动作熟练、眼疾手快、干净利落；四是好，即质量高、效果好，病人满意，自己也满意。

3. *具有敏锐的观察力*　精神病人一般不能主动描述症状，特别是抑郁发作等病人可能在工作人员疏忽时采取一些极端行为。护士通过敏锐的观察，能从病人的身上获取直观的资料，判断病人的需求，评价治疗和护理的效果。护理人员要善于从病人的言语、表情、行为、姿势和眼神等，了解病人的心态，从而防止意外事件的发生。

4. *具有勤奋好学、刻苦钻研精神*　精神科护士不仅要掌握精神病学和一般医学专业的基础理论知识，还应掌握心理、社会、美学及行为学等多学科知识。因此，必须要勤奋学习、刻苦钻研，才能不断扩充新知识，掌握新技能，提高实践工作能力，从而适应精神障碍护理工作的需要与发展。

(三) 心理素质

1. *具有健康的心理及稳定的情绪*　护理人员的情绪在与病人和家属进行交往的过程中具有重要的影响。护士积极的情绪、和蔼可亲的表情和语言不仅能够调节气氛，而且能够对病人激动或抑郁的情绪起安抚作用，有利于增强病人的安全感。

2. *具有果断、灵活的心理品质*　护士的工作繁杂，病人的病情又变化多端，有时难以预料，这要求护士具有灵活的注意力，善于发现病人瞬间的变化。同时又要具有意志的果断性，能根据情况的变化立即做出果断的决定，从而采取积极有效的防范措施，才能较好地保证病人和自身的安全。

(四) 身体素质

护理工作量较大，有时也需要护士对病人采取约束保护等护理措施，护理人员应具有健康的身体，当工作压力大或感觉身体不适，处于亚健康状态时，应及时调整，合理膳食，适量运动，精力充沛，才能胜任精神科的护理工作。

项目五　精神科护理相关的伦理与法律

案例导入 2

陶某，女性，41 岁，已婚。16 岁时发病，诊断为“精神分裂症”后长期服药维持治疗。1 年前陶某自行停药，以后逐渐出现自言自语、痴笑、以头撞墙、打骂家人、与邻居冲突等。某日，因隔壁邻居王某将家里清理出的一些垃圾暂时堆放在门口，陶某认为垃圾堆在了自己家一侧，遂手提着菜刀冲到王某家中论理，在争吵中挥刀猛砍对方数刀致其重伤。

提问：案例中病人涉及哪些伦理与法律问题？如何处理这位病人？

分析提示

鉴定中调查发现，陶某作案前半年就一直因猜疑邻居“整天故意弄出各种声音”影响其休息，搬弄是非讲其“坏话”，甚至“用特殊光线”照她而心怀不满，常去王某家滋事。陶某暴露出大量被害妄想、影响妄想、言语性幻听等症状。经鉴定，陶某不是伦理问题，其在作案时处于发病状态，受精神症状影响，对其行为无辨认和控制能力，评定为无刑事责任能力。陶某处于精神障碍患病状态，不理解在本案中所处的法律地位及本案相关的事实，无法配合辩护，评定为无受审能力。根据相关法律规定，司法机关应该对陶某实施强制住精神病院治疗。

任务一　医学伦理学

(一) 医学伦理学的相关概念

医学伦理学是研究医学道德的一门科学。伦理(ethics)就是个人或团体的价值观念或行为标准。伦理一词源于古希腊，即德行。德就是合乎道之行为，道德(moral)是指通过社会舆论，人们内心信念的力量来调整人们之间关系的行为准则和规范的总和。

医学道德简称医德，是一种职业道德，是社会的一般道德在医学领域中的具体体现。医德规范的基本内容为：①救死扶伤、忠于职守；②钻研医术、精益求精；③一视同仁、平等待患；④语言文明、礼貌待人；⑤廉洁奉公、遵纪守法；⑥互学互尊、团结协作。

在临床工作中医务人员必须遵循的职业道德原则是最优化原则，是指在治疗、护理中以最小的代价获得最大的效果，又称最佳方案原则，其内容主要有以下几点：①疗效最好；②安全无害；③痛苦最少；④耗费最少。在医疗实践中，追求医疗行为的技术性与伦理性的统一，是最优化原则的具体体现。

(二) 护理人员的伦理标准

美国护理协会(ANA)于 1976 年发表了护理人员的伦理标准，共有 11 条，条文如下。

(1) 护理人员于提供服务时，应本着对人性尊严及病人独特性的尊重；不因服务对象的社会或经济地位、个人特质或健康问题而给予不同待遇。

(2) 护理人员必须维护病人的隐私权，明智地保守机密性资料。

(3) 当医疗照顾或安全维护受到任何不适当、不道德、非法的行为影响时，护理人员应采取保护病人和社会大众的行为措施。

(4) 护理人员必须为自我所做的判断及行为负责任，并尽义务。

(5) 护理人员须维持胜任护理工作之能力。

(6) 护理人员运用心智判断，个人能力及其资格，作为寻求咨询、接受责任，与委任他人护理活动的标准。

(7) 护理人员应参与能继续发展护理知识的活动。

(8) 护理人员应致力于提升及促进护理专业的水准。

(9) 护理人员应致力于护理工作环境的建立与改善，以提高护理服务的品质。

(10) 护理人员应参与保护民众的专业活动，以保护民众免于错误信息或误传的伤害，并以维护护理的完整性。

(11) 护理人员应与其他医疗保健人员及民众合作，共同促进社区与国家的稳定，以满足社会大众的健康需求。

任务二　精神科护理相关的法律

《中华人民共和国精神卫生法》(以下简称《精神卫生法》)已由中华人民共和国第十一届全国人民代表大会常务委员会第二十九次会议于 2012 年 10 月 26 日通过，自 2013 年 5 月 1 日起施行。

《精神卫生法》的出台，对发展精神卫生事业、规范精神卫生服务、维护精神障碍病人的合法权益具有重要的意义。根据该法，精神障碍病人有如下权益。

(一) 精神障碍病人的基本权益

1. *人格尊严权、人身权和财产权*　所有精神障碍病人的人格尊严受法律保护，禁止歧视、侮辱、虐待、遗弃精神障碍病人。精神障碍病人有人身自由权，法律规定了不得非法限制精神障碍病人的人身自由，精神障碍病人享有私有财产权和继承权。

2. *教育、劳动、医疗权*　精神障碍病人有就医及从国家和社会获得物质帮助的权利，保障患有精神障碍的儿童少年接受教育，有劳动能力的从事力所能及的劳动，为已经康复的人员提供就业服务。医疗权方面，规定精神障碍病人有在现有条件下接受良好的精神卫生服务的权利。

3. *隐私及保密权*　由于精神障碍病人病态时出现的异常行为易受到歧视，故对其隐私应严格保密。病人住院治疗时做示教、病历分析等均应对精神障碍病人的姓名、肖像、住址、工作单位、病历资料以及其他可能推算出其身份的信息予以保密。

4. *知情同意权*　病人有权了解和认识所患疾病，包括检查、诊断、治疗、处理及预后等情况，并有权要求作通俗易懂的解释；有权参与涉及其医疗计划的一切决定(除法律、法规另有规定外)，没有病人自愿的、没有行为能力和理解的同意不进行任何处理，如导致人体器官丧失功能的外科手术、与精神障碍治疗有关的实验性临床医疗的风险、替代医疗方案等(应以书面的形式向病人提出，有病人或其家属签字)；病历资料中记录的病人病情、治疗措施、用药情况、实施约束、隔离措施等内容。

精神障碍病人在接受医疗护理或参与医学研究的过程中，需注意：①有决定能力的病人应由自己完成知情同意，这是病人应该享有的权利；②没有决定能力的病人知情同意应由其法定代理人完成。

5. *自主选择权*　精神障碍病人有权自主决定(除法律、法规另有规定外)接受或不接受任何一项医疗服务；有权自主出院(不违反法律法规时)。有权拒绝非医疗性活动及任何指定的药物、检查、处理或治疗，并有权知道相应的后果。

(二) 有关精神障碍病人诊断和治疗

(1) 国际上设立非自愿入院标准的基本原则：①存在符合国际公认标准的、达到一定严重程度的精神障碍。②存在自伤或伤人的极大可能性。③如果不治疗，病人的状况会进一步恶化。④病人无法自理生活。⑤住院具有治疗价值(如果可采用限制性更小的其他备选方案如社区治疗，则不必入院)。

(2)《精神卫生法》指出，在对精神障碍病人进行诊治时，要区分病人是自愿入院还是非自愿入院。尊重病人的自我决定是医学伦理的原则。

1) 自愿治疗原则是联合国和世界卫生组织关于精神卫生法的立法原则。自愿原则需要改变的是医生和家属的固有观念，近年来，非自愿治疗由于缺乏法律的约束力而被别有用心的人利用。随着公众意识与法律意识的增强，导致强烈的社会反应。

近10年来，精神卫生机构越来越多地开设开放病房收治自愿治疗的病人，精神科伦理与法律的宣传和普及取得效果，自愿原则已经有了坚实的执行基础。

2) 非自愿治疗的决定权交给监护人：对于危害大的病人完全由监护人决定是否住院，其他单位和个人无权干涉；对于危害他人的病人，如果医学诊断认为必须住院，监护人应当同意；如果监护人不履行职责，则由公安机关协助医疗机构采取措施对住院病人实施住院治疗。

思考题

1. 精神科护理人员需具备的素质有哪些？
2. 精神科护理工作的范畴是什么？
3. 根据《中华人民共和国精神卫生法》，精神病病人有哪些权利？

(曹新妹)

模块二　精神障碍常见症状

学习目标

识记：精神障碍的概念；常见精神症状的名称、定义及临床意义。

理解：精神障碍的分类系统；容易混淆的症状之间的区别。

学会应用：精神障碍的病因；根据案例判断症状的性质。

重点：精神障碍的概念；常见精神症状的名称和定义。

难点：常见精神症状的临床意义及容易混淆的症状之间的区别。

项目一　概　　述

精神障碍(mental disorders)是指大脑在各种因素的作用下，发生的病理变化和功能损害，从而出现感知、思维、情感、行为、意志及智力等精神活动方面的异常，常常需要进行医学干预的一类疾病。这些异常的精神活动，通过言语、书写、表情、动作、行为等表现出来，称为精神症状(mental symptoms)。研究精神症状的起因、表现、症状间的相互关系称为精神障碍的症状学或精神病理学(psychopathology)。症状学是精神障碍的基础，学习症状学是熟悉和掌握精神障碍相关知识的前提。

识别精神症状首先需要判断正常精神活动与异常精神活动的区别。人的个体差异很大，而精神活动又是非常复杂的。因此，对于精神活动的正常与异常的判断，往往达不到其他学科那样精确。一般来说，判断一个人的精神活动正常与否，可以从以下两个方面分析：①纵向比较，即将现在的精神活动表现与其过去一贯的表现进行比较，看有无明显的变化；②横向比较，即与大多数人的精神活动进行比较，看是否存在较大差异。要特别注意，无论纵向比较还是横向比较均要结合病人的心理背景和其当时所处的环境，特别是文化环境进行具体分析，否则容易把正常的精神活动误认为是精神症状，从而造成不必要的误诊。

症状是病人的主观体验，如头痛、心烦、失眠等。体征是医务人员检查所能发现的客观现象，如体温上升、心跳加快、呼吸急促、血压上升等。综合征是指一组症状和体征的组合，临床上精神障碍往往以综合征的形式出现。发现精神症状后，首先要确定其性质，还要注意观察其持续的时间、出现的频率及其对社会功能的影响程度。要分析症状与症状之间的关系，判断哪些症状是原发的，哪些症状是继发的，原发症状是先行的，继发症状是后行的，理清症状与病因的关系，症状与行为的关系，尽量减少误诊。

项目二　精神障碍的病因与分类

任务一　精神障碍的病因

精神障碍的病因非常复杂，至今尚未完全明确。绝大多数的研究证实，单一因素不是精神障碍的病因。精神障碍的发病包括生物、心理、社会等多种因素的综合影响，这些因素又相互作用使得精神障碍的病因变得更加复杂。

(一) 生物因素

1. *遗传因素*　由于遗传物质基础发生病理性变化而产生精神障碍，如染色体数目和结构异常、基因突变、表达异常等。20 世纪后，对于精神障碍遗传方式结构的研究表明，一些原因不明的精神障碍如精神发育迟滞、精神分裂症、心境（情感性）障碍、阿尔茨海默病（Alzheimer 病）等可能都是多基因遗传，是多个基因的共同作用而致病的。

2. *脑和内脏器官疾病*　颅脑中的各种疾病如脑外伤、脑血管性疾病、颅内肿瘤、脑变性疾病都可引起脑器质性改变，是产生脑器质性精神障碍的主要原因。内脏器官疾病因各种原因导致脑缺氧、脑血流量减少、电解质平衡失调、病毒性代谢产物都可以损伤脑细胞，产生脑功能障碍和精神障碍，如肝性脑病、肺性脑病、肾性脑病。

3. *感染*　病毒、细菌、螺旋体、原虫等病原体感染引起的一系列脑功能异常，或脑器质性病变，可以导致各种精神障碍。常见疾病有肺炎、重症肝炎、败血症、脑梅毒、脑炎、尿毒症等。

4. *化学物质*　各种对大脑神经系统有害的物质都可以引起精神障碍。常见的有：成瘾物质如海洛因、吗啡、大麻、苯丙胺（冰毒）、酒精等；医用药物如阿托品、异烟肼、皮质类激素等；工业毒物如苯、有机汞、重金属等；农药如有机磷；食物如蕈类；以及一氧化碳中毒等。

(二) 心理因素

心理因素包括心理素质和心理应激两个方面。心理素质是发生精神障碍的条件因素，心理应激则是发生精神障碍的诱发因素。心理应激又称精神刺激、精神创伤、心理压力，通常来自于生活中的各种事件，称为生活事件。心理应激并非都是有害的，适当的心理应激有助于机体潜力的动员，应对各种困难。对于心理素质不健全的个体，应激事件常常造成应激障碍或创伤后应激障碍。另外，应激事件还可以诱发某些疾病（如精神分裂症），但该应激事件不起决定作用。

(三) 社会因素

社会因素指对个体心理健康产生良好或不良的社会影响。良好的社会因素对心理健康起保护作用，反之，则对心理健康起破坏作用。民族文化、社会风俗、宗教信仰、生活习惯都与精神障碍的发生和临床表现有关，如气功所致精神障碍、恐怖症、鬼神附体等。处于变革时代的城市化、工业化、移民都可以成为精神障碍的危险因素，环境污染、居住拥挤、社会巨大波动、工作紧张都可增加心理和躯体应激，影响精神障碍的疾病谱。战争、自然灾害、种族歧视、暴力犯罪、贫困等也可以对心理健康造成严重损害。现代社会的竞争压力、人际关系紧张、家庭结构改变、缺乏家庭温暖、缺乏社会支持等，都会使应激个体产生不良影响。

任务二　精神障碍的分类

精神障碍的分类是将各种复杂的精神活动异常表现按照统一的标准加以归类的过程，其意义在于进行合理的治疗和预防、预测疾病的转归以及进行学术交流等活动。精神障碍的分类常按照病因、解剖部位、精神症状等原则进行分类。目前我国常用的精神障碍分类系统有 3 个：世界卫生组织编制的《国际疾病分类　精神与行为障碍》(第 10 版)(International Classification of Disease，Classification of Mental and Behavioral Disorders，tenth edition，ICD－10)；中华医学会编制的《中国精神障碍分类与诊断标准》(第 3 版)(Chinese Classification and Diagnostic Criteria of Mental Disorders，third edition，CCMD－3)；美国精神障碍学会编制的《精神障碍诊断和统计手册》(第 5 版)(Diagnostic and Statistical Manual of Mental Disorders，fifth edition，DSM－Ⅴ)。

(一) 国际精神障碍分类

世界卫生组织编写的《国际疾病分类》简称 ICD，目前使用的是第 10 版(ICD－10)，在国际上认可和使用。ICD－10 包括所有各科疾病的分类，其中精神障碍是第 5 章，主要分类如下。

F00－F09　器质性，包括症状性、精神障碍
F10－F19　使用精神活性物质所致的精神和行为障碍
F20－F29　精神分裂症、分裂型障碍和妄想性障碍
F30－F39　心境(情感)障碍
F40－F49　神经症性、应激相关的及躯体形式障碍
F50－F59　伴有生理紊乱及躯体因素的行为综合征
F60－F69　成人人格与行为障碍
F70－F79　精神发育迟滞
F80－F89　心理发育障碍
F90－F98　通常起病于童年与少年期的行为与情绪障碍

F99　未特定的精神障碍

(二) 中国精神障碍分类

中华医学会精神科学会通过并出版的《中国精神障碍分类与诊断标准》简称CCMD，目前使用的是第3版(CCMD-3)，主要在中国国内推广。CCMD-3的编码与ICD-10基本相同，只是编码前没有加字母F。主要分类如下。

0　器质性精神障碍

1　精神活性物质所致精神障碍或非成瘾物质所致精神障碍

2　精神分裂症和其他精神病性障碍

3　心境障碍(情感性精神障碍)

4　癔症、应激相关障碍、神经症

5　心理因素相关生理障碍

6　人格障碍、习惯和冲动控制障碍、性心理障碍

7　精神发育迟滞与童年和少年期心理发育障碍

8　童年和少年期的多动障碍、品行障碍和情绪障碍

9　其他精神障碍和心理卫生情况

(三) 美国精神障碍分类

美国精神病学会出版的《精神障碍诊断和统计手册》简称DSM，目前最新的是第5版(DSM-Ⅴ)，也具有一定的国际影响力。主要分类如下。

神经发育障碍

精神分裂症谱系及其他精神病性障碍

双相及相关障碍

抑郁障碍

焦虑障碍

强迫及相关障碍

创伤及应激相关障碍

分离障碍

躯体症状及相关障碍

喂食及进食障碍

排泄障碍

睡眠-觉醒障碍

性功能失调

性别烦躁

破坏性、冲动控制及品行障碍

物质相关及成瘾障碍

神经认知障碍

人格障碍

性欲倒错障碍

其他精神障碍

药物所致运动障碍及其他不良反应

可能成为临床关注焦点的其他状况

项目三　精神障碍常见症状

任务一　感知障碍

感知包括感觉(sensation)和知觉(perception)两个部分。感觉是大脑对于当前直接作用于感觉器官的客观事物的个别属性的反映,包括视觉、听觉、嗅觉、味觉触觉、运动觉等,都是不同类型的感觉,分别反映了事物的不同属性。知觉就是在这些感觉的综合基础上产生的,是大脑将上述事物的各种属性联系起来,整合为一体,形成了一个完整的印象。比如:看到一根黄香蕉,颜色、形状、气味、质地等个别属性是各种感觉,而综合以后形成的整体印象香蕉就是一个知觉了。

(一) 感觉障碍

1. 感觉过敏(hyperesthesia)　人体对于外界一般强度的刺激的感受性增高。比如对于普通声响的关门窗声、电话手机铃声,一般的太阳光线及轻轻的皮肤触碰等无法忍受。感觉过敏多见于神经症、癔症、更年期综合征等。

2. 感觉减退(hypoesthesia)　人体对于外界比较强烈的刺激的感受性降低。比如听到噪声感觉很轻、针刺身体感觉不疼等。感觉减退多见于木僵状态、抑郁状态和意识障碍等。

3. 内感性不适(senestopathia)　人体内部感觉到各种不适或难以忍受的异样感觉。比如咽喉部阻塞感、内脏牵拉、扭转感等,但是往往没有明确的定位,感觉的性质也难以描述,"不舒服"、"难受"是比较常见的主诉。内感性不适多见于疑病症、抑郁状态、癔症及精神分裂症等。

(二) 知觉障碍

1. 错觉(illusion)　对于客观事物的一种错误知觉。错视和错听较多见。常常发生于视觉条件较差,使感觉刺激的水平降低时;疲劳导致的注意力不集中时;意识障碍使意识水平下降时;处于某些强烈的心境状态(紧张、恐惧、期待等)时,称为生理性错觉,在环境条件改善或解释后,可以及时纠正。比如杯弓蛇影、草木皆兵。但是病理性错觉的病人是坚信不疑,不容易纠正的,多见于器质性精神障碍或精神分裂症。

2. 幻觉(hallucination)　是指缺乏客观刺激作用于感觉器官而出现的知觉体验,是一种无中生有的知觉。幻觉是一种严重的知觉障碍和常见的精神症状,具有两个特点:①逼真的知觉体验,简直和真的一样,并非想象而来;②幻觉似乎来自外部世界。普通人有时也会出现幻觉,主要发生在入睡前和醒来后,这种幻觉通常是短暂的、单纯的,比如听到一个人的名字。

按照幻觉涉及的感觉器官,可以将幻觉分为以下几种。

(1) 幻听(auditory hallucination):是最常见的一种幻觉。可以听到各种不同性质的声音,比如语言、音乐、鸟鸣、噪声等。声音可以十分清晰,也可以非常模糊。幻听内容为语言交谈时,称为言语性幻听。语言内容是评论病人的言行,称为评论性幻听。语言内容为命令病人做某事,称为命令性幻听,多见于精神分裂症。病人可以在幻听的支配下,产生危险的行为(伤人或自杀等)。

(2) 幻视(visual hallucination):幻视比幻听少见,常与其他幻觉一起出现。幻视内容可以是简单的闪光,也可以是复杂的场景和人物等。幻视中的图像比实物大很多时,称为巨型幻视;幻视中的图像比实物小很多时,称为显小性幻视,又称小人国幻视。多见于器质性精神障碍如谵妄、中毒、癫痫等,也可见于精神分裂症。

(3) 幻嗅(olfactory hallucination):病人会闻到一些不愉快的气味如煤气、血腥气和腐臭味等。幻嗅可以单独出现,但往往与其他幻觉集合在一起,常见于颞叶癫痫、精神分裂症等。

(4) 幻味(gustatory hallucination):病人尝到食物中有种特殊的味道,因此拒食,常常继发于被害妄想,主要见于精神分裂症。

(5) 幻触(tactile hallucination):病人感到皮肤或黏膜上有异常的感觉,如虫爬、烧灼、针刺、通电等。有的还会感到性器官的接触,称为性幻觉。多见于精神分裂症、癔症等。

(6) 本体幻觉(visceral hallucination):又称内脏幻觉或体感幻觉,比较少见。病人感到内脏器官有异常的感觉,如膨胀感、刀割、捏拉等。常与疑病妄想、虚无妄想、被害妄想伴随出现,多见于精神分裂症和抑郁症。病人如感到唇舌在运动,称为言语运动性幻觉;如觉得肢体、躯干在运动,称为精神运动性幻觉,多见于精神分裂症。

按照幻觉体验的来源,可以分为真性幻觉和假性幻觉。

1) 真性幻觉(genuine hallucination):病人的幻觉体验来源于客观事物,存在于外部空间,通过感觉器官而获得形象鲜明。病人常常坚信不疑,并付诸行动。上述各种幻觉均属于此类。

2) 假性幻觉(pseudo hallucination):该种幻觉产生于病人的主观空间,不通过感觉器官而获得,形象不够鲜明,比较模糊。比如病人感到有说话的声音,却不是耳朵听到的,好像是在大脑里“听”到的,多见于精神分裂症。

3)其他特殊类型的幻觉:①功能性幻觉(functional hallucination),是指病人在感受到现实刺激的同时,同一感觉器官出现幻觉,比如听见流水声的同时,能够听到有人在议论自己,这是正常的知觉和幻觉并存。多见于精神分裂症或应激相关障碍。②思维鸣响(audible thought),又称思维回响或思维化声。当病人想到什么,就会“听到”说话声讲出他所想的内容,即幻听的内容正是病人当时所想的事。思维鸣响的特征是:当时存在的是幻听,幻听的内容是病人所想又尚未说出的思想。这是一种知觉障碍而不是思维障碍,应与内心被揭露感相区别。

心因性幻觉(psychogenic hallucination):是在强烈的心理因素下产生的幻觉,伴随有强烈的情感体验和生动的想象和期待,比如听到已经死去的亲人的说话声。多见于应激相关障碍、癔症等。

3. 感知综合障碍(psychosensory disturbance)　是指病人对客观事物的整体感知是正确的,但对其部分属性如形状、大小、比例、空间结构、时间关系等产生了错误知觉。多见于器质性精神障碍、癫痫,也可见于精神分裂症。主要类型如下。

(1) 时间感知综合障碍:是指病人对时间的判断出现了障碍。比如感到时间过得飞快,或者时间凝固了。

(2) 空间感知综合障碍:病人对周围事物与自己的距离的判断出现障碍,似乎觉得变得很近了,或者很远了。

(3) 运动感知综合障碍:同时具有时间和空间两种感知综合障碍,病人会觉得运动的物体静止不动了,或者静止的物体正在运动。

(4) 体形感知综合障碍:病人会感到自己的体形发生了明显的变化,或面部器官发生了变化,或躯干四肢发生了变形。比如病人觉得自己的身体变得像羽毛一样轻,随时可以被吹到天上去;或者感到自己的手臂变得非常细长。

有的病人感到外界事物在大小、形状、颜色和体积等方面发生了变化。如看到某人的鼻子特别大,某个建筑物特别小,称为视物变形症。另外有的病人还觉得周围的事物变得似乎是不鲜明的、模糊不清的,缺乏真实感,这种现象称为非真实感。常诉说“感到周围的事物似乎隔了一层东西似的。”多见于精神分裂症、抑郁症或人格解体等。

任务二　思 维 障 碍

大脑对客观事物间接和概括的反映称为思维(thought),基本过程包括分析、综合、比较、抽象、概括、判断和推理等。思维是精神活动的重要特征,是认识过程的高级阶段,是在感觉和知觉的基础上产生,并借助语言和文字来表达。普通人的思维具有以下特征: ①目的性,指思维是围绕着一定目的,用于解决某一问题; ②连贯性,指思维过程中的词句、概念之间互相联系、衔接; ③逻辑性,指思维过程是有一定道理,具有逻辑意义的。

思维障碍是精神障碍的重要症状,主要包括思维形式障碍(disorder of the form of thought)和思维内容障碍(disorder of the content of thought)。

(一) 思维形式障碍

思维形式包括思维联想和思维逻辑两个部分。思维联想障碍是指在联想过程中思维活动的速度、数量和连贯性等方面的障碍;思维逻辑障碍是指逻辑推理过程的紊乱,使得思维变得荒谬、脱离实际。

1. 思维奔逸(flight of thought)　是指思维的速度加快和量的增多。大脑内概念不断涌现，一个接着一个，源源不断，内容丰富生动，但不能指向某一固定目标，有时病人甚至出现由于联想过快而超过口头表达的速度，以致表达的内容断断续续不成句。在上下句或者段落之间可由一两个字词同音或者押韵，称为音联，比如“我是北方人，人人都要学雷锋，打雷刮风我不怕……”字词的意义相关或字义相通，称为意联，比如“我姓方，天涯何处无芳草。常见于躁狂症，也可见于精神分裂症。

2. 思维迟缓(inhibition of thought)　是指思维活动的速度减慢，数量减少，与思维奔逸相反。即使回答一个简单问题，也要花上很长时间。病人表现为语音低，言语缓慢，反应迟缓，思考问题感到困难，使得提问者感到不耐烦。多见于抑郁症，也可见于精神分裂症。

3. 思维散漫(looseness of thought)　主要是思维的目的性和连贯性的障碍。病人的思维活动表现为联想松弛，内容散漫，整个思维活动没有明确的主题，对问题的叙述不够切题，缺乏一定的逻辑关系，以至整个谈话没有中心内容，使人感到交谈困难，难于理解，严重时可发展为思维破裂，表现为词语的堆积。多见于精神分裂症。

4. 思维贫乏(poverty of thought)　主要为思维联想的数量减少，概念与词语缺乏。表现为缺少主动语言，多为被动的简单回答，自己感到脑子空空，没什么可想的体验。多见于慢性精神分裂症或智力缺损。

5. 思维破裂(splitting of thought)　思维联想过程破裂，语句之间缺乏内在意义上的连贯性和应有的逻辑性，病人谈话中虽然单个语句在结构和语法上正确，但主题与主题之间没有任何联系，表现为语词的堆积，缺乏中心，使旁人无法理解。多见于精神分裂症。

6. 病理性赘述(circumstantiality)　在思维过程中，病人不会失去基本的线索和目的，但其联想过程迂回曲折，夹杂了大量琐碎的枝节，做不必要的、过分详细的叙述。多见于癫痫、器质性精神障碍。

7. 思维中断(blocking of thought)　是指在思维联想过程突然出现停滞或中断，通常表现为谈话突然中断，片刻后又重新恢复，但往往主题已不是原来的内容，病人对此无法解释，又称思维阻滞。此症状多见于精神分裂症。

8. 病理性象征性思维(pathological symbolic thinking)　是指思维概念转换，用一个无关的、不被共同理解的具体概念去代替某一个抽象概念，不经病人本人解释，别人无法理解，两个概念之间可能有某种联系。如某病人经常将衣服反穿，认为这样才能显示自己是表里如一的人。常见于精神分裂症。普通人可以有象征性思维，比如鸽子代表和平，红色代表热情，绿色代表安全。

9. 持续语言(perseveration)　病人常常单调地重复某一概念，或对不同的问题总是用第一次回答的话来回答。例如护士问：“您贵姓?”病人答：“姓李。”问：“您多大年龄?”答：“姓李……”多见于脑器质性精神障碍。

10. 语词新作(neologism)　是指病人用自创的符号、图形、文字和语言来表达一种新的、只有他自己才能够理解的概念，或把现有的符号、图形、文字和语言赋予特殊的含义，常表现出概念的融合、浓缩和无关概念的拼凑，如用“＄”代表死亡等。多见于精神分裂症。

11. 思维云集(pressure of thought)　又称强制性思维(forced thinking),是指不受主观意愿的控制,脑中涌现出大量的、杂乱无章的联想(区别于强迫观念的同一意念的反复联想),似乎是外部一种强制性的力量,使病人感到意外和厌恶。多见于精神分裂症。

12. 思维被洞悉感(experience of being revealed)　病人感到自己的思想没经过语言或其他方式表达出来,周围人都知道了,但是通过什么方式被别人知道的,却解释不清。如果病人感到自己的思想路人皆知,毫无秘密可言,称为思维扩散(diffusion of thought)。如果病人认为自己的思想是通过广播而扩散出去的,称为思维被广播(thought broadcasting)。常见于精神分裂症。

(二) 思维内容障碍

主要就是指妄想(delusion)。是指一种病理信念,内容与事实不符,也无法用病人的文化水平及社会背景进行解释,但是病人坚信不疑,难以纠正。其特征:①妄想内容与客观事实不符,不能以摆事实、讲道理的方法进行纠正,有别于正常人的错误认知,后者往往可以接受客观事实的纠正;②妄想的内容均涉及个人,并与个人有一定的利害关系,即自我关联性;③妄想具有个人特性,其内容是个人所独有的,与文化或亚文化群体的某些共同的信念(如迷信观念、宗教观念、偏见等)不同,与其受教育的水平不一致。

按妄想的结构可分为系统性妄想(systematic delusion)和非系统性妄想(unsystematic delusion)。系统性妄想的内容前后连贯,结构严密,逻辑性较强,逐渐发展成系统化,接近现实,形成较固定的系统,而且形成后长期持续、难以动摇,多见于偏执性精神障碍。非系统性妄想的内容不连贯、凌乱、结构松散、杂乱无章甚至前后矛盾,多见于精神分裂症。

按妄想的起源可分为原发性妄想(primary delusion)和继发性妄想(secondary delusion)。原发性妄想是突然产生,很快达到确信程度,与其他心理活动无联系。主要包括:妄想知觉是指在正常知觉体验的同时,给予妄想性的意义;妄想表象是指病人突然产生一种记忆表象,接着给予妄想性的意义;妄想心境是指病人突然产生一种情绪,感到周围发生了某些与自己有关的情况,导致原发性妄想形成。原发性妄想对于精神分裂症的诊断具有重要意义。继发性妄想是指继发于其他心理过程障碍的妄想,如病人在幻听基础上,产生被害妄想,其诊断意义远低于原发性妄想。

临床上最常用的是按妄想的内容进行分类。

1. 被害妄想(delusion of persecution)　是最常见的妄想。病人坚信自己或家人遭到他人的迫害,如被监视、跟踪、窃听、诽谤、下毒等。此类妄想常与幻觉同时存在,相互影响,在妄想的支配下,可有拒食、自杀、攻击等行为。常见于精神分裂症和偏执性精神障碍。

2. 关系妄想(delusion of reference)　又称牵连观念。指病人对周围的事物过于敏感,将环境中本来无关的事物,同自己相联系,如认为周围人的谈话、说笑、吐痰、咳嗽、甚至一举一动都是针对他的,甚至认为电视里的内容也是在影射他。

3. 夸大妄想(grandiose delusion)　病人对自我各方面的能力给予过高的评价。夸大的内容可包括能力、财富、权利、职位等方面,坚信自己有非凡的能力、地位和财富等。

常见于躁狂症、精神分裂症和器质性精神障碍。

4. 罪恶妄想(delusion of guilt)　又称自罪妄想。此类妄想的特征是毫无根据地为自己强加一些莫须有的罪名,并坚信自己罪孽深重,死有余辜。常将生活中以及家人的一些不如意的事情与自己相联系,归咎于自己,容易出现自伤和自杀等行为。常见于抑郁症和精神分裂症。

5. 嫉妒妄想(delusion of jealousy)　在捕风捉影的情况下,坚信自己的配偶有外遇。其特征是病人经常跟踪、监视配偶的日常活动,以求证实,检查配偶的衣服和日常生活用品,无理纠缠吵闹,甚至有伤害配偶的行为。多见于精神分裂症和偏执性精神障碍。

6. 钟情妄想(delusion of love)　病人坚信自己受到某一异性的钟爱,故而反复追求对方,表达爱意,即便多次遭到拒绝或亲眼见到对方有配偶后仍纠缠不休,认为是对方对自己的考验。钟情的对象往往是名人,如歌星、影星等。常见于精神分裂症。

7. 疑病妄想(hypochondriacal delusion)　病人深信自己患了某种严重的疾病或不治之症,常常为癌症、艾滋病等,因而到处求医,即使通过一系列详细的检查和多次反复的医学验证也不能改变病人的病态信念。多见于精神分裂症和抑郁症,尤其是中老年病人。

8. 物理影响妄想(delusion of physical influence)　又称被控制感。病人感到自己的思想、情感和意志行为,都被外界某种力量控制,比如激光、电波、电子仪器等方式和手段,从而失去了自主能力。常见于精神分裂症。

任务三　注 意 障 碍

注意(attention)是指精神活动在一段时间内,集中地指向某一事物的过程。注意的指向性表现出人的精神活动具有选择性和保持性的特点。此时,对注意事物的感知最为清晰,而对周围其他事物相对不清晰。

注意一般可分为主动注意和被动注意。主动注意又称随意注意,是对既定目标的主动注意,需要主观努力才能完成,与个人的思想、心境、兴趣和经验等有关;被动注意又称不随意注意,是没有既定目标,由外界刺激被动引起的注意,不需要主观努力。如听见突然的响声,人们会转头望去。通常所说的注意是指主动注意。常见的注意障碍如下。

(一) 注意增强

注意增强(hyperprosexia)是指主动注意的增强。病人特别容易注意某些事物。病人常过分注意他的病态思维内容,其他事件都不易转移他们的注意力。有被害妄想的病人,对于周围环境的变化或者妄想对象的言行举止特别注意,高度警惕。

(二) 注意减退

注意减退(hypopreosexia)又称注意涣散,是指主动及被动注意均减弱。病人的注意力很难在较长时间内集中于某一事物。多见于神经症、精神分裂症、儿童多动症等。

(三) 注意转移

注意转移(transference of attention)是指被动注意的明显增强。随着外界环境的变化不断转换注意对象(随境转移),病人对事物的注意,短促而不持久,往往伴随有不停地变换谈话主题。多见于躁狂症和多动障碍。

(四) 注意狭窄

注意狭窄(narrowing of attention)是指主动注意的范围显著缩小,被动注意减弱,病人表现十分迟钝。当病人注意集中于某一事物或事物的某一方面时,不能再注意与之相关的其他事物或事物的其他方面。可见于智能障碍、意识障碍。

任务四 记忆障碍

记忆(memory)是储存在大脑内的信息,或以往经历再现的功能。记忆的整个过程包括识记、保持、回忆、再认 4 个部分。识记是记忆过程的开始,感知过的事物和经验在大脑留下痕迹的过程。保持是使识记的痕迹免于消失的过程。回忆则是对某些保存的痕迹重现的过程。再认是验证重现的映象是否正确的过程。记忆根据保持的时间可分为瞬间记忆(几秒钟到一两分钟)、短时记忆(几分钟到 1 h)、近事记忆(24～48 h)和远事记忆(48 h 以前)。

记忆障碍分为遗忘(amnesia)和记忆错误(paramnesia)两大类。

(一) 遗忘

是指对以往感知过的事物部分或完全不能回忆,是记忆的丧失。遗忘症是指某时间阶段内全部生活经历的记忆基本丧失,至少是大部分丧失,只残留一些记忆的片段。

根据遗忘所涉及的时间阶段,一般可分为心因性遗忘和器质性遗忘。

1. 心因性遗忘(psychogenic amnesia) 又称界限性遗忘。是指对以往经历中的某一特定时期或阶段不能回忆,表现为一段时间生活经历的完全记忆丧失,具有很强的选择性,这段时间发生的事情往往与某种痛苦的生活事件和生活处境密切相关,而与此无关的记忆则保持相对完好。多见于癔症和应激障碍。

2. 器质性遗忘(organic amnesia) 由于脑部疾病引起的记忆丧失。通常近事遗忘比远事遗忘更严重。常见如下。

(1) 顺行性遗忘(anterograde amnesia):是指病人对于疾病发生后一段时间内经历的遗忘,严重者对疾病发生之后的任何外界事物的印象都不能在大脑中保留记忆痕迹,但对疾病前的远事则保持着较好的记忆。

(2) 逆行性遗忘(retrograde amnesia):是指病人回忆不起疾病发生之前某一阶段的事件。遗忘阶段的长短与脑损害的严重程度及意识障碍的持续时间长短有关。常见于急性脑外伤和短暂昏迷。

(3) 遗忘综合征(amnestic syndrome):又称科萨科夫综合征(Korsakoff's

syndrome)。包括定向障碍、虚构和近事遗忘3个特点。常见于慢性弥漫性脑病病人,如老年性痴呆、慢性酒精中毒性精神障碍、脑外伤、脑肿瘤等。

(二) 记忆错误

是指由于再现歪曲而引起的记忆障碍。常见的记忆错误如下。

1. 记忆增强(hyperamnesia) 是指一种病理性的记忆增强,常表现为对某事件发生的所有细节都能回忆,且这些事件常为病前不能回忆或不重要的事情。常见于偏执性精神障碍、躁狂症和强迫症。

2. 记忆减退(hypomnesia) 主要表现为保持和再认过程的障碍,为对过去感知过的事物不能保持和再认。保持障碍最常见的形式是近记忆减退,是从新近事件的记忆减退缓慢地逆行发展,越是早年的记忆则保留越久。

3. 错构症(paramnesia) 是记忆的错误。表现为对过去实际经历过的事件,在发生的时间、地点和情节等方面出现回忆的错误,张冠李戴,常将日常生活经历中的远事近移,但病人仍坚信不疑。多见于脑部器质性疾病所致精神障碍。

4. 虚构症(confabulation) 是指病人在回忆中将过去事实上从未发生的事件或经历经说成是亲身体验。以虚构的内容来填补记忆的空白,以致每次重述时都有变化,内容比较生动,带有荒诞色彩。常见于各种原因引起的痴呆。

5. 似曾相识症(déjàvu) 是对从未经历过的事物,有似曾感知过的熟悉感,这是错误的再认,是把当前事物的映象,与以往不同而又类似的事物表象相混淆。

6. 旧事如新症(jamais vu) 指对于熟悉的周围事物,感到陌生,是当前感知的事物的印象,无法与以往相同事物的表象接通。常见于癫痫。

任务五 智能障碍

智能(intelligence)又称智力,是指人们认识客观事物并运用知识解决实际问题的能力,是一个复杂的综合精神活动的功能。简言之,就是正确认识事物、合理思考、有目的性行动以及有效地应付环境的全部能力。这种能力是在实践中发展的,是先天素质、后天实践共同作用产生的。临床上常常根据个体解决实际问题的能力,运用词汇、数字、符号、图像和非语言性材料构成概念的能力,来测定一个人的智能水平。目前常常通过智力测验来评估个体的智能水平,智力测验的结果又称智商(intelligence quotient,IQ)。正常人群的智商呈正态曲线分布,大多数人的智商在90～110分之间,IQ>130分属于高智能,IQ<70分属于低智能。智能是受到先天因素与后天环境的影响,因此智能障碍可分为先天性的精神发育迟滞与后天性的继发性痴呆两大类。

(一) 精神发育迟滞

精神发育迟滞(mental retardation)是指病人先天性或在围产期和生长发育成熟以前(18岁以前),由于各种致病因素导致大脑发育不良或受阻,使智能发育停留在一定阶段。随着年龄的成长，智能在一定限度之内可能有所改善，但仍然低于正常的同龄人。根据智能发育情况，一般IQ在70～89分为边缘智力，50～69分为轻度精神发育迟滞，35～49分为中度精神发育迟滞，20～34分为重度精神发育迟滞，＜20分为极重度精神发育迟滞。

(二) 痴呆

痴呆(dementia)是一种综合征，涉及各种精神活动功能的损害，包括记忆、智能和人格的受损。在智能获得一定发展之后，由于疾病的损害而导致智能部分或全部退化的现象，病人后天获得的部分知识或者全部知识丧失。痴呆往往没有意识障碍，主要表现为智能的显著下降，同时常伴有行为异常等其他精神障碍。

痴呆是在脑器质性病变的基础上发生的智能的不可逆的损害，临床上还可见到一种类似痴呆表现，无脑器质性病变基础，是一种功能性的、可逆的、暂时的类痴呆状态，常发生于强烈的精神创伤之后，称为假性痴呆(pseudo dementia)。其中最常见的有：①童样痴呆(puerilism)，以行为幼稚、模拟幼儿的言行为特点。可表现为牙牙学语，吸吮手指，见人都叫叔叔、阿姨，进食、大小便需要人照料等，多见于癔症。②刚塞综合征(Ganser syndrome)，又称心因性假性痴呆，主要表现为对简单问题给以近似而错误的回答。

任务六 自知力障碍

自知力(insight)又称内省力。是指病人对自身精神障碍状态的认识能力，即是否察觉到自己的精神状态存在异常，对自己异常的表现能否正确分析和判断。有无自知力是判断精神障碍病人疾病是否好转或恢复的重要指征。它对巩固疗效、防止复发具有重要的意义，因为自知力完整的病人能够主动服药，治疗依从性好。在多数情况下，精神症状全部消失后，自知力也逐渐完全恢复。但也有少数病人，精神症状虽完全消失，但长时间内自知力不能完全恢复，仍有部分缺失。

自知力丧失在临床上可作为判断精神病的指标之一。自知力的恢复程度及其变化常常作为判断精神病恶化、好转或痊愈的一个标准，自知力完整是精神病病情痊愈的重要指标之一。但要注意一些自知力缺乏的病人，为了达到出院的目的，口头上承认有“精神病”，并对某些症状进行“假批判”，以图欺骗医务人员，达到出院目的。

任务七 情感障碍

情感(affect)是指个体在现实生活中，对客观事物所采取的各种主观态度，产生的各种内心体验，如悲伤、愤怒、恐惧、失望、同情、喜悦等。对同一事物不同的个体可以有不同的情感体验。在心理学中，把与机体的基本生理需要或本能活动(如饥饿、口渴、性行为等)相联系的初级内心体验，多伴有比较明显的躯体方面，尤其是自主神经反应的变化，称为情绪(emotion)，如由外伤引起的痛苦体验，由精彩演出产生的愉快享受。而把与社会心理活动相联系的高级内心体验称为情感，如审美感、友谊感、道德感。情绪持续的时间比较短，其稳定性带有情景性；情感既有情景性又有稳固性和长期性。心境(mood)是指影响个体内心体验和行为的持久的情绪状态。临床上情绪和情感经常互相兼用。

情感障碍分为3种形式：情感性质的改变、情感波动性的改变和情感协调性的改变。

(一) 情感性质的改变

主要是指病理性优势情感，在精神活动中处于明显优势地位的病理性情绪状态，其强度和持续时间与现实环境刺激不相适应。比如特别的恐惧，或者特别的兴奋。正常人在一定的环境下也可以表现出这些情感反应，因此只有在情感反应不能按照其环境及心境背景来解释时，才可以作为精神症状。

1. 情感高涨(elation)　病人情绪异常高涨，心境特别愉快。常表现为不分场合的兴奋话多，语音高亢，表情丰富，眉飞色舞，往往同时伴有联想奔逸，动作增多等。这种喜悦与周围环境和病人内心体验协调一致，具有可理解性和感染力，对客观困难往往估计过低，而对自己的才能估计过高。情绪增高可以不同程度的表现，如高兴、愉悦、欣快、狂喜等。多见于心境障碍的躁狂发作。

2. 情感低落(depression)　病人情绪异常低落，心境抑郁。常表现为与所处境遇不相称的情绪低沉，终日愁眉苦脸，言语行动减少，悲观失望等。常伴有某些生理功能的改变，如食欲减退、闭经等，甚至可出现自伤和自杀的意念和行为。多见于抑郁状态。

3. 焦虑(anxiety)　是指病人在缺乏相应的客观因素的情况下，出现无目的、无对象地担心害怕，且对这种担心害怕感到无法应对、无所适从。焦虑是人体一种正常的情感反应，适当的焦虑有利于提高机体的警觉水平，应付应激。但过于持久且过于严重的焦虑，则发展成为病理性焦虑症状。病人常表现为惶惶不可终日，如有大难临头，不知如何办才好。严重的急性焦虑发作称惊恐发作(panic attack)，病人常体验到濒死感、失控感，伴有呼吸困难、心跳加快等自主神经功能紊乱症状，一般发作持续数分钟至半小时左右。焦虑伴有严重的运动不安，如搓手顿脚，则称为激越(agitation)状态。常见于焦虑性神经症和抑郁症。

4. 恐惧(phobia)　是指病人面临不利的或危险处境时出现的情感反应，通常较为明显和强烈，常伴有避开不利或危险处境的行为。表现为紧张、害怕、提心吊胆、伴有明显的自主神经功能紊乱症状，如心悸、出汗、四肢发抖，甚至出现大小便失禁等。常见于各种恐惧症，也见于错觉、幻觉、妄想状态。

(二) 情感波动性改变

是指情感的发生(启动)功能失调，也就是在客观事物的作用下，情感反应极易诱发或反应缓慢。表现为情感易激惹、情感不稳定、情感淡漠、病理性激情。

1. 易激惹(irritability)　病人为容易因为小事而引发较强烈的情绪反应，持续时间一般较短暂，情绪反应主要为易怒。躁狂症病人的易激惹一般事出有因，持续时间较久，病人常纠缠不休，往往伴有冲动行为。精神分裂症病人的易激惹常无故发生，持续时间短，事后如同任何事情都没有发生。

2. 情感不稳定(emotional instability) 病人的情感稳定性较差，容易跌宕起伏，常常从一个极端变化到另一个极端，一会高兴、一会悲伤，而且不一定有外界因素。常见于脑器质性精神障碍、癫痫性精神障碍、酒中毒、人格障碍等。

3. 情感淡漠(apathy) 是指病人对于客观事物和自身情况缺乏相应的情感反应。表现为病人对周围发生的各类事物漠不关心，失去兴趣，面部表情呆板，内心体验缺乏，对生离死别、久别重逢等事件也无动于衷。最常见于精神分裂症衰退期。

4. 病理性激情(pathological affect) 是指一种非常强烈，为时短暂，突然出现的情绪爆发，发作时有意识模糊，发作后有遗忘。通常表现为特殊的紧张、兴奋和不满情绪，然后爆发为十分猛烈的情感冲动。对于这些病人不能自控，且不能意识到自己行为的后果，可出现冲动伤人行为。多见于癫痫、颅脑损伤性精神障碍、中毒性精神障碍等。

(三) 情感协调性改变

是指病人的内心体验和环境刺激及其面部表情互不协调、不相适应，或内心体验自相矛盾。常见的有情感倒错、情感幼稚、情感矛盾。

1. 情感倒错(parathymia) 指情感反应与其环境刺激不一致，或者面部表情与内心体验不符合。如在描述自己遭遇的不幸时，表现为非常愉快；而在表达自己的喜悦时，却号啕大哭。常见于精神分裂症。

2. 情感幼稚(emotional infantility) 病人的情感反应退化到了童年时代的水平，容易受到直觉和本能活动的影响，缺乏节制，很容易流露出来。面部表情幼稚，经常受到周围环境的影响而产生情绪波动。多见于癔症和痴呆。

3. 情感矛盾(ambivalence) 是精神分裂症病人的特征性症状。病人对同一事物同时产生两种相反的、互相矛盾的情感体验。病人对此矛盾情感不分析和判断，也不因此感到不安和痛苦，意味着情感活动本身的不协调和不配合，并常常将此互相矛盾的情感体验同时显露出来，让人难以理解。如又爱又恨，既喜欢又讨厌。

任务八 意志障碍

意志(will)是人们自觉地确定目标，并支配其行动去实现目标的心理过程。意志与认识活动、情感活动和行为紧密相连而又相互影响。意志是认识过程进一步发展的结果，而情感活动则可能成为意志行动的动力或阻力。乐观奋发的情感对意志活动起到推动作用，悲观失望则使意志消沉。常见的意志障碍如下。

(一) 意志增强

意志增强(hyperbulia)是病理性的意志活动增多，是由于认知活动的偏差或受病态情感的影响，导致确定目标和实现目标的动力明显增强，表现为终日忙碌但一事无成；或一意孤行、坚持不懈。如存在发明妄想的病人夜以继日地从事他的发明；有嫉妒妄想的病人坚信配偶有外遇，长期对配偶进行跟踪和监视。

(二) 意志减弱

意志减弱(hypobulia)表现为意志活动明显减少，是由于认知活动的偏差或受病态情感的影响，导致确定目标和实现目标的动力明显减弱。表现为缺乏积极主动性及进取心，对周围一切事物兴趣减低，工作学习非常困难，做事不能长期坚持。但与周围环境的关系不脱离，病人对此症状能意识到。病人有一定的意志要求，但是总感到自己做不了，或觉得做什么都没意义，因而不想做。常见于抑郁状态、精神分裂症、药物依赖。

(三) 意志缺乏

这类症状的临床表现为意志活动减少，但与意志减弱有本质的不同。意志缺乏(abulia)的病人由于病理因素的影响，导致确定目标和实现目标的动力丧失。表现为对任何事物缺乏动机和要求，严重时本能的要求也没有，行为孤僻、退缩，常伴有情感淡漠和思维贫乏，一切处于被动状态。病人对生活毫无所求，随遇而安，对前途无打算，对工作、学习无责任心，对外界环境失去兴趣，日常生活懒于料理，且完全不能意识到此种行为的不正常，因此也不去纠正。多见于精神分裂症衰退期和痴呆。

(四) 矛盾意向

矛盾意向(ambivalence)是指病人对同一事物同时产生对立的、相互矛盾的意志活动，病人对此也毫不察觉，不能意识到它们之间的矛盾性，因而从不主动纠正。是精神分裂症病人的重要症状。

(五) 易暗示性

易暗示性(suggestibility)常见于癔症，也见于正常人。是指病人缺乏主观意向，其思想和行为常常受到别人的言行影响，受到别人的暗示支配，自己不加分析思考，盲目服从。如别人讲这种药不能吃，会产生某种不良反应，病人听后马上出现这些不良反应。别人讲这种药好，病人服用后当场就见效了。

任务九 动作行为障碍

简单的随意和不随意的运动称为动作，如点头、摇手。有动机的、有目的进行复杂随意运动称为行为，他是一系列的动作的有机组合，一定的行为反应一定的思想、动机和目的。由于认知、情感和意志等活动的障碍，常导致动作和行为障碍，又称为精神运动性障碍。

动作行为障碍分为精神运动性兴奋(psychomotor excitement)、精神运动性抑制(psychomotor suppression)和其他特殊症状3类。

(一) 精神运动性兴奋

是指病人的动作和行为增加。依据动作和行为与精神活动和环境的协调性又可分为协调性精神运动性兴奋和不协调性精神运动性兴奋两类。

1. 协调性精神运动性兴奋(coherent excitement)　是指动作和行为的增加与思维、情感等精神活动协调一致,并和环境密切联系。病人的行为具有一定的目的性,可理解。多见于躁狂症。

2. 不协调性精神运动性兴奋(incoherent excitement)　主要是指病人的言语动作增多与思维和情感等精神活动不相协调,与外界环境也不相称,病人动作单调杂乱,往往无动机和目的性,使人难以理解。常见于青春型精神分裂症和谵妄状态。

(二) 精神运动性抑制

病人的动作和言语明显减少。多见于精神分裂症和抑郁状态,常见形式如下。

1. 木僵(stupor)　指病人的动作和行为以及言语活动的完全抑制或减少,并经常保持一种固定姿势,很少活动或经常不动。常见于精神分裂症、抑郁症或脑器质性精神障碍。

木僵还常可以分为以下几种。

(1) 紧张性木僵(catatonic stupor):是最常见的一类木僵,病人全身发生不同程度的紧张,白天一般卧床不起,不说话,也不回答问题,但夜晚会稍有活动或自进饮食,持续数天或数月。意识一般清晰,能感知外界对其的刺激和他人对他的摆弄,但其无法抗拒,康复后能回忆和叙述木僵经过。常见于精神分裂症紧张型。

(2) 抑郁性木僵(depressive stupor):病人随着情绪的低落,运动也随之减少。表现为缺乏任何自主行动和要求,行动言语抑制,但在反复劝导和追问下,有时对外界刺激可做出相应反应,如点头、摇头、轻声应答等。病人的情感活动在表情和姿势方面与内心体验相符合,这是与紧张性木僵相区别的地方。常见于严重的抑郁症。

(3) 心因性木僵(psychogenic stupor):是一种在突然和强烈的精神刺激下出现的反应状态。病人表现为普遍的抑制状态,呆滞、缄默、僵住,有时可出现轻度意识障碍。持续时间较短,外因消除后,木僵状态可消除,事后不能完全回忆。见于应急相关障碍。

(4) 器质性木僵(organic stupor):是由急性脑炎、癫痫或脑外伤等引起。除木僵症状外,常可见神经系统症状或化验室阳性结果,并常可见意识障碍和痴呆表现。

2. 蜡样屈曲(waxy flexibility)　病人的姿势经常固定不变,处于静卧或呆立不动的状态,但身体各部位却可以听人摆布,即使放在很不舒服的位置也能维持很长时间,如同蜡人一样。此时,病人的意识清楚,事后能够回忆,只是当时不能抗拒罢了。当病人躺在床上时,即使抽去枕头,也能维持头部悬空,称为“空气枕头”。蜡样屈曲是一种被动服从,常见于精神分裂症。

3. 缄默症(mutism)　病人始终保持沉默,不主动说话也不回答任何问题,但有时可用表情、手势或书写表达自己的意见。见于癔症和精神分裂症。

4. 违拗症(negativism)　病人不服从要求他完成动作的指令,反而表现抗拒。如要他躺下病人却站立。分为主动违拗和被动违拗。主动性违拗症(active negativism)病人则表现为做出与指令完全相反的行为,如叫他张开嘴时,反而咬紧牙关等;被动性违拗症(passive negativism)病人是拒绝执行任何指令。常见于精神分裂症。

(三) 其他特殊症状

1. 刻板言语动作(stereotyped speech and act) 病人不断地无目的重复某些简单言语或动作,但没有任何意义,可以自发产生,也可以提示而引起,如反复摇头、拍手等。常见于精神分裂症。

2. 持续言语动作(perseveration) 病人经常重复新近的动作,具体表现在对一个有目的而且已完成的言语或动作进行无意义的重复。如问病人的工作?回答:“工人”。再问年龄?回答:“工人”。又问姓名?回答还是:“工人”。需要反复多次后,病人才能够正确的回答。常见于器质性精神障碍。

3. 模仿言动(echolalia and echopraxia) 病人简单的重复别人的言语和动作,对于别人的言语和动作进行毫无意义的模仿。比如医务人员询问病人的姓名,病人也重复:“你叫什么名字?”完全是一种机械式的自动性的动作。见于精神分裂症和器质性精神障碍。

4. 作态(mannerism) 病人用一种不常用的表情、姿势或动作来表达某一目的行为。病人常常做出古怪的、愚蠢的、幼稚的动作、姿势、步态和表情。如扮鬼脸、做怪相等,以某种特殊的姿势来握手,写某种特殊的字等。常见于精神分裂症和器质性精神障碍。

5. 强迫动作(compulsive act) 病人虽然知道某些动作是不合理、不必要的,并为此感到苦恼,但仍然控制不住要这样做,如果不去重复这些动作,就会产生焦虑不安。常见的强迫动作有强迫性洗手、强迫性检查门窗、强迫性记数等。强迫动作常常由强迫观念引起,最常见于强迫症,也可见于精神分裂症或抑郁症。

6. 冲动行为(inpulsive behavior) 病人突然产生的、引起不良后果的行为。常见于人格障碍、精神分裂症等。正常人在情绪特别激动时也可以产生冲动行为。

任务十 意识障碍

意识(consciousness)是指病人对周围环境及自身能够准确认识和反应的能力。涉及觉醒水平、注意、感知、思维、情感、记忆、定向、行为等精神功能,是人们智慧活动、随意动作和意志行为的基础。意识包括自我意识和环境意识两个方面。环境意识是指个体对外界客观事物和环境现状的确认,自我意识是指个体对当前主观状态的确认。

意识障碍是指意识清晰度下降和意识范围改变。意识障碍时许多精神活动都受到影响,表现为感知下降;注意减退;思维联想松散,内容含糊;情感反应迟钝;记忆减退;行为和动作迟缓。定向障碍,表现为时间、地点、人物的定向错误,时间定向最先受到影响,其次是地点定向,最后是人物定向受损。定向障碍时是临床上判断有误意识障碍的重要标志。

常见的意识障碍包括如下。

(一) 对周围环境的意识障碍

包括对周围环境的清晰度、意识范围、意识内容的变化 3 种类型。

1. 以意识清晰度降低为主的意识障碍

(1) 嗜睡(drowsiness):此时意识的清晰度水平轻微降低,在安静环境下,病人多处于昏昏入睡的状态,但呼叫或推动病人的肢体,病人可立即清醒,能进行简单的交谈或做一些简单的动作。但刺激一消失,马上又入睡。此时吞咽、瞳孔、角膜等生理反射均存在。

(2) 昏睡(sopor):病人意识水平更低了,对于呼喊和推动肢体已经不能反应。但在强烈刺激下(如压眶),可有简单或轻度反应。此时角膜反射减弱,吞咽和对光反射存在。

(3) 昏迷(coma):病人的意识完全丧失,无自主运动,对任何刺激都不产生反应,随意运动消失。吞咽反射、防御反射、甚至瞳孔对光反应均可消失,并可引出病理性反射。

2. 以意识的范围改变为主的意识障碍

(1) 朦胧状态(twilight state):是指意识范围的缩小,伴有意识清晰度水平的轻度降低。意识活动集中在较狭窄、孤立的范围以内,病人只对这部分的体验能感知,对这一范围以内的事物尚能保持正常的行为。但对这一范围以外的事物的感知、判断则有困难,可出现定向力障碍,片断的幻觉、错觉和妄想。朦胧状态一般呈发作性,常突然产生,突然终止,持续时间一般为数分钟至数小时。意识恢复后多伴有完全性遗忘。多见于癫痫性精神障碍和癔症。

(2) 漫游自动症(automatism):这是意识朦胧状态的一种特殊形式,无幻觉、妄想和情绪改变的临床特点。表现为在意识障碍中可执行某种无目的性的、且与当时处境不相适应的,甚至没有意义的动作。如在室内或室外无目的的徘徊,刻板地执行日常的一些开、关门等简单的动作。往往突然开始,持续短暂而又突然停止,清醒后不能回忆。

临床上较多见的有两种形式,一种是在病人入睡后 1~2 h 突然发生的梦游症(somnambulism);另一种是于白天或晨起突然发生的神游症(fugue)。

3. 以意识内容改变为主的意识障碍

(1) 谵妄状态(delirium):病人的意识清晰度明显下降,还有记忆障碍和时间、地点定向障碍,同时产生大量生动、形象鲜明的错觉和幻觉,多为恐怖性质的幻视,病人会伴有紧张、恐惧的情绪反应和相应的兴奋不安、行为冲动、杂乱无章。思维不连贯,可以形成短暂的妄想,内容常为迫害性的。持续数小时至数日不等,一般与病情变化有关,并具有晚间加重的波动特点。意识恢复后,病人对病中经过可有部分回忆,也可完全遗忘。谵妄常由感染、中毒、躯体疾病所致的急性脑病综合征引起。

(2) 梦样状态(oneiroid state):是指伴有意识清晰度水平降低的一种梦境样体验。病人经常沉溺于幻觉、妄想之中,对外界环境毫不在意,但外表好像清醒。病人似乎处于梦境中,这种体验又常与幻觉和其他想象中的体验相结合,有时也可伴有妄想性质的幻想体验。这种梦境的内容多反映现实生活中的某些片断,梦样状态中常出现假性幻视和幻听。事后并不完全遗忘,此症状可持续数周至数月。睡眠剥夺、过度疲劳均可以引起梦样状态,精神分裂症、致幻剂也可以引起梦样状态。

(3) 朦胧状态(twilight state):病人的意识活动范围缩小,但意识水平只有轻度降低。对于一定范围内的各种刺激能够感知和认识,并作出相应反应,但对其他事物感知困难。可以有定向障碍,片段的幻觉、妄想及相应的行为。常常突然发生、突然恢复,持续数分钟到数天,好转后不能回忆。多见于器质性疾病所致精神障碍和癔症等。

(二) 自我意识的障碍

自我意识又称自我体验,是指个体对自身精神状况和躯体状况的认识。每个人都意识到自己的存在,是独立的个体。自己的精神活动是由自己控制的,并为自己所认识。如过去的我和现在的我是互相联系的同一个体。常见的自我意识障碍有人格解体、双重人格、交替人格。

1. 人格解体(dispersonalization) 病人持续或反复出现自我和周围现实的一种不真实的感觉,不能产生正常的情绪或感受。对自我的不真实感即指狭义的人格解体,可以单独产生。对周围环境的不真实感称之为现实解体或非真实感(derealization)。有的病人感到自己与周围环境之间似乎放了一个玻璃屏幕,产生一种不真实的疏远的感觉。多见于抑郁症,也可见于精神分裂症和神经症。

2. 双重人格(double personality) 病人在不同时间内体验到完全不同的两种人格,是统一性意识障碍的表现,如一方面以甲的身份,而另一方面又以乙的身份、言语、行为出现。有的病人同时出现两种以上人格,称多重人格(multiple personality)。常见于精神分裂症和癔症。

3. 交替人格(alternating personality) 病人两种不同的人格在不同的时间内交替出现,也就是同一个人在不同的时间内表现为 2 种完全不同的个性特征。属于自我意识的统一性障碍。多见于癔症,有时见于精神分裂症。

任务十一 常见综合征

是指一组症状或特征,在疾病的某一阶段表现出来,也可相继消失,是精神障碍临床中的重要组成部分,是神经系统某些疾病的病理生理过程的集中反映,对于临床诊断很有帮助。常见综合征如下。

(一) 幻觉妄想综合征

病人以幻觉为主,并由此产生妄想,妄想内容比较固定且与环境存在一定的联系,常常与幻觉互相补充互相影响。如被害妄想、嫉妒妄想、物理影响妄想等。多见于精神分裂症、偏执型精神障碍。

(二) 情感综合征

以情感症状为主的一组综合征,表现为躁狂或者抑郁状态。躁狂状态时,主要表现为情绪高涨、思维奔逸和活动增加。严重躁狂状态时可有意识模糊,称为谵妄性躁狂。多见于心境障碍的躁狂发作。抑郁状态时,主要表现为情绪低落、思维迟缓和活动减少。病情严重时可以出现木僵，称为抑郁性木僵。见于抑郁症和心境障碍的抑郁发作。

(三) 紧张综合征

表现为全身肌肉张力的增高，包括紧张性木僵和紧张性兴奋两种。紧张性木僵包括木僵、刻板言行、模仿言行、蜡样屈曲等，可以持续数周到数月。紧张性木僵可以突然转入紧张性兴奋。紧张性兴奋持续时间较短，是突然爆发的兴奋和暴力行为，然后又突然转入木僵。多见于精神分裂症。

(四) 遗忘综合征

又称科萨科夫综合征，以近事遗忘、虚构和定向障碍为特征，无明显意识障碍，常见于酒精中毒性精神障碍及脑器质性精神障碍。

(五) 急性脑病综合征

以意识障碍为主要表现，起病急、症状鲜明、持续时间较短。可伴有急性精神障碍表现，如不协调性精神运动性兴奋、紧张综合征等。多继发于急性器质性疾病或急性应激障碍。

(六) 慢性脑病综合征

以痴呆为主要表现，伴有慢性精神障碍症状。如抑郁状态、类躁狂状态，以及明显的人格改变和遗忘。一般不伴有意识障碍。常常由慢性器质性疾病引起。

(七) 神经衰弱综合征

主要表现为容易疲劳、虚弱、注意力不集中、情绪不稳定、睡眠障碍等。还可以出现易激惹的症状，病人常常表现为心境不佳、感觉过敏等自主神经功能失调。主要见于神经衰弱、器质性精神障碍。

(八) 易人综合征

又称 Capgras 综合征。病人认为周围的某个非常熟悉的人是其他人的化身，多为病人的父母、配偶等。这并非是感知障碍，实质是偏执性妄想。多见于精神分裂症。

(九) 虚无妄想综合征

又称 Cotard 综合征。是以虚无妄想和否定妄想为主的一组综合征。病人感到自己不存在了，或仅仅是没有五脏六腑的空壳了。一般可以自然恢复，预后良好。多见于抑郁状态，也可见于精神分裂症和老年痴呆症等。

(十) Ganser 综合征

病人能够理解问题，但作出近似而不正确的回答，常伴有时间、地点和人物的定向障碍。实质为癔症的分离症状。临床上有两类表现：一类是假性痴呆，病人能够理解问题，但是回答错误。即使非常简单的问题也是如此，给人一种故意答错的印象，多见于癔症。另一类是童样痴呆，病人的言语表情均似儿童，也常见于癔症。以上情况也可见于精神分裂症、器质性精神障碍、诈病。

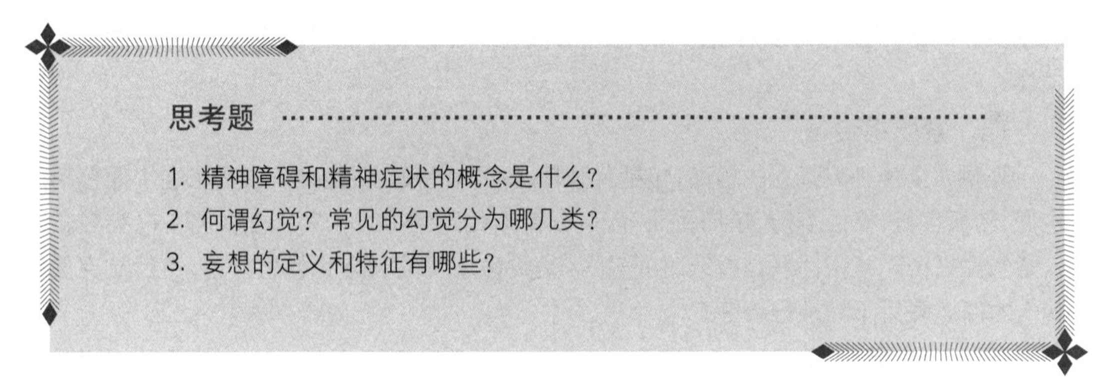

思考题

1. 精神障碍和精神症状的概念是什么?
2. 何谓幻觉?常见的幻觉分为哪几类?
3. 妄想的定义和特征有哪些?

（潘令仪）

模块三　精神科护理技能

学习目标

识记:精神障碍病人饮食、睡眠、安全护理;护患沟通技巧和影响因素;精神障碍病人观察方式;精神科分级护理内容、精神科病房安全制度。

理解:建立良好护患关系的要素、护患沟通的过程;保护性约束护理常规;暴力行为、出走行为、自杀行为、跌倒、噎食的防范与护理。

学会应用:运用护理程序对病人实施有效的日常生活护理;能把沟通技巧运用到临床工作护理中;执行精神科相关管理制度和护理常规;针对暴力、出走、自杀等风险及时进行护理评估。

重点:精神障碍病人的饮食护理;睡眠护理;安全护理;护患沟通技巧的掌握;精神科护理记录定义;精神科分级护理和精神科保护性约束制度的执行;暴力行为、出走行为、自杀行为、跌倒、噎食及吞食异物的防范及护理。

难点:精神障碍病人的观察;病人安全目标的实施;精神障碍病人的日常生活自我管理能力的培养;在日常护理工作中与精神障碍病人建立良好的护患关系;根据分级护理要求落实精神障碍病人的管理;根据精神卫生法落实精神障碍病人实施保护性医疗措施的告知;暴力行为的评估、噎食的急救处理。

项目一　概　　述

本模块包括精神科基础护理和精神科护理技能两大类。其具体内容为:精神科基础护理(日常生活护理、饮食护理、睡眠护理、安全护理);精神科护理技能(护患关系与护患沟通、精神障碍病人的护理观察与记录、精神科病人的组织与管理、精神科专科监护技能)。

项目二　精神科基础护理

案例导入 1

梨某，女性，68 岁，退休工人，初中文化，已婚。2 年前无诱因逐渐出现记忆力减退，好忘事，丢三落四，经常张冠李戴，甚至说些无中生有的事，同时表现脾气急躁，多疑，爱唠叨。近 1 年多来，症状明显加重，自己放的东西找不到了，便认为是被别人偷走了。疑心病也日益加剧，个性变得越发固执、自私，难与家人及周围人和睦相处。此外，日常生活能力也日渐减退，夜间不眠，不知冷暖饥饱，日常生活由子女照料，家人无法管理收住院治疗。诊断：阿尔茨海默病。

提问：在入院护理评估时，责任护士需着重了解病人哪些情况？该病人目前存在哪些健康问题？重点落实哪些护理措施？

分析提示

该病人入院后，责任护士应对病人的生活自理能力情况、饮食情况、睡眠情况及病人安全等方面进行详细评估。目前该病人主要存在的问题有：生活自理能力的下降；饮食障碍、睡眠障碍，还存在有冲动、出走的风险。针对病人情况应重点做好以下相关护理措施：饮食护理、睡眠护理、生活护理、安全护理等。

精神障碍病人由于思维、情感、意志、行为等方面的异常，常常会出现日常生活自理能力的下降，饮食和睡眠的障碍，严重的受精神症状的支配会出现自伤、自杀、冲动伤人、毁物等意外事件。因此，精神科做好病人日常生活护理、饮食护理、睡眠护理和安全护理特别重要。

任务一　日常生活护理

精神障碍病人由于精神症状的支配，往往导致病人自我照顾能力的降低，出现生活懒散，不知或不能自理个人卫生，常常需要护理人员的督促、协助或帮助。因此，做好精神科病人的日常生活护理是精神科临床护理工作的基础，也是衡量护理质量的重要内容。

（一）口腔卫生护理

良好的口腔卫生可促进机体的健康和舒适。护理人员应督促生活懒散的病人养成饭后漱口，早、晚刷牙的习惯，协助不能自理的病人做好晨晚间口腔护理。

(二) 皮肤、毛发护理

皮肤和毛发的清洁对预防感染、维护个人形象、促进康复十分重要。对新入院的精神障碍病人，必须根据病人情况进行卫生处置、更换清洁衣裤，同时检查有无外伤、皮肤青紫、破损、皮肤病等，并及时对症处理。对住院的精神障碍病人，需经常督促饭前、便后洗手，每日洗脸、洗脚，女性病人清洗会阴，对月经期病人督促做好会阴部卫生料理，并每周洗澡至少2次，定期理发、刮胡须、修剪指甲等。对个人卫生可以自理的病人，护理上重点加强巡视，防止意外发生；对需要协助的病人，重点加强帮助和指导，督促自理；对不能自理的病人，重点协助或帮助料理。对卧床的病人要做好压疮的风险评估，落实压疮防范措施。

(三) 排泄护理

排泄是机体将新陈代谢所产生的废物排出体外的生理活动过程，是人体的基本生理需要之一，也是维持生命的必要条件之一。精神障碍的病人由于精神症状的支配、抗精神病药物的影响，病人往往出现便秘、排尿困难甚至尿潴留，护理人员必须每天观察病人的排泄情况，协助和督促病人进行大小便自我管理，及时处理病人的排泄问题。对大小便不能自理的病人要摸索其大小便规律，定时督促，陪伴如厕或给予便器，并耐心进行强化训练；对大小便失禁的病人，及时更换尿湿的衣裤、被褥；对出现便秘的病人，应鼓励多饮水，多吃蔬菜、水果，安排进行各类康复活动，必要时遵医嘱给予适宜的缓泻剂或清洁灌肠。对出现排尿困难或尿潴留的病人，先用物理方法刺激排尿，无效时遵医嘱给以导尿。对大小便有异常的病人，护理人员要注意大小便的量、色、性状并及时留取标本送检，详细记录大小便的情况，予以交班并报告医生。

(四) 仪表、仪容护理

仪表、仪容给人舒适自然的感觉，对满足病人爱美的需要，提高病人的生活情绪，增强病人的自尊心和自信心十分重要。护理人员每天晨、晚间护理时必须注意病人的服饰、仪容、仪表，督促、指导病人保持其服饰完整，穿着合身、舒适和整洁，指导衣着保洁，定期更换，有计划针对病人情况进行日常生活自我处置能力的训练。平时关心病人衣着，根据季节、天气变化，及时督促和帮助病人增减衣服。尤其是对病情缓解的病人、康复待出院病人及神经症病人，更要鼓励病人适宜打扮自己。同时可以根据病人情况加强仪表、仪容知识和社交技能方面的培训和健康教育，满足病人爱美的需求，全面促进病人的康复。

任务二　饮食护理

精神障碍病人由于受精神症状的支配，其饮食方面会出现各种情况。如有幻嗅的病人因嗅到食物有异味而拒食；被害妄想的病人认为食物有毒而拒食；自罪妄想的病人自认有罪不肯进食；还有的病人不知饥饱、暴饮暴食、抢食或吞食异物等；有的病人因药物不良反应发生吞咽困难影响进食，甚至发生噎食。因此，精神科饮食护理是一项极其重要的工作，护理人员必须认真做好病人的饮食护理，确保病人有足够的营养摄入，同时防范病人进食时意外情况的发生。

(一) 进餐前安排

(1) 精神障碍病人一般采用集体用膳(分食制度)方式，病区需要根据病人情况分设普通桌、特殊饮食桌和重点照顾桌，病人固定餐桌，定位入座，做到不遗漏。

(2) 进餐前，护理人员应给病人创造一个安静、整洁的就餐环境；清点餐具(餐具以传热慢、不易破碎的为宜)；餐前 15 min 组织病人如厕、洗手，准备就餐。

(3) 特殊饮食的病人集中特殊饮食桌就餐，由专人看护，按医嘱、病情、特殊要求准确无误地给予适宜的饮食。

(4) 对年老、吞咽困难、拒食、暴饮暴食、需喂食的病人安排重点照顾桌就餐，由专人看护和协助，严防意外。

(5) 安排合理人力，有序分发病人的饮食。

(二) 进餐时护理

(1) 在进餐过程中加强巡视，观察病人进餐量、进餐速度等，巡查有无遗漏、倒食、藏食等情况，并时时提醒病人细嚼慢咽、谨防呛食、窒息。

(2) 对抢食、暴食的病人应安排单独进餐，劝其放慢进食速度，并适当限制进食量。

(3) 对吞食异物的病人要重点观察，必要时予以隔离。

(4) 对不愿进食、拒食病人需针对不同的原因，想法使之进食，必要时汇报医生给予鼻饲或静脉补液，并做好记录，重点交班。

(三) 进餐后的护理

病人进餐结束后，护理人员应立即撤去餐具，进行清点。餐具消毒浸泡，严防交叉感染；清理食物残渣，整理就餐环境；督促和协助病人洗手、漱口，为特殊病人进行口腔护理。

(四) 食品管理

精神科护理人员在做好病人进餐时饮食护理的同时，还必须加强病人探视时的食品管理，有针对性地向病人家属宣传饮食卫生常识，指导病人探视时进食要点，必要时在看护下进食。妥善保管病人家属或亲友赠送的食品，做好标记，存放在专用柜内，定时按量发给病人。

任务三 睡眠护理

睡眠障碍往往是精神障碍病人疾病复发的先兆，由于精神症状的影响，加上环境等客观因素的影响，易引起病人睡眠障碍，如入睡困难、早醒、易醒、睡眠颠倒、睡眠少等，还会引起病人不良情绪，如焦虑、烦躁，甚至导致各种意外的发生。因此，护理人员必须严密观察病人的睡眠情况，分析导致病人睡眠障碍的原因，并给予恰当的护理。

1. 创造良好的睡眠环境　病室整洁，空气流通，光线柔和，温度适宜；床铺清洁、干燥平整；保持环境安静，兴奋吵闹病人安置隔离室，并及时安眠处理；工作人员做到“五轻”，有条件可让病人听轻柔的催眠乐曲。

2. 安排合理的作息制度　制定合理的作息时间并督促病人执行，白天安排 1～2 h 午睡，其他时间组织病人参加适宜的工、娱、体疗活动。

3. 促进病人养成有利睡眠的习惯　向病人宣教睡眠与疾病的关系和有助睡眠的注意点，如睡前忌服引起兴奋的药物和饮料，避免参加激动、兴奋的活动，睡前用温水泡脚，临睡前排尿，采取健康的睡眠姿势等。

4. 加强巡视，严防意外　定期床边巡视，仔细观察病人睡眠姿势、呼吸音、入睡等情况。对有自杀意念的病人做到心中有数，及时做好安眠处理，防止意外的发生。

5. 对失眠病人的护理　要体谅病人，予以安慰；指导病人放松或转移注意力帮助睡眠；分析失眠原因，对症处理；做好记录，重点交班。

任务四　安全护理

精神障碍病人由于受精神症状的支配，常可出现自伤、自杀、外逃、冲动伤人、毁物等，这些情况随时都有可能导致各种意外发生，危及自身或他人生命。因此，精神科护理人员必须树立安全意识，时刻注意病人及自身的安全，落实安全防范措施，谨防意外发生。

1. 掌握病情，有针对性防范　护理人员必须了解病人的疾病史，掌握病人的发病经过、精神症状、护理要点及注意事项等，加强对精神障碍病人自伤、自杀、外逃、冲动伤人、毁物、跌倒等风险的评估，并进行严密观察，按风险等级落实防范措施，做好交接班。对高度风险的病人应安排在重症监护室 24 h 监护，严防意外的发生。

2. 与病人建立信赖关系，及时发现危险征兆　护理人员要与病人建立起良好的信赖关系。做到尊重病人的人格；平等对待病人；关心病人生活；同情和理解病人痛苦，尽力满足病人的合理要求。这样才能获取病人的信任感，使病人能够主动倾诉其内心活动，便于及时发现和掌握病人的危险行为倾向和意外前兆，做到防患于未然。

3. 严格执行护理常规和工作制度　护理人员必须严格执行精神科一般护理常规、药物护理常规、各类精神症状和各种精神障碍护理常规，遵循各项护理技术操作规程和开饭、发药、外出检查、洗澡等日常护理工作流程，认真落实岗位责任制度、交接班制度、保护性约束等护理工作制度和病房管理制度，不可有任何疏忽大意。

4. 加强巡查严防意外　按精神科分级护理要求落实对病人的巡视，重点病人不离视线。夜间、凌晨、午睡、开饭前、交接班等重点时段，加强巡视。病人入厕必须有人看护，走廊尽头、暗角、僻静处要仔细查看。

5. *加强安全管理*　每天进行安全检查，重点检查周围环境中和病人身边有无危险物品，包括床单位、门窗等基本设施和医疗设备等有无安全隐患。门窗损坏要及时修理，各室要随时上锁。病室内危险物品（如锋利物品刀、剪、针线、玻璃器皿、牙签、指甲钳、火种、绳索等）必须定点放置、加锁保管，班班清点。病人入院、会客、外出检查、请假返院均需做好安全检查，防止危险品带入病室。

6. *安全常识教育*　护理人员在病人入院时就必须告知病人及其家属精神科病区安全管理相关制度，取得病人及其家属的理解和配合。还应利用病人家属探视、病区健康教育讲座、病人座谈会等渠道和形式，对病人及其家属做好疾病知识和安全常识的宣传、教育，共建抵御风险。

7. *隔离保护*　对有强烈的自杀企图、严重的暴力倾向的病人，要与其他病友隔离开来，安置重症监护室，重点看护，必要时遵医嘱给予保护性约束，严防意外的发生。

【护理评价】

病人生活卫生情况、进食、睡眠和排泄等，具体如下。

(1) 身体清洁，无异味。

(2) 能主动进食，每餐达 100～200 g；规律进食；体重增加；生理状态和实验室检查在正常范围内。

(3) 每天睡眠＞7 h。

(4) 住院期间无自杀、外逃、冲动伤人等行为发生；无冲动行为所导致意外发生。

项目三　护患关系与护患沟通

任务一　护患关系概述

护患关系（nurse-patient relationship）是指护士在特定的治疗环境中（医院等工作场所）运用专业知识和技能，有目的、有计划地与病人接触沟通，所形成的一种治疗性人际关系。护患关系的特征是护士对病人表达接纳、同情和支持，功能是帮助病人，目标是促进病人健康。

在精神科临床护理工作中，精神障碍病人由于疾病的原因，导致其思维、情感、意志行为偏离正常，不能正确认识和评价自己的疾病，社会功能也相应发生改变。护士与病人接触频率最高，是病人需求的直接提供者，可对病人产生直接的影响。正确处理护患关系是护理工作得以顺利开展的重要前提和基础，无论对病人疾病的康复、转归，还是对护理工作效率的提升，或是防范医疗纠纷，均有着十分重要的现实意义。

任务二　建立良好护患关系的要素

案例导入 2

张阿姨，81 岁，晨起突感胸闷憋气，走路气喘吁吁，门诊医生诊断为急性心肌梗死，建议立即住院手术治疗。入院后第 2 天，主管医生告诉她："您的病情需要会诊讨论治疗方案后再决定是否手术治疗"；第 3 天又告诉她："还需要请一位专家参加治疗方案的讨论"；第 4 天、第 5 天……张阿姨焦急地等待着，不停地揣摩着自己病情的严重程度。入院后的第 8 天，主管医生终于告诉张阿姨："您也看到，这段时间这么多专家一起讨论，因为您年纪大，这病是不可能治好……"从此，张阿姨拒绝治疗，再也不配合服药了。此时，科主任来到张阿姨床边，轻声问候："张阿姨，您好！我是心脏内科的主任，听说您遇到了一点小小的麻烦，今天来看看您，看我能不能帮到您，您先别着急，急性心肌梗死是一种缓慢累积的毛病，因此，您在这之前并没有感觉到这种毛病的严重性，是能够理解的，您很想马上手术，您的这种想法很了不起，但手术需要进行全身麻醉，您目前的心脏状况恐怕承受不住麻醉药对您的考验。张阿姨，您先别急，手术这办法目前有困难，但是用药物治疗也是可以的。只要合理的服用药物，您的身体还是可以好起来的。病人欣然答应。

提问：主管医生与科主任在与病人谈话过程中为何引起病人不同的反应？作为一名护士应如何与病人进行有效沟通？

分析提示

主管医生与科主任在与病人谈话过程中方式不同，主管医生在讨论过程中出现问题，也没有听取病人的反馈意见，以致病人产生误解而拒绝治疗；而科主任却采取主动沟通的态度，不仅讨论清晰，而且认真听取病人反馈意见，并给予耐心的解释，使病人主动接受治疗。所以作为一名护士在与病人沟通时要时刻注意沟通技巧、态度，以避免不必要的误解和医患纠纷，还能起到促进治疗的作用。

与精神障碍病人建立良好护患关系，是每一个精神科护士入门的基本功。

(一) 正确认识精神障碍和精神障碍病人

精神障碍是由于各种原因导致大脑功能活动紊乱的慢性迁延性疾病。病人的许多行为是疾病的表现，与人品道德无关，无好坏之别，也无对错之分，不能以常人的标准来衡量。

(二) 了解精神障碍病人的情况

护士在与病人沟通前要了解病人的下列情况。

1. *一般情况*　包括姓名、性别、年龄、籍贯、文化程度、职业、民族、宗教信仰、个性特征、兴趣爱好、生活习惯、婚姻家庭情况、经济状况等。

2. *疾病情况*　包括发病经过、疾病特点、诊断、治疗情况、护理要点、心理需求、特殊注意事项等。

(三) 掌握接触病人的基本技巧

1. 接纳的态度　接纳的态度反映了护士相信病人拥有同自己一样的做人的权利及尊严。对病人具有同理心,并能够接纳病人的护士,即使病人出言不逊,甚至不堪入耳的谩骂或伤人毁物的暴力行为,护士也会主动调整和控制自己的情绪,容忍病人的疾病言行,并耐心劝导病人,接纳的态度是建立良好护患关系的基础。

2. 持续性沟通和一致性态度　责任护士在病人住院期间应与其持续进行交流、沟通,使病人及时得到关心、安慰和支持,达到维持和不断增进护患间的情感联系,使治疗性护患关系逐步得到发展。一致性态度是建立治疗性护患关系的重要基础,护士应始终以一样的态度真诚对待病人,接触病人时以一致性的方式处理病人的问题。使病人从护士一致性态度中获得安全感。

3. 尊重病人的人格,维护病人的权益　精神障碍病人存在明显的病耻心理,渴望被尊重、被接纳。在与病人的接触交往中,不得嘲笑、戏弄病人,应平等对待,使病人感受到被重视,增强自信心。对病人的病史、隐私要给予保密。在进行各种治疗、护理和检查前尽可能详细地向病人讲解、说明,充分尊重病人的知情权,从而取得病人的信任和尊重,使治疗性护患关系得到发展。

(四) 护士应培养良好的素质

护士在建立护患关系过程中,起着主导作用。在日常护理工作中,护士仪表整洁、精神饱满、谈吐文雅,会使病人感到亲切、舒适,受到正能量的影响。护士态度和蔼可亲、思维敏捷、护理操作熟练、稳定的情绪及高度的预见性,可增加病人的安全感。护士认真倾听病人的感受,体会病人的心情,及时掌握疾病的症状和特征,迅速采取积极有效的应对和防范措施。护士具备良好的心理状态,也是提高护理质量的前提和基础,因此培养护士健康的心理,是建立良好护患关系重要的要素。

任务三　护患沟通

沟通(communication),是双方的经验分享、内在思想与感情传达及彼此互动的过程,是信息的传递和交流的过程,是个体之间信息的交流,以及态度、情感、需要等心理因素传递和交流,包含 6 个层面,即信息发送者、编码、渠道、解码、信息接收者、反馈的过程。

信息发送者(deliverer),又称输出者,是沟通过程发送信息的源头。编码(encoding)是信息发送者将自己的感觉、想法、认识转化为信息的过程。编码过程会受到信息发送者的知识、社会文化背景、态度、沟通技巧等方面的影响。渠道(channel)是传递信息的通道或媒介,将信息发送者与信息接收者连接起来,沟通渠道恰当与否直接影响沟通的效果和彼此间信息的传递。解码(decoding)是接收者将信息转换经过自己理解的思维和自己的感受的过程。解码过程受接收者知识、社会文化背景、态度、沟通技巧等方面的影响。接收者(receiver)是获得信息者,又是对发送者的信息进行解码后加以理解的人,接收者与发送者相互制约。反馈(feedback),信息接收者最后对信息发送者进行反馈,发送者对沟通过程进行了解,达到准确沟通的目的,完成沟通使命。

在日常工作与生活中,通过沟通,彼此之间进行感情交流、经验分享,表达内心思想,达到双方互动、彼此了解、增进友谊的目的。在精神科临床护理工作中,由于精神障碍病人受精神症状的支配,人际交往障碍、心理问题突出,护患沟通面临实际的困境,精神科护士的沟通能力此时就显得特别重要。护士只有运用熟练的沟通技巧,才能与病人进行有效沟通,从而建立护患关系,顺利对病人实施治疗护理措施。护患沟通是护士与病人及家属之间进行信息情感交流的过程,也是建立护患关系的过程。

Paplau 将护士与病人建立治疗性护患关系分为介绍期、认同期、工作期、结束期 4 个阶段。这几个阶段没有时间限制,有一定的顺序,既独立又有重叠,界限不明显。

1. 介绍期　护士与病人初次见面,是彼此介绍、了解、熟悉的阶段。双方初次见面由于陌生而产生紧张焦虑情绪,护士应发挥主人翁的精神,主动、热情、友善地接触病人,介绍环境和医护人员,缓解紧张的气氛,为建立良好的护患关系打下基础。

2. 认同期与工作期　当病人与护士通过接触相互之间产生了信任感,也有了共识,护士与病人共同制定治疗目标。制定目标一定要先易后难,为了达成治疗目标护患一起努力。护士运用专业知识,帮助病人认识和确定问题,引导病人表达内心的感受,鼓励病人学习新的行为方式,此时护士与病人能够比较深入地讨论病人的行为、期望、挫折和困难以及解决问题的具体方法,达成协议后护患双方都应共同遵守,这样可以帮助病人达到治疗的目的。帮助病人制定针对性的护理计划和实施护理措施,对病人的进步给予肯定,恢复病人的自信心,达到巩固治疗的目的。此期护士的尊重、宽容、接纳能推动治疗性关系的发展。

3. 结束期　护患之间经过密切合作的工作期后,病人的症状改善,问题解决,显示自我照顾的能力,社会功能改善,达到了预期目标,护患治疗性关系将进入结束期。此期护士应调整护理计划,与病人共同讨论其健康状态,制订出院计划。病人对出院可能会产生不同程度的不适,护士应主动与病人沟通,帮助病人认识分离事实,做好出院健康指导,帮助病人尽快回归社会。

任务四　护患沟通的影响因素

在临床工作中,影响护患沟通的因素是多方面的。有护士自身的因素,有沟通过程的因素,也有来自病人方面的因素等。

(一) 护士自身的因素

护士性格不够成熟和稳重、心理调节能力不佳,把不良的情绪带到工作中,使病人产生不信任感,从而影响护患沟通;护士缺乏同理心,不能换位思考,无法感受、理解病人的心态、处境和需要，以自己的主观想象解释病人的感受；护士不了解病人的情况，对病人所表达的信息不能正确识别，对沟通的主题、内容、达到的目标预先未做计划，以致交谈中出现问题没有合适的应对措施；没有正确把握提问时机，使用指责性语言而使病人感到不被尊重，阻碍护患交流；频繁给病人不实的保证，使病人产生反感和不信任感；泄露病人的隐私，对病人的态度缺乏一致性等都会影响护患关系。

(二) 沟通过程的因素

1. 信息发送者的问题

(1) 信息发送者信息编码不准确，医务人员习惯使用医学术语与病人沟通，语速过快、过于简单，病人尚未反应过来，如“您明天早晨做钡透”之类。

(2) 信息发送者为了省时，与原有信息出入太大，使得信息传送不全。

2. 信息接收者的问题

(1) 信息接收者对信息解码不准确，对信息发送者的编码内容不熟悉或者接收者本身的思维过程存在差异，有可能对信息误解，甚至对信息的理解完全相反，如医务人员告知病人“明早禁食行器械检查”，病人却理解为明天早起进食后进行器械检查。

(2) 接收者对信息内容忽视，或者是选择性接收部分信息，不是接收全部信息内容。

3. 沟通渠道的问题

(1) 信息发送者选择的沟通媒介不妥当：如重要的事项需要多种渠道，多种传递方式进行传达，甚至只能采取书面加口头才能准确传达。

(2) 沟通渠道太长：有研究表明，当信息通过连续多个(>4 个)的传递过程时，75%的信息在传递过程中丢失了，如护士告知肿瘤病人相关事项时，通过多位护士及家属，再传递到病人，信息会发生改变，导致信息失真。

(3) 沟通渠道过多：有时就会产生相互矛盾，如手术前病人，护士、医师、麻醉师在告知病人手术前注意事项时不一致，让病人无所适从。

(4) 信息接收者可能对信息不够重视：如对药物过敏的病人，护士必须进行书面记录，还要口头反复告知、提醒病人注意事项。

(三) 病人方面的因素

病人对自己的健康状况认识不足，对住院环境、病房管理制度、治疗措施不了解；精神障碍的病人受疾病的影响，或心理承受能力差、不良心境影响；与护士在知识水平、处事态度、价值观、信念、经验等方面差异性较大，双方难以达成共识，导致治疗性护患沟通难以进行。

任务五　沟 通 技 巧

沟通是精神科护理工作中的一项重要内容之一，也是护患之间建立治疗性关系的重要手段。良好的护患沟通可以提高病人对护理的依从性，增强病人治疗和康复的信心，减少护患纠纷,护患间的切题会谈是精神科最重要沟通方式,包括言语性沟通和非言语性沟通。可分为4个阶段。

(一) 准备与计划阶段

此阶段主要是了解病人的病史,熟悉病人的相关资料,准备合适的交谈环境,选择适宜的时间,确定目标。

(二) 开始交谈阶段

此阶段主要是为了让病人获得良好的首次印象,护士应努力营造一个病人愿意主动说出自己想法的良好氛围,做好充分的心理和言行举止的准备,仪容端庄,举止稳重大方,语调平和,态度友善,礼貌地进行自我介绍并称呼病人。还应明确交谈的目的,告知病人本次交谈的目的和大约时间,交谈过程中注意环境的选择,保护病人的隐私,体贴病人,随时关注病人的身体状况和生理需求。护士对病人的病历资料进行详细阅读,告诉病人在交谈的过程中有问题能够随时提出、澄清,以便制订适合病人的护理计划,帮助病人康复。

(三) 引导交谈阶段

此阶段是治疗性护患关系能否形成和发展的关键,也是会谈成败的关键所在。为确保交谈有效,可采用以下沟通技巧。

1. *建立共情*　共又称"同理心",同理心是护士与病人建立治疗性关系的第一要素,同理就是护士站在病人的角度了解和思考问题,是护士对病人的心态、处境、情感和需要等进行观察后,设身处地站在病人的角度去思考问题,尽量去理解、感受病人的情感体验,采取适当的措施帮助病人解决现存的问题。护士和病人之间情感联系越亲密,病人越能感受到护士的理解,护患之间则可产生思想和情感的共鸣。

2. *恰当提问*　提问的有效性将影响资料收集的效果。提问的方式有封闭性提问和开放性提问。开放式提问一方面可使护士收集到更多的信息,同时可启发病人说出自己的观点,发挥病人主观能动性,如"您哪里不舒服?""您这次为何住院的?""您谈谈对这治疗护理方案的看法?"等,但较费时间;封闭式的提问,是针对或澄清某一问题的提问的提问,一般回答"是"或"非"等,如"您的咽喉还疼吗?""您今天排便了吗?",护士能在短时间内获得大量信息,但护士难以得到提问范围外的其他信息,有的问题病人回答不出,陷入僵局。

3. *注意倾听*　在治疗性沟通中倾听非常重要。通过倾听,护士才能了解病人所要传达的信息、基本情况、存在的问题,才能针对性地帮助病人。倾听的技巧:专心致志地听、少说话,耐心地听,不要轻易打断对方谈话,不要因病人言谈不清楚或速度慢而分心,认真地听、不要猜测、仔细体会"弦外之音",不要急于做出判断,以了解对方要表达的真实内容;适当的眼神交流,及时做出反馈,如不时点头,或说"是""哦"等,表示对病人的谈话感兴趣;与病人保持适当的距离,身体稍前倾;适时的重述、澄清核实病人的谈话内容,如病人说"总有人骂我",护士可以说:"有人骂你,是吗?""我不了解你所说的意思,你是否告诉我……"等。适当运用核实技巧有助于信任感的建立;引导话题延续,护士应适时使用间断的字句加入沟通的过程，如“然后呢?”使病人觉得护士对其所说的话题感兴趣，已参与其中。

4. 正确阐释　阐释常用于解答病人的疑问，消除病人心中的疑惑或者问题，护士要了解病人的需求，同时向病人解释目的和意义，在此过程中注意让病人做出反应，为病人提供接受或拒绝的机会，病人常有视幻觉症状，护士态度委婉地表达出疑问，但不必坚持，护士可以说“我可以理解你的感受，但事实上我看不到，别人也看不到。”有时病人会生气，觉得在欺骗他，会去向其他病人求证、核实，经几次求证后，病人对症状的认知会慢慢动摇。因此，护士不能为讨好病人而赞同病人的话。

5. 使用沉默　沉默本身也是一种信息交流的方式，是一种非语言的信息交流方式。沉默可以给病人一个考虑的机会，尤其在病人谈及痛苦体验而哭泣时，护士保持适时地沉默，使其情绪得到充分的宣泄是十分必要的，此时劝慰的话反而显得多余。

6. 合作分享　护士与病人以平等的关系来分享解决问题的经验。对存在的问题应进行认真分析，并鼓励病人想出比较好的解决问题的方法。在选择方法的过程中，双方就彼此的想法进行平等沟通，护士暗示病人有责任、有能力为自己做决定，并且找出解决问题的方案。当一个问题解决了，护士与病人共同分享经验。

7. 描述感受　病人描述的异样感受，可以协助护士了解病人病情。病人的幻觉、妄想往往和他自身的利益、周围的生活环境以及人和事有关。从病人对这些问题的描述中可以找到问题的原因，也可通过描述感受，发现病人某些症状的前兆，及早采取防范措施。

8. 特殊精神症状情况下的沟通技巧

(1) 对兴奋躁动、暴力攻击行为的病人、兴奋躁动的病人：首先将其安置在安静、简洁的环境中，了解原因，尽量满足病人的合理要求，明确告知暴力冲动的后果。同时应多加诱导，转移其注意力，使病人尽快安静下来。对有暴力攻击行为者，护士避免语言的激惹性，不能与病人独处一室，也不要站在病人的正面，防止病人突然冲动伤人。

(2) 对消极抑郁的病人：护士应耐心启发、诱导病人诉说内心体验和痛苦感受，用同理心去感受病人的抑郁心境，多安慰病人，启发病人回顾快乐的往事，唤起其快乐的记忆，调整情绪。

(3) 对幻觉病人：护士应认真倾听病人诉说对幻觉的体验，不要给予反驳，给予同情和安慰，稳定病人的情绪，可设法转移话题或病人的注意力，但绝不随意附和、认同病人的症状。

(4) 对妄想病人：在和病人交谈时，要以倾听为主，对病人所阐述的病态思维，不要过早否定也不给予肯定，更不要与病人争辩，不要在病人面前交头接耳，以免成为病人妄想的对象，同时了解妄想的对象是否涉及工作人员或病友。

(5) 对缄默不语的病人：尽管病人不言语，不理不睬，护士要关切地静坐在病人的身旁，此时病人也会感到护士对他的理解和安慰，病人也能体会到被重视。

(6) 对木僵病人：木僵病人虽然终日卧床、缄默不语，但病人始终意识清晰。切忌在病人面前讨论其病情，对病人实施任何治疗护理前应认真向病人做好解释工作，征得病人的同意和配合。

(7) 对异性病人：护士态度要自然、谨慎、稳重大方，避免病人把正常的关心误认为是恋情，产生不必要的麻烦。

9. 其他　肢体语言如与对方交流时身体应前倾一些；目光朝向对方两眉与鼻尖之间三角区，面容温和；距离在保持 1 m 左右；音调语气注意正能量；声音根据不同病人采取不同音量，如老年病人音量应适当高些、语速适当慢些，吐字应清晰。

(四) 结束交谈阶段

开始时虽然已经向病人阐明本次交谈所需的时间，但在结束前最好提醒病人时间快到了。在结束时，把交谈的内容进行小结，并要求病人对本次交谈提出意见，核实其表达感受的准确性，此时可以向病人表示由于其认真配合，交谈很成功，对制订护理治疗计划很有帮助，并约定下次交谈的具体内容和时间。顺利地结束交谈，可以为今后的交谈和治疗性护患关系的建立打下良好的基础。

项目四　精神障碍病人的护理观察与记录

案例导入 3

贾某，女性，35 岁，已婚，大专文化，某单位打字员，于 2014 年 12 月 12 日入院，由其丈夫报告病史，可靠。

代主诉：病人交替兴奋、话多与忧愁、少语少动 4 年，易发脾气、外出乱走 10 天。

现病史：病人于 2010 年春听说丈夫有外遇后渐起失眠，少语，少动，情绪低落，对什么事情都不感兴趣，于当年 6 月首次住某省精神卫生机构，诊断“抑郁发作”，治疗 3 个月后好转出院，能恢复工作，因不能坚持服药等原因，病情多次反复，表现交替发作夸大兴奋与忧愁、少语少动等，又先后多次住院，均诊断“双相情感障碍”，给予利培酮（维思通）、丙戊酸钠治疗，均缓解如常。末次于 2014 年 6 月出院，出院后即自行停药，近 10 日病情反复，表现话多、兴奋、吹牛，吹嘘自己有钱，易发脾气，外出乱走，家人见异常而送本院门诊就医，门诊以“双相情感障碍”收住。发病来无昏迷、抽搐、大小便失禁，无持续不开心，少语少动表现，夜眠欠佳，饮食、大小便正常。

体检及实验室检查：未见异常。B 超示胆囊结石。

精神检查：病人意识清，定向力完整，接触主动，表现兴奋、话多，情绪高涨，讲话眉飞色舞，易激惹，因小事与病友发生争执，不服从管理，出现冲动伤人行为，否认有病，不安心住院，进食少，夜眠差。

治疗：利培酮口腔崩解片、丙戊酸钠片、百乐眠胶囊口服，氯硝西泮注射液 2 mg 肌内注射。

提问：针对该病人情况护士需从哪些方面观察其病情变化？哪些情况必须做好护理记录？

分析提示

各班护士应全面观察病人的一般情况、精神症状、治疗情况和心理状况，重点观察病人冲动伤人行为的起因、后果；同时病人存在不安心住院，要全面评估病人有无出走风险。针对病人情绪高涨、冲动伤人行为、不安心住院、进食少、夜眠差等情况，以及所采取的护理措施和效果，并且对肌内注射氯硝西泮注射液后病人的疗效和有无不良反应均应详细记录在护士记录中。

精神障碍的护理观察和记录是精神科护理工作的重要环节。精神障碍病人临床表现多种多样，情况复杂多变。护士与病人接触机会最多，可以及时、全面了解病人的状况及主要问题，提供病情有助于医生的诊断和治疗，及时书写护理记录，同时作为护理计划拟定及评价的依据，也为医疗护理科研提供准确的参考资料。

任务一　精神障碍的护理观察

(一) 观察的内容

1. 一般情况　病人的仪容、仪表、衣着和步态；全身有无外伤；日常生活自理情况；饮食、睡眠、排泄及月经情况；接触交谈情况；对住院、治疗服药及对医护人员及周围环境的态度。

2. 精神症状　病人情绪是否稳定；有无意识障碍；有无幻觉、妄想；有无外逃、自杀、自伤、冲动伤人、毁物等危险行为；症状有无周期性变化；自知力和意志活动如何等。

3. 躯体情况　病人的一般健康状况，如体温、脉搏、呼吸、血压、血糖等是否正常；有无呼吸、循环、消化、内分泌等躯体疾病；有无脱水、水肿、呕吐或外伤等症状。

4. 治疗情况　病人对治疗的态度；治疗效果及药物不良反应；有无藏药，拒绝治疗的行为等；参加工娱、康复等活动情况。

5. 心理状况　病人目前的心理问题和需求；与心理有关急需解决的问题；心理治疗和护理的效果。

6. 社会功能　包括学习、工作、日常生活自理能力、社会交往情况等。

(二) 观察的方法

1. 直接观察法　即与病人直接接触，面对面进行交谈，了解病人的思想情况和心理状态，通过对病人的语言、动作、表情和行为了解病人的情况，这种观察方法即为直接观察法。一般情况下，这种方法获得的资料相对客观、真实、可靠，适用于意识相对清晰、交谈合作的病人，是精神科护理工作中最重要的、也是最常用的观察方法。

2. 间接观察法　是从侧面观察病人独处或与人交往时的精神活动表现，包括通过病人的亲朋好友、同事及病友了解到的病人情况，或通过病人的作品、娱乐活动、日记、绘画及手工作品了解病人的思维内容和病情变化，这种观察方法即为间接观察法。通过间接观察法获得的资料是直接观察法的补充，这种方法适用于不肯暴露内心活动或思维内容、不合作、情绪激动的病人。

观察是个连续进行的过程，大多数精神障碍病人不会诉说，或将自己的不适归为错误的认知，护士需要知晓病人重点观察的内容，主动地、有意识、有计划地去观察。在观察病情时，直接观察法和间接观察法的使用并非是单一的，两种方法必须共同使用、相互补充。

(三) 观察的要求

1. 观察要具有目的性　护士对病人的观察要有目的性，需要知道哪方面的信息是该病人重点观察的内容。

2. 观察要有整体性　一方面护士应对病人住院期间所有言行举止、精神情绪等各个方面的表现都要了解观察(包括病态的、正常的)，以便对病人有一个全面、动态、整体的掌握，作为制订和修订病人护理计划和评价的依据。另一方面护士对病房所有病人都要了解观察，掌握每个病人的主要特点，以便全面、系统地了解病人整体情况，作为分级护理和安排人力资源的依据。

3. 观察要有针对性　对疾病不同阶段的病人观察重点有所侧重。

(1) 新入院病人：要从一般情况、精神症状、躯体情况到心理状态作全面观察，重点观察对病人住院的态度，有无外逃、自杀、自伤、冲动伤人、毁物等危险行为。

(2) 急性期：在全面、整体观察的基础上重点观察精神症状的表现、转变，如对思维内容与现实的联系，对病人饮食、睡眠、生活自理能力的影响，特殊行为出现的规律和产生的原因，病人的内心体验，对治疗的态度、治疗效果和不良反应。

(3) 缓解期：在全面、系统、整体观察的基础上重点观察疾病的稳定程度、对疾病的认知、药物不良反应。

(4) 恢复期：要重点观察症状消失的情况、自知力恢复的程度及出院的态度，有心理问题的病人重点观察其心理反应与需求。

4. 观察要隐蔽性和预见性　观察病人行为也要有技巧，要在病人不易觉察的情况下进行，如在治疗或护理过程中或与病人轻松的交谈中进行观察，此时病人所表达或表现的情况较为真实，注意交谈过程中不要记录，这样会使病人感到紧张与焦虑。同时观察要有预见性，如消极病人症状突然好转，恢复期病人情绪突然低落，交谈中出现消极言语或书写中出现消极内容的词句等，这些常常是情绪变化的重要线索，要加强交接、严防自杀。

任务二　护 理 记 录

(一) 护理记录的定义和目的

护理记录是护理人员在护理活动中，通过对病人的观察、护理，并将病人动态的病情变化、心理活动及所采取的护理措施等，以文字的形式客观地反映在病历中。

护理记录是病人疾病状态的真实记载，是护理工作的重要环节。完整的护理记录，便于所有医护人员有效掌握病人病情，为拟订治疗方案和护理计划提供依据，有助于疾病的诊断、治疗和疗效判断。同时护理记录也可作为护理质量检查与工作效果的评估依据，为精神科医护研究提供数据与资料，是病人出院后存档作为医疗文件的重要组成部分。总之，护士记录不仅为医生提供有效的治疗和诊断依据，而且具有法律效力。因此，书写好护理记录是至关重要的。

(二) 记录的方式和内容

临床上对护理记录的使用，决定于各医疗机构护理部门的决策和护理人员的角色功能，另外与病人的状况有关。护理记录的方式依据各医院使用的状况各有不同，主要有叙述性护理记录、表格式护理记录等。

1. *叙述性护理记录*　即对病人动态的病情变化、心理活动及所采取的护理措施等，以文字的形式客观地记录在病案中。

2. *表格式护理记录*　以表格的形式反映病人的情况和相关的护理措施等。

目前各医疗机构大多采用表格式护理记录单进行护理记录。精神科表格式护理记录单包括眉栏部分和表格部分。眉栏部分一般有：病区、床号、姓名、性别、住院号、科别、诊断、页码等。表格部分内容一般包括：日期和时间、生命体征、出量和入量、病情观察及护理措施、护士签名等。其中，病情观察及护理措施栏目记录内容包括：病人饮食、睡眠、日常生活自理方面问题；精神症状；躯体情况；参加工娱、康复活动情况；特殊情况：如有无自伤、自杀、冲动伤人、毁物、出走等风险，防范及处理情况，有无药物不良反应，特殊检查和治疗等。

(三) 记录的要求

近年来为了切实减轻临床护士的书写负担，体现“以病人为中心”的护理理念，做到把时间还给护士，把护士还给病人，促进护理工作贴近临床、贴近病人、贴近社会，卫生部办公厅在2010年颁发的《病历书写基本规范》规定中指出：一般病人病情较轻或者病情稳定，其住院期间病情变化及治疗护理措施等内容应当与其他病历资料有机结合，不需另行书写护理记录。当病人病危、病重、有医嘱、有病情变化才需要护理记录。目前临床上已普遍使用电子病历，针对护理记录方面的要求如下。

1. *及时*　护理记录必须注意时效性，按照法律、法规的时限及时完成护理记录，不可无故拖延或提早记录，当病人病危、病重、有医嘱、有病情变化时必须及时记录。因抢救不能及时记录的，应在抢救完毕后6 h之内补记。

2. *规范*　护理记录要按表格要求逐项、逐页完整填写，记录完毕后签全名及时间。打印后必须手写签名。

3. *客观真实*　护理记录应客观、真实记录在与病人接触过程中观察到的客观病情及所采取的护理措施，避免主观叙述，禁用医学术语。

4. *准确*　护理记录要准确表述病人的陈述和体征，措词简明扼要，语句通顺精炼。

避免笼统、含糊不清或过多修饰,使用公认或已统一的文字符号和缩写,标点符号要正确。

5. 完整 即医护人员了解病史要全面,除了直接与病人了解外,还应与其亲属处了解有关病人的病证。

项目五 精神科病人的组织与管理

案例导入4

陈某,男性,25岁,未婚,大专文化,工人。于2014年10月10日首次住精神科专科医院,由单位、家属提供病史,可靠。

主要症状:渐起敏感多疑4年,言语乱、行为冲动2天。

现病史:病人于2010年9月起无明显诱因突然出现精神异常,表现为言语行为紊乱,敏感多疑,总觉同事对自己有意见,处处针对他,凭空听到有声音让他去天堂,称有人在试探、考验他甚至要害他,常常自言自语,称可以看到有"香头",上庙里烧香时称看到了"老子","老子"还和他说了话。当时住院治疗,给予奥氮平等药物治疗,病情好转出院,一直门诊服药治疗,病情比较稳定,生活能自理。近1个月自行将药停用,自己在家独自长时间看武侠小说、黄色小说,从电脑上下载一些黄色影片,继出现言语行为紊乱,裸体,乱跑,时有自言自语,听到有人说话,感觉被控制了,走在外面觉得有人要害他,情绪易激惹,家人不满足他的要求即乱发脾气,甚至动手打母亲。整夜不能入睡,半夜要外跑,家人难以管理而送入院治疗。发病以来无发热、抽搐史,无意识障碍史,无恶心、呕吐,否认精神活性物质接触史,饮食尚可,大小便正常。

体检和实验室检查:未发现明显阳性体征。

精神检查:入院当天,意识清楚,定向力完整,情绪比较激动,否认有病,不肯住院,行安全检查时病人突然出现冲动,工作人员制止时动手打人,劝说不听,仍冲动。医嘱予保护性约束。

提问:该病人入院后责任护士应如何落实病人的分级管理?针对病人突然出现冲动情况,责任护士如何与病人和家属实施有效沟通?

分析提示

病人入院后,责任护士应根据病人情况,采取封闭式管理,安置病人于监护室,按精神科分级护理要求,实施精神科一级护理,遵照精神科入院常规和精神科护理常规落实对该病人的护理。针对病人突然出现冲动行为、保护性约束等情况,责任护士需要遵医嘱执行保护性约束,落实保护性约束护理常规。同时必须向病人和家属告知病区管理模式和实施细则、病房安全制度相关事项,取得病人及其家属的理解和配合。

目前我国精神专科医院或精神科病房的管理模式虽然已逐渐向开放式管理模式转变,但大多数住院的环境还是相对封闭的。对于病人来说,每个病房既是一个治疗场所,又是一个生活集体。在这样的环境里,病房的组织与管理就显得十分重要,做好精神障碍病人的组织管理对改善医患及护患关系、开展医疗护理工作、促进病人康复均具有重要意义。

任务一 开放式管理

(一) 开放式管理的目的及适应类型

开放式管理主要是为了锻炼和培养病人的社会适应能力,调动病人的积极性和主动性,提高病人生活的自信心,促进病人早日康复,早日回归社会。开放式管理主要适应一些神经症、精神障碍病情稳定、康复期待出院及安心住院、配合治疗并自觉遵守各项规定的病人。

(二) 开放式管理类型

开放式管理包括半开放式管理和全开放式管理。

1. *半开放式管理* 病房大门是封闭的,病人的个人生活用品自行管理,在病区内可以自由活动,户外活动必须有工作人员陪护。这种管理方法通过一系列社会交往活动,使病人尽可能不脱离社会,并保持愉快的心情,增强病人生活的自信心,早日回归社会。

2. *全开放式管理* 病房环境是完全开放的,病人多数是自愿接受治疗的,病人的生活用品、个人物品和钱财管理以自我管理为主,病人白天可以自由出、入病区,在医院规定范围内活动,离开医院必须履行请假手续。这种管理方法促进病人与外界的接触和情感交流,使病人摆脱病态思维的困扰,心理上得到满足,有利于精神康复和有助于家庭社会功能的提高。

(三) 开放式管理的实施方法

1. *病人的收治及病情评估*

(1) 开放式病房病人的选择是做好护理安全工作的前提:开放式病房收治的病人经精神科门诊医生诊治后登记住院,并对需要住院的病人进行评估后,有自主能力的符合要求的病人或家属(监护人)签署“入院告知书”和各种知情协议书,让病人及其家属了解住院期间应承担的责任和义务。

(2) 病情评估:必须评估病人是否在精神症状支配下存在极严重的冲动外逃、伤人、毁物、自杀、自伤的危险。评估后如病人存在上述危险则不适合收住开放式病房。

2. *强化制度管理,建立完善的开放式病房各项管理制度* 完善规章制度,是安全质量管理的关键环节。在临床护理工作中,只有健全并不断完善各项规章制度,才能使护理人员在从事日常护理活动中做到有章可循,才能使护理质量与安全得以保证。由于病房的开放式管理,病人住院期间有很大的自主性,给病房的安全管理带来很大困难,因此必须建立一套完整的管理规章制度,主要包括病人住院的知情同意书、外出请假制度、药品及个人物品的管理制度、病人住院期间的权利与义务等。

3. 加强病人行为管理,做好健康宣教 有计划安排丰富多彩的文艺、体育、学习等活动,教会病人正确面对压力、紧张、无助等心理问题,培养病人多种兴趣爱好,使病人在集体活动和学习中转移病态思维,稳定情绪,获得信心和希望。同时对病人存在的不遵医行为(如不按时返院、不规则服药等)给予说服教育或一定的弹性管理,对说服无效或不遵从者建议转入封闭病房,以保证治疗的正常进行及病人的安全。

任务二 封闭式管理

(一) 封闭式管理的目的及适应类型

封闭式管理的目的便于对精神障碍病人的组织管理、观察和照顾,可以有效防止意外事件的发生。封闭式管理主要适合于新入院、精神障碍急性期、生活不能自理、严重的冲动、伤人、毁物、自杀、自伤及病情波动无自知力的病人。

(二) 封闭式管理的实施办法

1. 制定相关制度 各病区必须根据科室特点和病人情况制定病房管理制度,如病区管理制度、病区安全制度、物资器材管理制度、探视陪护制度、吸烟制度、膳食管理制度等。经常向病人宣传各种制度的内容,指导病人遵守制度,维持病房的正常秩序,保持良好的病室环境,促进病人培养良好的生活习惯,有利于病人的康复。对慢性衰退的病人,耐心帮助并进行强化训练,督促病人遵守相关制度。

2. 注重人文关怀 封闭式护理管理的病人实行集中管理,不可随便出入病房,活动范围受限,病人普遍存在较多心理问题。护士平时应主动加强与病人的沟通,关心病人感受,关注病人的心理需求,切实为病人解决实际问题,满足其合理需求,同时加强健康教育,宣教疾病相关知识,进一步帮助病人正确认识疾病。

3. 加强工作责任心 封闭式病房收治的病人大多数病情较严重,缺乏自知力,存在自伤、自杀、冲动、伤人等护理问题,所以,护士在工作中要严格执行分级护理和专科护理的要求,严密观察病情,加强护理风险评估,落实各类护理风险防范预案,防范各类意外事件的发生。同时,护理过程中要切实落实“以病人为中心”和“病人安全第一”的理念,加强工作责任心,严格执行各项规章制度、操作规程,进一步落实各项日常护理工作流程,防止差错发生。

4. 安排丰富的工娱活动 可根据病人的病情,结合病人的爱好,有计划安排各种工娱、康复活动,如阅读书籍报刊、观看科普片、健康知识宣教、欣赏音乐、打乒乓球、做广播操、做保健操等,转移病人对症状的关注,提高他们的生活兴趣及在院的生活质量,使其安心住院,配合治疗。

任务三 精神科的分级护理

【特级护理】

(一) 护理对象

符合以下情况之一的病人,可确定为特级护理。

(1) 各种药物中毒,导致意识障碍、呼吸、循环衰竭者。

(2) 因抗精神病药物引起的严重不良反应,出现危象,危及生命者。

(3) 各种严重外伤的病人。

(4) 伴有严重心、脑、肺、肝、肾等疾病,导致上述器官衰竭者。

(二) 护理要求

(1) 安置重症监护室,病人必须在工作人员视线下活动,严密观察病情变化,监测生命体征,严格床旁交接,及时书写护理记录。

(2) 根据医嘱,正确实施各种抢救、治疗、护理措施。

(3) 正确实施基础护理,如口腔护理、皮肤护理、排泄护理等。

(4) 正确实施专科护理,如保护性约束护理、管道护理、服药护理等。

(5) 正确实施安全护理,如防自杀护理、防坠床护理、防跌倒护理等。

(6) 正确实施护患沟通,如心理护理、安全告知等。

【一级护理】

(一) 护理对象

符合以下情况之一的病人,可确定为一级护理。

(1) 伴有严重的躯体疾病者。

(2) 有严重自伤、自杀、伤人、毁物、出走及兴奋躁动者。

(3) 思维障碍、行为严重紊乱、智能障碍导致生活不能自理者。

(4) 木僵病人。

(5) 经过司法鉴定者。

(6) 特殊治疗者,如行电休克治疗的病人。

(二) 护理要求

(1) 安置监护室,病人必须在工作人员视线下活动,严密观察病情变化,三班重点交接班,有病情变化及时书写护理记录。

(2) 根据医嘱,正确实施各种治疗、护理措施,观察用药后反应。

(3) 正确实施基础护理,如口腔护理、皮肤护理、排泄护理等。

(4) 正确实施专科护理,如睡眠护理、保护性约束护理、服药护理等。

(5) 正确实施安全护理,如防自杀护理、防冲动暴力行为护理、防出走护理等。

(6) 正确实施护患沟通,如心理护理、安全告知等。

【二级护理】

(一) 护理对象

符合以下情况之一的病人,可确定为二级护理。

(1) 精神症状未完全消失,日常行为不危害自己、他人。

(2) 生活懒散、孤僻、情感淡漠、兴奋多动及言行怪异者。

(3) 伴有一般躯体疾病者。

(4) 生活部分自理或被动自理者。

(二) 护理要求

(1) 安置一般病室,病人活动区域有工作人员看护,定时巡视。

(2) 根据医嘱,正确实施各种治疗、护理,观察用药后反应。

(3) 协助做好基础护理,如刷牙、洗脸、洗澡、进食等。

(4) 正确实施专科护理,如安全护理、康复护理,指导病人规律作息、有计划安排工娱活动等。

(5) 正确实施护患沟通,如心理护理、安全告知等。

(6) 提供疾病相关的健康知识宣教。

(7) 有病情变化时,做好交接班,及时书写护理记录。

【三级护理】

(一) 护理对象

符合以下情况之一的病人,可确定为三级护理。

(1) 精神症状缓解、病情稳定者。

(2) 生活完全自理,康复待出院者。

(二) 护理要求

(1) 安置开放病房,病人在规定的时间内可以自由出入病区。

(2) 根据医嘱,正确实施各种治疗、护理措施。

(3) 指导病人规律生活,保证饮食、休息。

(4) 开展康复技能训练。

(5) 鼓励病人积极参加工娱、体育等活动,参与休养员委员会工作和公休座谈会等病室管理。

(6) 提供出院、服药、康复指导。

任务四　精神科病房相关制度及护理常规

(一) 精神科病房安全制度

(1) 各级医护人员高度重视安全管理。

(2) 精神科病房要求布局设施合理、简单,避免死角,避免有棱角、尖硬的建筑物体出现,避免有悬空的管道铺设,窗玻璃尽量使用防弹玻璃,电源插座要设置在病人触摸不到的地方。

(3) 在精神病人生活、医疗活动的范围内,禁止放置方凳、单人椅、扫帚、拖把、玻璃器皿等日常用品,防止病人冲动时用这些物品作为"武器",造成不良后果。病人使用的茶杯、餐具、面盆等日用品,宜采用轻便、不易破碎的塑料或不锈钢制品。

(4) 病区门锁、窗栏、家具等有损坏应及时维修,并注意及时清理修理后遗留的废弃物与工具。

(5) 病区的大门和办公室、治疗室、抢救室、备餐室、库房、浴室等各室门均应随手关门。工作人员进入单人病室及以上各室时应防止与病人同锁在一室内,在离开之前,应巡视证实确无病人在内时方可关锁门。当医技科室或后勤部门人员进入病区工作时,病区工作人员有权进行安全指导,在他们进、出时,应督促检查大门是否关好。

(6) 各类危险物品严格管理,执行交接班制度。病人需使用时应在工作人员看护下进行,有伤人、自伤、自杀企图的病人必须由工作人员代为使用。

(7) 凡携带器械物品进入病室进行护理或治疗时,操作前后均应清点(如体温表、注射器等)。废弃的空安瓿、棉签等物品也应及时清理,不得遗留在病室内。

(8) 安眠药、麻醉药、腐蚀性的清洁消毒剂及小药柜药品均应分另加锁管理。发药时应该执行发药流程,加强检查,证实确已服下后方可让病人离开,以防药物毒性蓄积。

(9) 凡入院、外出检查、请假离院和临时外出返院的病人,均应进行危险物品的检查。病人入院时,须向家属介绍物品保管规则、探视制度及安全制度等,要求家属遵守医院有关制度。

(10) 探视时间内,病区应安排固定班次的人员,负责接待探视人员。检查探视人员送来的物品,防止将危险品交给病人或遗留在病房内。探视人员离开时,严防病人趁机混入出走。

(11) 病人户外活动的范围,应在没有死角、不影响工作人员视线,便于巡视的安全场所。在户外开放之前应先清理开放场地,保证没有碎玻璃、铁丝、铁钉、木棍等危险物品,方可带病人进入此场地。

(12) 带病人离开病区时,工作人员应有高度责任心,外出前应了解病情,外出时应不离其左右,密切观察病人的动态,必要时予以适当的约束。集体外出时,应清点病人,同时根据病人情况配备工作人员陪送,分散于病人的前中后,以防止病人中途出走。

(13) 备餐室内的开水炉及微波炉应有专人负责管理,使用完毕随手关锁备餐室门,防止病人进入。病人饮用水、洗漱用水及洗澡水温度适宜,防止烫伤。

(14) 病人应在规定区域吸烟,严禁在床上或病室内吸烟,烟头丢在指定地点。

(15) 值班状态要加强巡视,巡视时必须要走到病人床前,观察病人的脸色和呼吸,仔细观察厕所间等。

(16) 工作人员应妥善保管钥匙,不得遗留在锁孔内或病室内,严防病人取走,更不应交给病人及陪护开门。有遗失应及时报告护士长查找，至找到为止，必要时更换病区大门钥匙。

(二) 精神科护理常规

(1) 保持病室清洁、整齐、安静、安全，每日通风 2 次，保持室温 18～25℃，相对湿度 50%～60%，每日湿式扫地 2 次。

(2) 热情接待新病人，妥善安置床位；作清洁处置、安全检查、入院指导和入院评估，制订护理计划。

(3) 按病人情况和医嘱实施分级护理。

(4) 严格做好安全管理，熟记病人的相貌特征，严格交接班，按精神科分级护理要求加强巡视病人，危险品不准带进病房。

(5) 按医嘱安排饮食，督促病人进食。除极度兴奋躁动或必须卧床接受治疗的病人外，其余病人均应鼓励其参加工娱治疗。

(6) 密切观察病人的疾病症状、药物疗效和心理状况。口服药要看服吞下。

(7) 住院病人不准外宿。封闭式病房的病人，外出探视或检查均要办理相关手续。

(8) 完成基础护理，保持床单位整洁干燥，及时修剪指(趾)甲，剃胡须，更换病人服。每日评估大小便 1 次。每周测体重 1 次。

(9) 及时、准确做好各项护理记录。

(三) 入院常规

(1) 热情接待病人及其家属，安排床位，建立病历，安排家属与医师会谈。

(2) 完成卫生处置，更换清洁衣裤，并重点检查病人有无外伤、皮肤青紫等情况、有无携带危险品，贵重物品及不必要的物品交家属带回。

(3) 执行医嘱，安置病人，向其介绍病区内环境、作息制度、住院须知、病区工作人员及其他病友等。

(4) 进行护理体检，完成入院护理评估、护理风险评估。

(5) 主动与家属沟通，进一步了解病人病情，告知病人目前存在的主要问题和风险，介绍物品保管规则、探视制度及安全制度等(危险品不能带入病室)，要求家属配合、遵守医院有关制度。

(6) 按分级护理要求及专科护理对病人进行观察，根据病人的需要制订护理计划，及时做好护理记录。

(四) 出院常规

(1) 医生开出出院医嘱、通知病人和家属，核对所有录入医嘱、记账明细无误后，通知住院处结账。

(2) 告知病人和家属办理出院手续的方法，必要时陪同到出院处办理出院手续。

(3) 评估宣教效果，再次向病人及其亲属交代相关注意事项，包括：目前的病情；药物的剂量、作用、不良反应；饮食；活动；复诊时间；预约等。主动征求对医疗、护理、收费等各方面的意见及建议。

(4) 执行出院医嘱，注销所有治疗，撤销病人所有标识，指导病人家属签收出院记录，出院证明书，更换衣服，及时收回公物，将一切私人物品交还家属清点签收。

(5) 收到病人出院结账证明条后，当面清点出院带药，交代药物保管和服用方法。

(6) 床单位进行终末消毒，更换床上用品。

(五) 保护性约束护理常规

(1) 约束病人必须遵医嘱执行。约束过程中护士态度要认真，表情和蔼，爱护病人，要与病人讲明保护的目的意义，尽量取得病人的合作。

(2) 约束病人时，要齐心协力，用力均衡，不能强拉一侧肢体，以防病人扭伤与骨折。

(3) 被约束的病人要安置在单人房间，并清除房内危险品和一切可搬运物品。

(4) 约束的方法要正确。约束带要有衬垫，约束在功能位置，打结不宜过紧过松，以能伸进 1～2 指为宜，约束时间不宜过长，如需长时间约束，应 1～2 h 松解 1 次，进行局部按摩，协助做好生活护理。

(5) 约束后要及时记录、加强观察和巡视。定时观察肢体血运，查看约束带是否脱落或被松解，床单、被套是否干燥。冬天要注意保暖，夏天要注意预防中暑。

(6) 用约束带的病人每班要进行床旁交接班。

(7) 病人精神症状好转后应请示医师后，遵医嘱及时解除约束，做好安抚工作，消除其对立情绪，清点收回约束带，并记录。

项目六　精神科专科监护技能

任务一　暴力行为的防范与护理

案例导入 5

韦某，男性，52 岁，壮族，农民，已婚。7 天前出现胡言乱语，说有人要来害他，叫亲戚用车子堵住路口，并在家门口跪拜，3 天前突然无故将邻居打伤，被当地派出所拘留，今日在警察和弟弟的陪伴下入院治疗。入院时病人意识清楚，衣着适时，年貌相符，接触被动。精神检查：称老有人在背后整他；精神紧张；情感反应平淡；否认有病，不同意住院。血液检验结果：心肌酶和转氨酶异常；影像学检查无异常。入院后经常向护士投诉说有病友欺负他，总听到有病友说要叫人来打他，时常与病友发生冲突、打架；入院后第 4 天，突然将同病室一名正在休息的病友打伤，自称听到该病友说要打死他，所以先下手为强。

提问：该病人目前存在哪些风险因素？责任护士重点从哪些方面评估？护理上应采取哪些措施？

分析提示

该病人目前存在暴力行为的风险。责任护士除了通过全面收集病人的相关资料外，主要收集病人暴力行为风险因素的相关资料，评估其发生暴力行为的危险程度，正确识别病人的暴力先兆和暴力行为。针对病人的情况护理上应采取有效的与病人沟通，进行相应的健康教育，制定相应的防范措施；必要时启动“暴力行为防范应急处理预案”。

【概述】

精神障碍病人的暴力行为通常是指病人直接伤害另一个体或破坏某一物体的攻击性行为，具有极强的冲动性和破坏性。暴力给病人、家庭及社会带来严重的后果，病人及其家属、邻居、医务人员、住院的病友、陌生人等均因病人的暴力行为而深受困扰和威胁。

精神障碍病人的暴力行为与其思维障碍、知觉和情感受损有关，并与恐惧心理、愤怒和敌意等情绪相关联。暴力行为常见于精神分裂症、心境障碍躁狂发作、人格障碍、癫痫性精神障碍、精神活性物质依赖的病人。

【暴力行为的表现形式】

1. 语言暴力　即口头攻击，指使用富有攻击性的语言、表情，使他人感到紧张、害怕，致使他人精神上和心理上受到损害，如谩骂、威胁等。

2. 肢体暴力　即使用肢体动作或利用武器对他人攻击、对自身伤害或对环境实施破坏。如抓、打、踢、推、砸、咬、吐口水等。

【护理评估】

(一) 暴力行为发生的风险因素评估

1. 心理及社会因素

(1) 与外界的交流方式、心理应对方式、处理矛盾的态度和手段及对自身疾病的认知情况。

(2) 对周围人群的态度、言行及生活环境的反应方式。

2. 精神疾病专科情况

(1) 既往精神病史、治疗经过及疗效，有无暴力发生或发生的频次、危险等级。

(2) 幻觉：包括幻听、幻视、幻嗅、幻味、幻触等，尤其是命令性幻听。

3. 思维异常　如关系妄想、被害妄想等。

4. 其他　如情感高涨、好动、易激惹、恶作剧、缺乏自知力、意识模糊、谵妄等。

(二) 暴力行为发生的征兆评估

1. 语言　如对真实或想象的对象说具有威胁性的语言、声音变大、语调升高。

2. 行为　兴奋激动、面红耳赤、眼神凶狠、来回踱步、坐立不安、肢体动作增多。

3. 情感　紧张、焦虑、愤怒、易激惹准备攻击等。

(三) 暴力行为的危险性评估

1. 暴力危险程度评估　1级:仅有口头威胁或喊叫。2级:有踢打物品行为,能被劝说制止。3级:不分时间、场合,反复出现打砸物品,不能接受劝说而停止,有时需要实施保护性约束。4级:不分时间、场合,打砸物品或人,不能接受劝说而停止,常需要采取保护性约束。5级:寻找并持凶器针对他人的任何暴力行为,宜实施保护性约束。

2. 病人对暴力的认知　病人对暴力危害的认知情况,对医务人员采取的暴力行为干预措施(如保护性约束)的接受程度。

【常见护理诊断/合作性问题】

有暴力行为的危险:与幻觉、妄想、情绪兴奋、易激惹等因素有关。

【护理目标】

(1) 没有暴力行为发生。

(2) 病人能叙述导致暴力行为的原因和感受。

(3) 病人的暴力行为能得到及时化解,无伤人、毁物的危险后果发生。

【防范及护理措施】

(一) 暴力行为的干预的原则及措施

1. 原则

(1) 合理:处置判断准确,方法恰当,严格遵循相关的法律法规。

(2) 及时:工作人员及时赶到现场,采取干预措施,尽可能避免造成伤害。

(3) 安全:采取的一切干预措施,均旨在保护病人、周围病人以及医务人员的人身安全;保护公共和私人财物。

2. 措施　包括药物治疗、情绪降温、心理疏导、约束保护、约束保护后的处理。

(二) 护理

1. 安全护理

(1) 合理安置病人:对评估存在暴力行为危险的病人,在护士站有标识,将病人安置于重症监护病房进行重点观察和监护,病人在护士的视线下进行活动。

(2) 满足需求:了解病人的兴趣爱好,满足其合理要求,鼓励病人参加喜爱的娱乐活动,宣泄过剩的精力,降低兴奋程度。

(3) 督促病人遵守病房的作息时间,认真观察病人的睡眠情况,如睡眠过少报告医生辅以药物处理。

2. 心理护理

（1）尊重病人：责任护士在与患沟通交流时，应以亲切、热情、尊重、接纳的态度接待病人，语言亲切，语气温和，耐心倾听病人的说话内容，了解病人的心理需求，掌握病人的心理动态。

（2）减少诱因：了解病人既往发生暴力行为的原因及诱因，暴力行为的表现形式、程度、发生规律等。不与病人争辩其被害妄想、幻听内容的真实性，尽量将病人冲突的对象与其分开；在与病人接触和交谈时，避免使用命令性的语言，避免做具有威胁性、攻击性的动作。

（3）心理疏导：当病人出现过度的兴奋及激惹情绪和行为时，责任护士要及时采取劝说、协商、适度的承诺、注意力转移等方法，稳定或缓和病人的不良情绪，避免病人的暴力冲动升级为暴力行为。在病人的情绪平稳的时候，适时告诉病人情绪冲动或暴力行为的危害，告之处理不良情绪的方法，如出现兴奋难以控制的情绪时及时告诉护士，护士及时帮助病人舒缓紧张情绪或转移注意力，或在得到病人的同意下暂时采取保护性约束或隔离措施。

3. 特殊护理

（1）接触技巧：护士在与病人接触时，要避免与对方目光对视，尽量保持开放的身体姿势，与病人始终保持 1 m 左右的安全距离，并保持有随时撤离的安全通道，不在病人的背后窃窃私语或突然接触他的身体。与病人交谈时，要始终保持尊重、认可、随时愿意提供帮助的态度，不随便打断病人的谈话，并做到边交谈边观察，及时发现病人的情绪变化，必要时及时中断谈话。

（2）“降温”处理：当病人出现威胁的言语、声音变大且音调高、面色变红、眼睛睁大、颈外静脉怒张、手握拳头、边骂边冲向他人的言行时，护士首先要及时喝令制止，同时制止其他病人的挑逗，给病人予以言语安抚，减少病人的恐惧和愤怒情绪，劝说病人放下手中的“武器”。如劝阻无效时，则采取保护性隔离或约束措施，防止暴力行为进一步升级。

（3）暴力行为的处理：一旦发生暴力行为，迅速执行暴力行为应急处理流程，及时制止病人的暴力行为，遵医嘱采取保护约束或隔离，对实施保护性约束的病人，严格执行保护性约束制度。病人情绪稳定后及时松解约束，做好心理护理，让病人讲述冲动原因及经过，以便进一步采取防范措施；并向病人解释暴力冲动的危害及采取隔离或保护约束的必要性，减少隔离或约束对病人造成的不良影响。

【护理评价】

通过治疗和护理，病人是否：①无发生伤害自己或他人行为；②能预知失去自制力的征兆，并立即寻求帮助；③能以合理的方式处理自己的愤怒情绪。

任务二　自杀行为的防范与护理

案例导入 6

李某，男性，63 岁，已婚，农民。因头晕、头痛、双下肢乏力 3 天入院。查体除左下肢肌力Ⅳ级外，其余均正常；心理测验结果提示：重度焦虑、重度抑郁；收治精神专科。入院诊断：脑血管病、抑郁症。入院后病人终日躺在床上、情绪低落、唉声叹气，自诉心情差、心理压力大，有轻生念头，食欲及睡眠差，按医嘱给予抗焦虑、抗抑郁、心理疏导及康复训练等治疗措施。住院第 7 天，病人精神较前好转，能听从劝告起床活动；第 10 天，下午 3 时 30 分其父母来探望，即一头撞向墙壁，造成“重型颅脑外伤、创伤性休克”，因伤势过重而转入综合性医院诊治。

提问：该病人主要存在哪些风险因素？责任护士应如何进行对风险的评估和防范？

分析提示

该病人主要存在自杀风险因素。责任护士应重点收集病人的自杀风险的相关资料，与病人坦诚讨论自杀，帮助病人正确认识自杀对个人、家庭及社会造成的危害，对病人进行个性化的健康宣教和心理护理。

【概述】

《大不列颠百科全书》简单地将自杀定义为：“有意或者故意伤害自己生命的行为”。国际上通常将自杀分为成功自杀、自杀未遂、自杀意念 3 类。成功自杀是指在死亡意愿的支配下，采取了伤害生命的行动并直接导致死亡的结局；自杀未遂是指已采取了伤害生命的行动，但因某些原因没有导致死亡；自杀意念是指有自杀的想法但没有任何相关行动。

最近的研究表明，每年有 28.7 万人死于自杀，200 万自杀未遂者接受医学治疗；自杀是中国的第五大死因，是青壮年死亡的首要原因。自杀对社会和经济发展存在极大的消极影响，是影响公众健康的主要问题，给社会造成了巨大的负担，1 个人自杀平均会使 6 个家人和朋友的生活受到影响。自杀，已从个人行为演变成威胁人类发展的一大隐患。

每一个个体自杀的原因虽然是不同的，但归纳起来，包括生物、心理、社会、文化、环境、临床等多因素。自杀既是一个社会问题和公共卫生问题，也是一个医学问题；自杀是可以认识的，也可以预防的，因此，无论在社区还是医院开展自杀危险性的评估和干预，对预防自杀具有十分重要的意义。

【自杀的先兆表现】

自杀行为的发生并非完全不可预测，大多数自杀者在采取自杀行动前的语言和行为或多或少都有一些异常，医护人员可以通过对病人的语言、行为表现进行综合分析，评估自杀危险性，及时采取措施预防病人自杀。

(一) 情绪和语言异常

紧张、愤怒、抑郁；独处一隅，不与家人和朋友交往，终日闷闷不乐；出现自责、罪恶感和羞愧感；感到自己很无用，也很无助、看不到前途和希望，有“我活着就是别人的累赘，不如死了干脆，一了百了”等消极语言。

(二) 安排身后事

身患慢性难治性疾病病人突然拒绝接受治疗，对亲朋表示过分的关心，为亲属做今后生活的打算，对家人说一些告别式的话，或突然积极地打扫家里卫生、整理个人物品、背着他人书写遗嘱等。

(三) 准备自杀用具

悄悄收集药品；收藏农药或其他可用于自杀的工具；毛巾、衣服或裤子、裤带或腰带等都可以成为住院精神病病人的自杀用具。

(四) 病情突然“好转”

抑郁症病人，在病程中如果突然出现“反常性”情绪好转，要警惕病人是否要准备实施自杀；精神分裂症病人经过治疗疾病逐步得到控制，认知能力逐步恢复，病人可能出于对前途的担忧或羞愧于发病时的表现，病人在出院前也有可能采取自杀的行为。

【护理评估】

(一) 自杀相关危险因素评估

1. 人口及社会学因素

(1) 年龄≥45岁。

(2) 离婚或丧偶。

(3) 近期负性生活事件。

(4) 人际和社会功能退缩。

(5) 家庭关系不和。

(6) 自杀家庭史、自杀未遂史。

2. 健康状况

(1) 躯体健康状况：罹患慢性疾病或疾病晚期；长期用药史；酒滥用。

(2) 心理状况：有严重抑郁或焦虑，悲观情绪，绝望感。

(3) 精神状况：有精神病史；被害妄想或有命令性幻听。

(二) 自杀危险性评估

1. 自杀意念　是间歇性的还是频繁、强烈的，是一过性的还是长时间持续存在的。

2. 自杀未遂　发生的次数；自杀是计划性还是冲动性的；死亡意愿是否强烈；自杀方式是否便于救治。

3. 支持资源　是否拒绝与周围环境接触；社会角色功能有否丧失；人际关系是否良

好;家庭成员能否做到互相关心。

(三) 自杀线索评估

1. 情感表达　情绪低落、意志消沉;“好脾气”突然变冲动、易怒;疏远亲人朋友或对亲人朋友突然异常的关心;严重抑郁和焦虑情绪突然“好转”,要警惕是自杀前的“平静”。

2. 语言流露　如“妻子太辛苦了,我活着增加她的负担而已”“什么都做不了,一点意思都没有”“这是我们最后一次见面了”等。

3. 行为变化　突然探望家人,有向亲人告别的仪式;日常生活方式和习惯的突然改变。

【常见护理诊断/合作性问题】

1. 有自伤、自杀的危险　与悲观厌世情绪、幻听或妄想等有关。

2. 应对无效　与支持系统不足、处理生活事件缺乏技巧有关。

【护理目标】

1. 短期目标　①病人无伤害自我的行为。②病人有认识和处理痛苦的能力。③病人开始客观地看待和解决现实中的问题。

2. 长期目标　①病人不再有自杀的意念。②病人改变歪曲的认知,以正确的思维和认知方式看待出现的问题。③病人掌握一定的应对生活事件及负性情绪的技巧和途径。

【防范、护理措施】

(1) 对待病人要热情、真诚,耐心倾听病人诉说心中的苦闷,理解病人的内心痛苦,力所能及地帮助病人解决困难,与病人建立良好的护患关系,使病人对护士产生信赖感。

(2) 了解病人的病史、过去的自杀企图和家庭史;评估病人的自杀意念及程度,了解有无自杀计划,在现行基础上评估和监控病人潜在的自杀可能性。对评估为存在自杀危险的病人,在护士站有标识。

(3) 对有自杀意念严重的病人,安置重症室,由专人 24 h 看护,严防意外发生。

(4) 做好病房物品和环境设施的安全管理,转移病人身边及周围的危险物品,如刀、剪、绳带类、玻璃类等物品;及时维修损坏的门窗;在给药时,要看服,严防藏药、积累药品吞服自杀。

(5) 对严重抑郁和焦虑的病人要密切观察,严格交接班,责任护士对病人的情况要做到心中有数,重点巡视、观察,尤其在夜间、早晨、午睡等病房值班人员较少,以及在开饭、交接班等工作较忙的时候,切勿忽视对病人的观察,在厕所、走廊尽头、暗角僻静处等都应仔细查看,关注病人的行踪,严防病人发生自伤、自杀行为。

(6) 与有自杀风险的病人坦率和诚实地讨论自杀,了解让病人痛苦和产生自杀意念的根源,帮助病人正确处理一些重大问题,以缓解其压力。

(7) 和病人签订一份不自杀的契约,明确告诉病人:①当他或她出现自杀想法或自杀冲动时，应该做什么而不应该做什么。②如果出现了威胁生命的冲动，要及时通知护士，护士会及时来到身边。③如果出现不可控制的自伤、自杀行为时，护士可以给予必要的保护性约束。④每天要将自我失败的想法记录下来（如：绝望的想法、无助感、无价值感、灾难性曲解、对未来的消极预期等）；认真思考每一个想法是否正确，然后用积极的、自我增强的想法取代消极思维。⑤坚持正常的饮食和睡眠方式。

（8）帮助病人掌握应对自杀意念的策略（例如进行身体锻炼，与朋友、同事、家人联系和交流情感，少关注自我）。

（9）与病人一起回顾他或她生活中的积极的东西，寻找目前生活中积极的、充满希望的因素，唤起病人的自信。

（10）开展个别或团体的心理健康教育，对病人进行心理健康指导。结合病人的病情，向病人讲解有关疾病知识和康复方法，指导病人正确处理家庭及社会人际关系，鼓励建立积极的人生观，树立战胜疾病的信心。

（11）一旦有病人发生自杀，立即执行自杀应急预案，抢救生命，杜绝其他病人或无关人员围观，防止出现不良影响。

【护理评价】

（1）病人有无自我伤害的行为。

（2）病人是否能够认识和表达自己的内心痛苦体验。

（3）病人的自杀意念是否已消除。

（4）病人是否有积极的自我认知，对未来有无积极的希望。

（5）病人是否掌握了一定应对自我伤害意念或冲动的技巧和途径。

任务三　出走行为的防范与护理

案例导入 7

韦某，男性，30 岁，已婚，农民。5 个月前开始出现乱语，自笑，脾气大，无故打父母，从垃圾堆捡废铁片戴在手指上当戒指打扮自己，经常独自一人玩沙子，曾无故出走，但在几小时后突然打电话回家让家人将其接回，家人见其行为异常遂将病人送到某精神病医院诊治。实验室检查、心电图、脑电图及影像学检查未发现异常；精神检查：病人自称有人命令他出走，感觉有某种东西控制自己，怀疑周围人及父母故意针对他、对他不好，否认自己有病，不愿意接受治疗。入院后病人多次纠缠医务人员要出院，经常在门口张望，住院的第 3 天，病人趁工作人员打开病室门时不注意，偷偷溜出病房。

提问：责任护士应如何对病人进行出走风险评估？病人的哪些临床表现与出走行为有重

要的联系？针对病人的出走行为应采取哪些护理措施？

分析提示

责任护士应重点收集病人既往出走史的相关资料及入院后的语言及行为表现等进行出走风险评估；特别是病人入院后对住院不安心，多次纠缠医务人员要出院，经常在门口张望；针对该病人应积极采取有效的出走防范措施。

【概述】

出走是精神科危急事件之一，是病人在住院治疗期间，未经医护人员同意而私自离开医院的行为。由于精神障碍病人大脑功能活动发生紊乱，导致认识、情感、意识和行为不同程度障碍，对自身和环境不能正确认知，行为控制能力弱，私自出走可能造成自己或他人的受伤，如自杀或自伤、走失、伤害他人等，给病人和家属以及社会造成严重的后果。

【住院精神障碍病人出走的原因】

1\. *社会心理因素* ①担心患有精神病的情况被他人知道后遭到歧视，而采取逃离医院的行动。②医护人员态度生硬，工作方法简单，给病人造成不良刺激，致使产生不满情绪而出走。③住院期间，因强烈思念亲人，急于回家。④某些精神障碍病人在发病期间肇事肇祸，经过治疗病情虽然得到了有效控制，但家属出于恐惧而不敢接病人出院，病人被长期“住院”，对生活及前途失去信心而选择出走。

2\. *环境因素* ①病人对封闭式管理病房的住院环境不适应，感到生活苦闷、单调、不自由、受拘束和限制而外出。②病人对治疗感到害怕和恐惧，用出走来逃避。

3\. *疾病因素* ①病人无自知力，否为自己有病，认为住院没必要。②受妄想支配，认为住院是对他的迫害，出走是病人采取的“自保行动”。③受幻听支配，病人对“××人叫我回家或出走”的幻听内容坚信不疑。

【出走的先兆表现】

1\. *意识清楚的病人，多采用隐蔽的方法出走* 平时创造条件，遇有机会便可出走，如：主动帮助工作人员做事，日久骗得工作人员的信任，乘工作人员放松警惕后乘机出走；有的病人常在门口附近活动，窥伺门口情况，乘工作人员不备时从门口溜走，有时会寻找不牢固的门、窗，准备机会出走；有的病人则表现焦虑、烦躁、坐卧不安、徘徊不止、频繁入厕、东张西望，尾随进出病房的护士，伺机出走。

2\. *意识不清的病人，出走不讲究方式* 病人想走就走，即使是白天也会旁若无人在工作人员身边想出走，这类病人出走无目的、无计划，多受幻觉、妄想支配，一旦出走成功，不易寻找，故危险性较大。

【护理评估】

1. *现病史* 有命令性幻听、被害妄想、意识障碍、无目的性的出走行为表现。

2. *过去史* 病人在既往住院过程中有出走史；本次发病在院外有出走表现。

3. *出走先兆表现* 病人有寻找出走路径和出走机会的举动，有经常性地在门口窥伺、尾随进出病房护士的表现；有出走的言语流露。

4. *心理社会因素* 病人的心理承受能力和对精神疾病的认知程度、社会支持资源等因素均对病人的住院造成影响。对精神疾病缺乏认知，非自愿住院，对住院环境不适应，对治疗缺乏依从性等，均是出走的风险因素。

【常见护理诊断/合作性问题】

1. *有出走的危险* 与幻觉、妄想、自知力缺乏，或意识障碍等有关。

2. *有受伤的危险* 与自我防御能力下降、意识障碍等有关。

【护理目标】

(1) 病人对住院及治疗的依从性高，安心住院，主动参与治疗方案的讨论和制定。

(2) 住院期间没有发生出走行为。

(3) 病人出走后无意外事件发生。

【防范、护理措施】

(1) 护理人员要主动与病人建立良好的护患关系。对新入院病人应持热情、耐心、接纳的态度，详细介绍病房环境、作息、查房、治疗等相关制度，消除病人的陌生感。

(2) 针对病人的病情和精神症状，向病人讲解有关疾病的知识，使病人能正确了解自己的疾病，明确住院的必要性，安心住院，配合治疗。

(3) 对评估为出走危险的病人，在护士站有标识，将病人列为重点观察对象，责任护士要熟记病人的床号、姓名、容貌和病情，随时观察和掌握病人的动向，及时发现病人异常行为先兆。班班清点病人，严格执行交接班制度。

(4) 经常与病人交流，了解病人的心理状态，尽量满足其合理要求，合理安排病人的住院生活，鼓励病人参加工娱活动，丰富住院生活，使心情愉悦，安心住院。

(5) 做好病区的安全管理，病人外出检查和治疗时，要有专人护送。

(6) 加强与家属沟通，合理安排探视，帮助病人保持与亲朋的情感交流，争取家庭及社会支持。

(7) 一旦发现病人出走，立即执行出走应急预案，做好详细记录。病人返回病房后，要热情关怀，稳定病人情绪，不得指责、恐吓，不得以约束或隔离措施惩罚病人，待病人情绪稳定，再详细了解出走原因，告知出走的风险，防止再次发生。

【护理评价】

通过治疗和护理，病人是否：①能适应医院环境，对治疗无焦虑和恐惧；②能够正确认识和对待自身所患疾病，并对住院及治疗有很好的依从性；③无出走的想法和计划；④病人无因出走而受到伤害或伤害他人。

任务四 噎食及吞食异物的防范与护理

案例导入 8

谭某，女性，48 岁，农民。病人 3 年前无明显诱因出现精神异常，某精神病院诊断病人患有"精神分裂症"，经住院给予氯氮平、氟哌啶醇口服治疗 1 年后好转出院，出院后间断服药。1 个月前病人自称有虫爬并咬她的脚，遂用开水烫脚杀虫子，致左脚皮肤烫伤溃烂；因无法管理而入院治疗。入院检查：病人体质消瘦，生命体征正常，心肺功能无异常，左下肢皮肤溃疡感染；精神检查：存在言语性幻听、被害妄想、注意力涣散、情感不协调、行为紊乱、否认有病；入院后给予氯氮平、喹硫平、丙戊酸钠口服和抗生素治疗。入院第 7 天，护士发现病人在进早餐过程中突然面色、口唇发绀，呼吸困难，眼露惊恐，问话不答，检查发现病人口腔塞满馒头块，立即采取清除气道异物、解除呼吸道梗阻的急救措施，5 min 左右病人出现呼吸及心跳停止，血压测不到，立即给予包括胸外按压、人工辅助呼吸、心脏除颤等一系列的抢救措施，心跳及自主呼吸恢复。

提问：如何评估该病人噎食危险因素？当病人发生噎食时，如何实施急救？责任护士如何对病人及家属开展预防噎食的健康教育？

分析提示

对该病人要重点评估其既往有无噎食史、目前用药及进食情况；当发生噎食时，即进行针对性的急救；平时责任护士应对病人及家属开展预防噎食的健康教育，进食时对该病人进行重点观察和护理。

(一) 噎食的防范与护理

【概述】

噎食是病人在进食过程中，由于各种原因导致吞咽反射迟钝，食物堵塞在咽喉部或卡在食管的狭窄处，甚至误入气管导致通气障碍、窒息。导致精神障碍病人发生噎食的原因很多，如：年龄和自身体质因素、精神障碍病人抢食或仓促进食、抗精神病药物的不良反应如严重的锥体外系反应导致吞咽肌肉运动不协调、电痉挛治疗后意识尚未清醒即进食，或癫痫病人在进食过程中抽搐发作等使食物误入气管。

【噎食的临床表现】

噎食是精神科临床急症之一，精神障碍病人噎食一般发生突然，表现为在进食过程中突然停止进食、口中塞满食物、呼吸困难、面色发绀、目光恐惧发直、双手乱抓或抽搐，重者意识丧失、全身瘫软、四肢发凉、二便失禁、呼吸心跳停止，如果抢救不及时或措施不当，呼吸道通畅没有得到及时恢复，病人则可因窒息而死亡。

【护理评估】

1. 健康状况　年老体弱，牙齿缺如影响咀嚼功能，意识不清，因某种原因导致吞咽困难，严重的心肺疾病，癫痫，病人在进食过程中发生咳嗽、咳痰或癫痫发作食物误入气管。

2. 疾病史　病人有噎食史，有吞食异物的习惯。

3. 精神疾病专科情况　智力低下；有抢食或仓促进食表现；有药物不良反应，如：斜颈吐舌、面肌痉挛、唇舌震颤、吞咽困难等椎体外系症状；正在接受抽搐治疗。

4. 食物种类　易阻塞的食物有：带刺或带骨头的食物，黏性较大的食物如年糕、汤圆，进入口腔容易变成团状的食物如馒头，颗粒状食物如花生和豆类等。

【常见护理诊断/合作性问题】

1. 吞咽障碍　与药物不良反应或脑器质性疾病有关。

2. 有窒息的危险　与食物过大、进食过快或过急有关。

【护理目标】

(1) 病人在住院过程中不发生噎食。

(2) 病人知晓细嚼慢咽的重要性，能有效防止噎食。

【防范及护理措施】

1. 防范措施

(1) 封闭式管理病房应集体用餐，护士严密观察病人的进食量、速度及姿态，对自理能力差或进食困难者酌情协助，禁止病人将食物带回病室。

(2) 对存在噎食风险的病人在护士站要有标识，并做好交接班；进餐时安排在防噎食餐桌，护理人员重点观察，防止噎食发生。

(3) 对暴食、抢食和进食仓促的病人设专人护理，控制进食速度。

(4) 对有明显锥体外系药物不良反应者，按医嘱酌情在餐前给拮抗剂，并为其选用流质或半流质，必要时专人喂饭或给予鼻饲。

(5) 对痴呆等不能自理病人给予喂食；对有慢性阻塞性疾病的病人，及时清理呼吸道，必要时在餐前给予吸痰，预防进食时因咳嗽导致噎食发生。

(6) 对咀嚼无力、吞咽困难者给予稀、软的流质或半流质饮食，忌食馒头以及坚硬、长条、大块和带刺骨的食物。

(7) 加强健康教育，指导病人进食要规律、均衡、适量、小口、细嚼慢咽，口中含有食物时要避免大笑、讲话、嬉闹等，进食后 30 min 内应禁止平卧，防止食物反流误入气管。

2. *护理措施* 气道梗阻的早期识别是成功的关键，一旦发生噎食，应立即采取急救措施防止严重后果的发生。

(1) 轻度气道梗阻的处理：观察病人如果具有良好的气体交换，能够用力咳嗽，则鼓励病人继续任意咳嗽并努力呼吸，让病人自己尝试咳出异物，医务人员务必在病人身边严密监测，如果病人自行咳出异物无效、气道梗阻持续，应立即就地抢救，分秒必争，清除口咽部食物，疏通呼吸道，恢复有效通气。

(2) 重度气道梗阻的急救：观察病人完全没有咳嗽或咳嗽微弱、无力，吸气时出现尖锐的噪声或完全没有噪声，呼吸困难加重，口唇面色发绀，无法说话，用拇指和手指抓住自己的颈部等严重的窒息表现时，立即用手将病人口腔内的食物清除，并使用腹部快速按压[海姆立克(Heimlich)手法]解除病人的窒息，操作方法如下：①站在或跪在病人身后，并将双手环绕在病人腰部；②一手握拳；③将握拳的拇指侧紧抵病人腹部，位于脐上和胸骨下的腹中线上；④另一手握住攥拳的手，向上快速按压病人腹部；⑤反复快速按压，直到把异物从气道内排出来，或病人变得没有反应；⑥如果病人无反应，呼吸心跳停止，则立即将病人就地平卧，实施胸外心脏按压、气管插管吸出气管深部异物、人工辅助呼吸等急救措施；⑦如心跳和自主呼吸恢复，应严密监护，按医嘱持续吸氧、给药等治疗措施，预防吸入性肺炎和缺氧性脑病等并发症的发生，直至完全恢复。

【护理评价】

(1) 各种预防措施有效，无噎食发生。

(2) 病人认识到细嚼慢咽的重要性，能对所摄食物进行选择。

(3) 发生噎食的病人得到及时、正确的急救，窒息解除，气道恢复通畅，无并发症发生。

(二) 吞食异物的防范与护理

在精神科吞食异物的病人并不罕见。吞食异物行为可见于有自杀企图的抑郁症及精神分裂症病人、辨认能力丧失的痴呆病人、有吞食异物癖的人群。抑郁症病人的“三无”(无用、无助、无价值)及自责、自罪感，使病人感到活着没意思，对生活失去信心，选择吞食异物作为自杀的手段，从而达到解脱痛苦的目的；精神分裂症病人吞食异物的行为是由于感知觉和思维障碍，或是一种冲动性的自杀行为表现。吞食异物的种类一般以病人方便得到的物品为主，如：在吞食筷子或汤匙、指甲钳、牙刷、铁丝(钉)、衣服扣子、硬币、体温表等。吞食异物属临床急症，其危险性根据异物的种类、大小和性质而定，轻者可无任何症状，吞食的异物可随大便安全地排出体外，重者可因异物损伤胃肠道或血管，导致急性胃肠穿孔或出血，如得不到及时发现和救治，可危及病人的生命。

【防范及护理】

(一) 吞食异物的防范

1. *危险性评估* 精神分裂症、抑郁症、痴呆病人;有吞食异物史;有自杀的企图或冲动性自杀史;对评估属高风险的病人要在护士站警示标识,并做好交接班。

2. *加强病房危险物品的管理*

(1) 建立安全检查制度:病人入院时和外出回病房时、家属探视时,要常规进行安全检查,通过检查禁止危险品流入病房;晨、午间护理时进行床单元的安全检查,避免危险品出现在病房;每周定期进行全面安全检查一次,杜绝疏漏,保证安全。

(2) 做好病房危险物品的清点和管理:病人进餐时要做好观察,安排高危病人在安全桌就座进餐,专人看护,餐后及时收回和清点餐具;在病人修剪指甲时,要专人看护,及时清点,如数收回;牙刷要集中保管,看护下使用,用后及时收回;病房设施如床架上的螺丝等要定期检查有无松动。

(3) 做好病人的安全管理:将高危病人安置在便于观察的病室里,病室内陈设要简单,室内家具要保持完好,如有松动的螺钉或其他能取下的小件物品要及时修好或予以更换;病人外出时要有专人陪伴和看护。

(4) 加强护理用具的管理:用红外线测温仪替换水银体温计,在给病人进行注射等操作时,要加强注射器及针头的管理,以防护理用具成为病人吞食的异物。

(二) 病人吞食异物后的处理

1. *仔细观察* 一旦发现病人吞食异物,护士首先要保持镇定,仔细询问病人吞食异物的种类、数量、时间,观察病人有无痛苦表情、面色发绀、呼吸困难、脉搏和血压异常的表现,有无腹痛的主诉,并及时报告医生。

2. *根据异物的性质进行相应处理*

(1) 金属异物:进行X线或B超等检查,观察异物在体内的位置,对器官和组织有无造成损害,必要时专科会诊。

(2) 对体积小、圆形、小方形、无毒的异物,未造成胃肠道损伤,可等待异物自行随粪便排出体外。

(3) 体积小但有锋口、对胃肠道未造成损伤的,可采取进食高纤维食物包裹异物,由粪便排出;如异物对胃肠道或血管已造成损伤,应手术取出。

(4) 体积较大或较长的异物,病人在吞食过程中,异物卡在食道或胃肠道、评估异物不可能自行排出,或已出现消化道等器官和组织损伤,不及时将异物取出会导致更严重后果的,应手术取出。

(5) 病人吞食异物后,出现呼吸困难、面色发绀的情况,可能是异物压迫呼吸道,应立即按噎食急救方法处理。

(6) 如病人吞食的是水银体温计,给病人进食蛋清或牛奶,降低水银的毒性。

3. 做好病情的观察

(1) 大便的观察:嘱咐病人将大便解在便盆内,观察大便的颜色,评估胃肠道有无损伤;采取用水稀释、过滤的方法寻找异物,直至观察发现异物已排出为止。

(2) 密切观察病人有无腹痛及腹胀、肠鸣音及排便情况,发现异常及时报告并配合医生处理。

(三) 健康教育

进行个体心理健康教育,与病人分析吞食异物的原因,告知吞食异物的危害,改变不良的行为方式。

【护理评价】

(1) 未发生吞食异物的行为。
(2) 病人认识到吞食异物的危害,从而改变行为方式。
(3) 发生了吞食异物的行为,及时发现并得到有效处理,未发生并发症。

任务五 跌倒的防范与护理

案例导入 9

张某,女性,69 岁。病人因胡言乱语,疑有人害她,无故发脾气、骂人、出走、伤人,不理睬家人,时有大喊大叫,生活不能自理,睡眠差、否认有病等,在"110"警察和家属的强制扶送下入院治疗。入院检查:生命体征在正常范围;影像学检查:左侧股骨上端术后改变,骨质疏松;精神检查:兴奋,话多,易激惹,违拗,走路跛行、步态不稳,但不许护士搀扶行走,自称听到有人要害她,对周围环境反感。按医嘱给予抗精神病药物、心理及行为治疗。入院后第 10 天,20:00 病人在服药后回床休息的过程中发生跌倒,致右前额有一 3 cm×3 cm×1.5 cm 的皮下血肿。检查病人意识清楚,问话对答部分切题,四肢活动自如、无疼痛,急查头颅 CT 无异常。

提问:该病人主要存在哪些跌倒风险因素?责任护士应如何评估和预防?

分析提示

该病人主要存在左侧股骨上端术后及走路不便跛行、骨质疏松,有跌倒的风险。责任护士对该病人应进行"跌倒/坠床评估监控表"风险评估,正确识别病人跌倒的高危因素;同时根据该病人跌倒的高危情况,做好相应的预防措施,开展健康教育,指导病人改变体位或活动时预防跌倒的方法。

【概述】

跌倒是指突发、不自主的、非故意的体位改变,倒在地上或更低的平面上。按照国际疾病分类(ICD-10)对跌倒的分类,跌倒包括以下两类:一类为从一个平面至另一个平面的跌落;另一类为同一平面的跌倒。《老年人跌倒干预技术指南》指出:跌倒是我国伤害死亡的第4位原因,而在65岁以上的老年人中则为首位。老年人跌倒死亡率随年龄的增加急剧上升。跌倒除了导致老年人死亡外,还导致大量残疾,并且影响老年人的身心健康,如跌倒后的恐惧心理可以降低老年人的活动能力,使其活动范围受限,生活质量下降。老年人跌倒的发生并不是一种意外,而是存在潜在的危险因素,老年人跌倒是可以预防和控制的。

精神障碍病人除了具有普通病人存在的潜在跌倒危险因素外,还因服用镇静剂、精神类药品等,影响病人的神志、精神、视觉、步态和平衡功能,容易跌倒;精神症状如兴奋、冲动、行为紊乱、木僵及饮食障碍等也均易致病人跌倒。

在西方发达国家,已经在预防老年人跌倒方面进行了积极的干预,大大降低了老年人跌倒的发生。近年来国内医院普遍加强了预防住院病人跌倒的风险管理,建立了完善的风险管理制度,在病人入院时就进行跌倒风险评估,并对存在跌倒危险因素的病人采取积极的防范措施,大大降低了住院病人跌倒的发生。

【护理评估】

(一) 生理因素

1. *年龄* 老年人随着年龄的增长,骨骼、关节、韧带及肌肉的结构和功能有不同程度的损害和退化,导致关节僵硬、韧带松弛、肌肉力量减弱、活动耐受性降低。尤其是老年人步幅变短、步态的稳定性下降、步高达不到一个合适的高度,中枢控制能力下降,对周围环境的敏感性和反应能力降低,肢体的协同能力下降,老年人的骨质疏松等都使跌倒的危险性增加。

2. *感觉系统* 包括视觉、听觉、触觉、前庭及本体感觉,通过影响传入中枢神经系统的信息,影响机体的平衡功能。对于视觉、听觉存在障碍的病人,对外界环境的刺激不能正确地感知,导致对外界环境的障碍、警示或警告反应时间延长,从而增加了跌倒的危险性。

(二) 健康状况

1. *神经系统疾病* 帕金森病、小脑疾病、偏瘫、癫痫、眩晕。

2. *心血管疾病* 高血压、低血压。

3. *视力障碍和听觉障碍*

4. *其他* 糖尿病、贫血、脱水、低钾血症等。疾病导致步行的能力及平衡功能下降、晕厥、对周围环境敏感性降低,或血氧不足、脱水以及电解质平衡紊乱均会导致机体的代偿能力不足,使跌倒的危险性增加。此外,有尿频、尿急、尿失禁等症状病人,会因突然地起床、行动仓促而导致体位性低血压和头晕,频繁地去洗手间使体力消耗过多而导致体力不支,甚至出现排尿性晕厥等而增加跌倒的危险性。

5. *心理及认知因素* 痴呆、沮丧、抑郁、焦虑、情绪不佳可能会削弱病人的注意力,导致病人对环境危险因素的感知和反应能力下降,而增加跌倒的危险。

(三) 药物因素

1. *精神类药物* 抗抑郁药、抗焦虑药、催眠药、抗惊厥药、安定药。

2. *麻醉药品*

3. *心血管药物* 抗高血压药、利尿剂、血管扩张药。

4. *其他* 降糖药、镇痛剂。药物的种类、剂量、联合用药都是跌倒的相关因素。某些精神类药物如氯丙嗪和氟哌啶醇、抗抑郁药等,具有引起椎体外系反应、迟发型运动障碍、抗胆碱作用、认知障碍、直立性低血压和镇静的不良反应,镇静催眠类药物和抗惊厥药有引起病人嗜睡、晕眩、精神错乱、认知受损、运动失调及反应时间延缓的不良反应,因而增加病人跌倒的概率。麻醉类药物具有镇静、肌肉松弛、血压降低及可逆性的意识丧失等作用,无抽搐电休克治疗时在病人没有完全清醒的情况下起床行走,也极易引起跌倒。糖尿病病人使用降血糖药物后不及时进食,可因饥饿而发生低血糖,导致跌倒的危险性增加。

(四) 环境因素

昏暗的灯光,湿滑、不平坦的地面,在病人行走的通道中有障碍物,不合适的家具高度和摆放位置,楼梯台阶,卫生间没有扶栏、把手,裤腿过长,不合脚的鞋子,以及不合适的行走辅助工具等都可能增加跌倒的危险。

【常见护理诊断/合作性问题】

1. *有跌倒的危险* 与病人的精神症状和使用精神类药物,以及肢体活动障碍有关。

2. *有受伤的危险* 与病人跌倒有关。

【防范及护理措施】

1. *做好危险因素评估* 根据“跌倒/坠床评估监控表”进行评分,确立跌倒高危人群,如对年龄>65岁,体质虚弱,以往有跌倒史,定向障碍,自主活动受限,视力和听力下降,排尿排便频繁,使用精神类药品和镇静药,睡眠差,以及经常卧床及有晕厥可能的病人均应重点予以关注,及时给予帮助。在病人一览表、床头牌上作“防跌倒”的醒目警示标记,并做好交接班。

2. *创造安全环境* 病室地面应采用防滑材料,保持平整、干燥;病人行走的通道保持无障碍物,病床的高度以病人坐在床沿脚能够到地为合适(约50 cm);厕所、洗漱间、浴室安置防滑垫,走廊、厕所、浴室安装有扶手或抓杆,便于站立时借力;配备便椅和浴椅;病室的光线要充足,及时更换损坏的日光灯,避免闪烁的灯光影响病人的视线,夜间病房开小夜灯。

3. *加强安全管理* 护理人员要确立“病人安全第一”的意识,正确识别病人潜在的跌倒高危因素,主动排除环境中可能导致跌倒的相关因素,积极采取预防跌倒的干预措施。将跌倒高危病人安置在易于观察的病房,对行为紊乱、易冲动伴行走不稳的精神障碍病人必要时给予保护性约束，定时松解，在护士的监护下进行室内活动。做好就餐管理，组织病人有序就座，由工作人员分配食物，禁止四处走动，防止拥挤造成跌倒。洗漱时，将跌倒高风险病人与普通病人分开，为病人调节好水温，让病人坐椅完成洗漱，护士重点监护和协助，必要时给予协助，预防病人跌倒。夜尿多的病人，夜间护士要勤巡视、勤观察，密切注意病人的动态，需要时护送病人如厕，对行走不稳或躯体情况差的病人，必要时给予便盆在床上排尿、排便，避免病人起床跌倒。

4. 做好用药护理　对遵医嘱服用精神类、降压、降血糖及镇静催眠类药物的病人，要做好疗效及不良反应的观察；对血压有影响的药物应定期监测血压，并嘱咐病人在改变体位时动作缓慢；对病人意识和认知有影响的药物，要密切监护和给予生活料理方面的帮助，必要时安排人员陪伴，调低床的高度，并放置护栏。

5. 加强健康教育　在病区的醒目位置张贴指导预防跌倒的图文资料，向每位跌倒高风险病人讲解跌倒的不良后果及预防措施，包括：选择合适的裤子（裤腿不宜过长），穿防滑鞋并系好鞋带；湿性拖地后避免不必要的走动；睡觉时将床栏拉起，改变体位应遵守“三部曲”，即醒后平躺 20～30 s 再起床，起床坐起 20～30 s 后再站立，站立 20～30 s 后头不晕再行走，避免突然改变体位引起头晕、头昏等问题，夜间尤其要注意；在行走时出现头晕、双眼发黑、下肢无力、步态不稳和不能移动时，应立即原地坐（蹲）下或靠墙，呼叫他人帮助。在病情许可的情况下，指导病人多参加户外活动，如散步、做操、晒太阳，增强体质。

【护理评价】

（1）预防措施有效，病人住院期间未发生跌倒。

（2）病人住院期间不发生因跌倒造成的伤害。

任务六　木僵病人的护理

案例导入 10

覃某，女性，34 岁。病人因不语、不动、拒食 1 周由家属用轮椅送入院。入院检查：病人身体消瘦，测生命体征正常。精神检查：病人沉默不语，问话不答，目光呆滞，情感淡漠，四肢肌张力增高，肢体僵硬，并长时间保持一种姿势不动，对周围环境刺激无反应，唾液留在口内也不吞咽，处于木僵状态；诊断为“紧张型精神分裂症”。病人入院后即按医嘱给予无抽搐电休克和抗精神病药物等治疗。入院后第 4 天，病人突然由抑制转为兴奋，自言自语，行为紊乱，称有人害她，动手打人。

提问：目前病人主要存在哪些护理风险？如何做好该类病人的防范措施？

分析提示

通过分析病人的临床资料，该病人目前主要存在压疮、伤人的风险。对该病人应做好基础护理，防止压疮的发生；同时做好安全护理，加强病人病情的观察，防止病人跌倒或防冲动（由抑制转为兴奋时出现冲动伤人行为）。

【概述】

《辞海》对木僵的解释是："木僵是精神病症状之一，表现全身僵住不动，表情呆滞，不言不食，但知觉可以不丧失"。木僵为精神运动性抑制的特殊表现形式之一，轻者主动言语及各种活动明显减少、动作刻板、迟缓、情感淡漠称亚木僵状态；重者全身肌肉紧张、随意运动几乎完全消失、甚至出现蜡样屈曲称为木僵状态。根据病因将木僵分为：紧张性木僵、抑郁性木僵、心因性木僵和器质性木僵。紧张性木僵多见于精神分裂症，也可见于抑郁症病人；心因性木僵是病人直接受到急剧、严重的精神刺激后出现的精神运动性抑制，如果应激源被消除，预后良好；器质性木僵可见于严重的急性脑损伤后，如感染、中毒、外伤、缺血缺氧或癫痫发作，病人表现运动不能，但可有被动进食或排便等动作。

无论何种原因导致的木僵，病人个人生活基本上不能自理，如果营养供给不足、基础护理不到位，极易发生营养不良、电解质紊乱、肌肉萎缩和关节强直、压疮、尿路感染等并发症。

【临床表现】

精神分裂症病人的木僵状态是精神运动性深度抑制的一种表现，病人常表现不语、不动、不食、不自动排便、面无表情、目光呆滞、眼睛固定朝一个方向看、对任何刺激均无反应，并且全身肌张力增高，身体任由人摆布并且可以长时间保持一种固定姿势不变，严重者身体呈蜡样屈曲的状态。与昏迷不同的是，病人的意识是清晰的，能正确感知周围事物。有时病人会在夜深人静时趁他人不注意自己起身走动或进食，也可突然转变为难以控制的兴奋躁动，出现意想不到的伤人、毁物等冲动暴力行为，这种冲动行为具有突发性、猛烈性和攻击性。

【护理评估】

（一）生理评估

1. 一般情况　体温、脉搏、呼吸、血压、身高、体重、饮食、营养状况、皮肤完整性、排尿排便方式，以及肌力、肌张力等。

2. 神经系统功能检查　意识、瞳孔、自主运动、疼痛刺激，以及各种深、浅神经反射等。

3. 辅助检查　血、尿常规及实验室生化检查结果，心电图及脑电图检查结果，影像学检查结果。

(二) 心理及社会因素评估

病人与外界有无交流，对自身疾病有无认知；家属对病人的态度、照护情况。

(三) 精神疾病专科情况评估

1. 疾病史　既往精神病史、治疗经过及效果。

2. 现病史　临床表现及诊断，木僵发生的时间、过程、起病缓急。

3. 并发症　病人有无营养问题、压疮及其他感染，有无肢体及关节的损害和功能退化。

【常见护理诊断/合作性问题】

(1) 营养失调：低于机体需要，与不能自主进食有关。

(2) 有感染的危险：与长时间卧床、排泄方式改变有关。

(3) 有误吸的危险：与不能主动吞咽和进食方式改变有关。

(4) 有废用综合征的危险：与长时间固定同一姿势不变，失去自主活动能力有关。

(5) 有冲动伤人的危险：与突然转为兴奋状态有关。

(6) 有受伤害的危险：与失去自我保护能力有关。

(7) 生活自理缺陷：与精神运动抑制有关。

【护理目标】

(1) 病人的水、电解质紊乱及时得到纠正，生理需要得到满足，生命体征保持稳定，重要器官未受损害。

(2) 不发生冲动伤害他人，或受到其他病人攻击伤害的危险事件。

(3) 木僵状态解除，生活自理与社会功能恢复正常。

【护理措施】

1. 环境安全　将病人安置在单间或隔离病室，病室的设施简单、光线柔和、温度适中，保持安静，避免干扰。

2. 做好基础护理

(1) 保证病人的营养和液体的摄入：如病人能接受喂食，应耐心喂饲；对完全拒食者，应采用鼻饲，鼻饲食物应保证足够的蛋白质、热量和维生素。维持水、电解质、能量代谢平衡。

(2) 保持呼吸道通畅：将病人的头偏向一侧，及时排除口腔积液，预防误吸。并要做好口腔护理，避免发生口腔溃疡。

(3) 每天进行皮肤完整性的评估：保持皮肤清洁干燥，定时翻身，采取有效措施预防压疮，并做好交接班。

(4) 注意排便情况:保持大小便通畅。

(5) 保持四肢功能位置:每日定时帮助病人进行四肢被动运动,防止关节僵硬、肌肉萎缩和足下垂。

3. 观察病情变化　护理人员要严密观察病情变化,有时在夜深人静时,精神运动抑制状态暂时缓解,病人可自动下床不活动,然后返回,仍卧床不动,此时,切不可惊扰病人,要静观病人的活动状态,保证安全,以防病人伤人或被其他病人伤害,详细记录和交班。

4. 与病人沟通　木僵病人的意识大多清晰,在对病人实施任何的治疗护理措施时,应尊重病人,多与病人沟通,告知治疗护理的目的及意义,避免突然、粗暴的动作刺激病人。

5. 兴奋期的护理　木僵病人可由抑制突然转为兴奋,这是具有攻击性的兴奋状态,但持续时间短暂,对此要高度警惕、密切观察,及时发现,进行护理干预,严防意外,保护病人及其他病人的安全。

6. 做好家属的健康宣教　医务人员要尊重和理解家属,告诉病人家属木僵状态可以通过治疗达到解除,以消除家属的紧张和恐惧心理;及时向家属通报病人的病情及治疗和护理措施,争取病人家属的理解和配合;教会家属与木僵病人沟通的方式和方法,增进交流,促进病人的康复。

【护理评价】

(1) 营养供给得到保证,生理需要得到满足,重要器官未受损害。

(2) 原有的感染得到有效控制,未发生新的并发症。

(3) 不发生伤人或受到伤害等意外事件。

(4) 木僵状态解除,病人的社会功能恢复正常。

(5) 病人的生活自理能力恢复正常。

思考题

1. 在精神科病人进餐时的护理要点有哪些?
2. 精神科安全护理要点有哪些?
3. 试述暴力行为的干预原则及措施有哪些?

(姚敏红　洪小美　骆伟娟　诸海英　费静霞)

模块四 精神障碍治疗及康复

学习目标

识记：精神药物的概念与分类，各类代表药的适应证与禁忌证、给药方法，抗精神病药物的不良反应与处理；改良电抽搐治疗的护理常规；心理治疗的定义及技术。

理解：改良电抽搐治疗的定义、适应证与禁忌证、不良反应和并发症；心理治疗的定义、常用心理治疗的方法及应遵循的基本原则；康复的内容。

学会应用：制订抗精神病药物治疗病人的护理计划，并进行护理；做好改良电抽搐治疗过程的护理；做好心理治疗的护理；对住院的精神障碍病人制订康复训练计划。

重点：精神药物的概念、分类、适应证、禁忌证及给药方法。抗精神病药物的不良反应与处理；改良电抽搐治疗护理常规、常用心理治疗的方法与遵循的基本原则、康复内容。

难点：抗精神病药物的不良反应与处理；心理治疗的实施；精神障碍病人康复计划的实施。

项目一 概　述

精神障碍的系统治疗始于20世纪。20世纪初期出现高热疗法，以及随之而来的胰岛素休克疗法、睡眠疗法、电抽搐治疗及精神外科治疗，然而，这些治疗方法疗效不确定。20世纪50年代初氯丙嗪治疗精神障碍获得成功，开创了现代精神药物治疗的新纪元，精神障碍的治疗从此实现了重大变革，病人也打开了长期被拘禁的枷锁。由于精神障碍的发病机制与生物、心理、社会因素密切相关，目前精神障碍的治疗主要包括药物治疗、电抽搐治疗和其他心理治疗和康复治疗等，既是治疗精神障碍的生理状态，还重视个体的心理、社会因素与当前精神障碍之间的关系，同时评估家庭关系在精神障碍的发生和治疗康复中的作用。在精神障碍的整个治疗过程中，无论是治疗方案的制定与执行、治疗效果的观察与评价，还是各种治疗技术与方法的应用，始终离不开护理的参与，护理工作在整个治疗过程中起着十分重要的作用。

项目二　精神药物治疗的护理

由于对大脑神经递质及其障碍研究的进一步深入，精神障碍的药物治疗更具有针对性。目前临床上使用的精神药物按其临床作用特点分为 6 类：抗精神病药物(antipsychotics)、抗抑郁药物(antidepressants)、心境稳定剂(mood stablizers)、抗焦虑药物(anxiolytics)、中枢神经兴奋药和脑代谢促进药。

任务一　抗精神病药物

抗精神病药物(antipsychotics)又称神经阻滞剂，能有效地控制精神分裂症的精神症状，40 多年来广泛应用于临床，明显提高了精神症状的缓解率和精神病病人的出院率。还可用于其他具有精神病性症状的精神障碍。此类药物通常能有效地控制精神障碍病人的幻觉、妄想及精神运动性兴奋，但对病人的认知功能障碍没有明显的治疗作用。

按药理作用分为典型抗精神病药(传统抗精神病药)和非典型抗精神病药(新型抗精神病药)。前者主要与多巴胺 D_2 受体结合，竞争性的抑制多巴胺功能。治疗中可产生锥体外系不良反应和催乳素水平升高，代表药为氯丙嗪、氟哌啶醇等。后者主要阻断 5-羟色胺 2A($5-HT_{2A}$)和多巴胺 D_2 受体，增加多巴胺的传递，治疗中较少产生锥体外系症状和催乳素水平升高，代表药为利培酮、氯氮平、奥氮平、喹硫平、阿立哌唑等。

抗精神病药物的治疗作用主要有 3 个方面：①抗精神病作用，即治疗以幻觉、妄想为主的阳性症状，和治疗以行为退缩、情感淡漠为主的阴性症状；②非特异性镇静作用；③用于预防疾病复发。

1. 适应证　要用于治疗精神分裂症、预防精神分裂症的复发、控制躁狂发作，以及用于其他具有精神病性症状的器质性及非器质性精神障碍。

2. 禁忌证　严重的心肝肾疾病，严重的全身感染、重症肌无力、青光眼、甲状腺功能亢进或减退症、对该药过敏者禁用。白细胞过低、老年人、孕妇和哺乳期妇女等慎用。

3. 给药方式　以口服给药为主，采取递进式逐步加量达到治疗量，持续治疗数周，待病情稳定后再逐渐减量至维持量，维持量依病情及个体差异而定，但一般为治疗量的1/4～1/2。维持治疗时间需根据病情而定，首次发病，一般为 2 年，但病情严重、反复发作的病人则应坚持终生服药。

常用的典型抗精神病药(传统抗精神病药)和非典型抗精神病药(新型抗精神病药)的分类、主要不良反应和剂量范围见表 4-1。

表 4-1　典型抗精神病药与非典型抗精神病药的主要不良反应及剂量范围

分类及药名	锥体外系反应	体重增加	催乳素升高	自主神经反应	剂量范围(mg/d)
典型抗精神病药					
氯丙嗪(chlorpromazine)	中	中	中	中	200～600
奋乃静(perphenazine)	中	低	中	低	16～48
舒必利(sulpiride)	低	中	高	低	600～1200
氟哌啶醇(haloperidol)	高	低	中	无	5～20
非典型抗精神病药					
利培酮(risperidone)	中	中	高	低	2～6
氯氮平(clozapine)	无	高	无	高	150～450
奥氮平(olanzapine)	低	高	低	低	10～20
齐拉西酮(ziprasidone)	低	无	低	无	80～160
喹硫平(quetiapane)	无	中	无	中	300～750
阿立哌唑(aripiprazole)	低	无	无	无	10～30

4. 不良反应及其处理　抗精神病药物具有较多的药理作用，不良反应也较多，不良反应除了与药物因素具有相关性外，还与病人的性别、年龄、过敏体质等有关。因此，预防和处理药物的不良反应就显得尤为重要。

(1) 锥体外系反应：为传统抗精神病药治疗最常见的神经系统不良反应，主要有以下 4 种表现。

1) 急性肌张力障碍：急性肌张力障碍(acute dystonia)出现最早，发生率为 2%～20%。男性和儿童比女性常见。临床主要表现肌肉群的持续强制性收缩，继而出现扭转痉挛，可见眼上翻、斜颈、颈后倾、面部怪相和扭曲、吐舌、张口困难、角弓反张和脊柱侧弯等。病人因症状痛苦可以继发焦虑、抑郁症状。对用药史不了解时易误诊为破伤风、癫痫、癔症等。治疗简单有效，常用抗胆碱能药物如东莨菪碱 0.3 mg 肌内注射，可即时缓解，然后再加服抗胆碱能药如盐酸苯海索。

2) 静坐不能：静坐不能(akathisia)常见于用药治疗的 1～2 周，发生率约为 20%。表现为无法控制地来回走动坐立不安、无法安静或原地踏步，严重者出现抑郁或自杀。易误诊为精神病神病性症状加剧，故而错误地增加抗精神病药剂量，使症状进一步恶化。临床上应用抗胆碱能药如盐酸苯海索，苯二氮䓬类如地西泮，β 受体阻滞剂如普萘洛尔治疗。同时，减少抗精神病药剂量。

3) 类帕金森症：类帕金森症(parkinsonism)最为常见。治疗的 4～6 周发生，发生率 13%～40%。女性比男性常见，老年病人也容易发生。主要临床表现有运动不能、肌强直、静止性震颤。起初运动过缓，手足震颤和肌张力增高，严重者有协调运动的丧失、僵硬、佝偻姿势、前冲性小步步态、面具状脸、粗大震颤、口齿不清、吞咽困难。可通过减少药物剂量，或剂量不变加服抗胆碱能药物盐酸苯海索、换用其他类型抗精神病药物等处理。

4）迟发性运动障碍：迟发性运动障碍（tardive dyskinesia，TD）多见于持续用药几年后，极少数可能在几个月后发生。在长期治疗的病人中发生率为 15%。以女性、老年、脑器质性疾病和长期治疗病人中多见。TD 是以不自主的，有节律的刻板式运动为特征。其严重程度波动不定，睡眠时消失，情绪激动时加重。具体表现为鼓腮、吸吮、伸舌、咀嚼躯干和肢体舞蹈样动作等。该不良反应尚无有效治疗药物，关键在于预防。早期发现、早期处理有可能逆转 TD，但也有难于恢复的病人。

（2）其他神经系统不良反应：主要有恶性综合征和癫痫发作。恶性综合征少见但病情严重，可致死。发生率为 0.01%～2%，发病突然，病情常在 72 h 达到高峰。主要表现有持续高热、意识障碍、震颤、肌强直和自主神经功能紊乱、心血管系统症状等。病人可伴发感染、心力衰竭、休克而死亡。一旦发生，应立即停用抗精神病药物，进行补液、促进和加快抗精神病药物排泄、维持生命体征等对症处理。癫痫发作多见于氯氮平、氯丙嗪和硫利达嗪治疗时，因这些抗精神病药物能降低抽搐阈值而诱发癫痫，服用抗癫痫药物可以控制和预防癫痫。

（3）自主神经的不良反应：常见的有抗胆碱能不良反应，病人表现为口干、汗少、尿潴留、便秘、视力模糊、促发青光眼等。此外，还有抗肾上腺素能不良反应，病人表现为体位性低血压、镇静、反射性心动过速、射精抑制。体位性低血压在治疗 1 周内最为常见，注射给药更容易发生，病人由坐位突然站立或突然起床时出现晕厥无力、跌/摔倒。轻者平卧休息，注意起床或站立时动作应缓慢；重者可用去甲肾上腺素、间羟胺（阿拉明）等对症处理，禁用肾上腺素，因肾上腺素兼有 β 受体激动作用，使外周血管扩张，加重低血压。

（4）其他不良反应：主要表现为心律不齐，心电图常有 Q-T 间期延长和 T 波倒置。体重增加，女性病人出现溢乳和闭经，老年人有低体温，氯丙嗪有增加癫痫发作的倾向，长期治疗可对光敏感，色素沉着，氯丙嗪可引发黄疸，一旦出现应停药。氯氮平可致白细胞减少，应警惕。

（5）精神方面的不良反应：主要表现为过度镇静作用，表现为疲乏、嗜睡、动作缓慢，也可表现焦虑、抑郁或兴奋躁动，多与药物剂量有关。可酌情减量，对症处理。

（6）过量中毒：过量的最早征象是激越或意识混浊，可见肌张力障碍、抽搐和癫痫发作。可出现严重低血压、心律失常及低体温等。一旦发现应洗胃、补液、吸氧、处理低血压、应用抗癫痫药物控制癫痫、抗感染、加速药物排泄，严重者进行透析治疗等对症处理。

任务二 抗抑郁药物

主要用于治疗各种抑郁状态和预防抑郁障碍复发。也可用于强迫症、焦虑症、惊恐发作、疑病症、躯体化症状、创伤后应激障碍等疾病的治疗。目前，抗抑郁药物分为 4 类：①三环类抗抑郁药（tricyclic antidepressants，TCAs），包括在三环类抗抑郁药基础上开发的四环类抗抑郁药；②单胺氧化酶抑制剂（monoamine oxidase inhibitors，MAOIs）；③选择性 5 -羟色胺再摄取抑制剂（selective serotonin reuptake inhibitors，SSRIs）；④其他递质机制的抗抑郁药。除 MAOIs 只作为二线药物外，SSRIs、其他递质机制的抗抑郁药及 TCAs 均可作为一线抗抑郁药。常见的抗抑郁药物见表 4 - 2。

表 4 - 2　常用的抗抑郁药物

分类	药名	剂量范围(mg/d)
三环类抗抑郁药(TCAs)	丙米嗪	150～250
	氯米帕明(clomipramine)	50～250
	阿米替林(amitriptyline)	50～250
	多塞平(doxepin)	50～250
	马普替林(maprotiline)	50～225
单胺氧化酶抑制剂(MAOIs)	吗氯贝胺(moclobemide)	150～600
选择性 5 -羟色胺再摄取抑制剂(SSRIs)	氟西汀(fluoxetine)	20～60
	帕罗西汀(paroxetine)	20～60
	氟伏沙明(fluvoxamine)	50～300
	舍曲林(sertraline)	50～200
	西酞普兰(citalopram)	20～60
	艾司西酞普兰(escutakioran)	10～30
其他递质机制的新型抗抑郁药		
5 -羟色胺和去甲肾上腺素再摄取抑制剂	文拉法辛(venlafaxine)	75～375
5 -羟色胺阻滞和再摄取抑制剂	曲唑酮(trazodone)	50～300
去甲肾上腺素和多巴胺再摄取抑制剂	安非他酮(bupropion)	300～450
去甲肾上腺素再摄取抑制剂	瑞波西汀(reboxetine)	8～12
α_2 肾上腺素受体阻滞剂	米安色林(mianserine)	30～90
	米氮平(mirtazapine)	15～45

(一) 三环类抗抑郁药

三环类抗抑郁药（TCAs）是临床上治疗抑郁症的首选药之一。其中，Kuhn 于 1958 年报道丙米嗪是有效的抗抑郁药物，是最早发现的具有抗抑郁作用的化合物。三环类常用药物为丙米嗪、阿米替林、多塞平、氯米帕明等。四环类常用药物有马普替林、米安舍林、阿莫沙平等。主要作用机制为抑制突触前胞体膜的 5 -羟色胺（5 - HT_{1A}）受体，增加末梢释放 5 - HT，进而下调突触后膜受体，最终达到抗抑郁作用。

1. 适应证　适用于治疗各类以抑郁症状为主的精神障碍，如内因性抑郁、恶劣心境障碍、心因性抑郁以及器质性抑郁等。还用于治疗焦虑症、惊恐发作和恐惧症。氯米帕明常用于治疗强迫症，小剂量丙米嗪可用于治疗儿童遗尿症。

2. 禁忌证　严重心肝肾疾患，粒细胞减少，青光眼，前列腺肥大，妊娠头3个月禁用。癫痫和老年人慎用。

3. 给药方式　由于三环类抗抑郁药在体内的半衰期长，一般从小剂量开始，以每日1次，睡前服或以睡前剂量为主要的给药方式，避免白天病人的过度镇静和抗胆碱能不良反应。

4. 不良反应及其处理

(1) 抗胆碱能不良反应：是TCAs最常见的不良反应，出现的时间早于药物发挥抗抑郁效果的时间。主要表现为口干、便秘、视物模糊，严重者可有尿潴留、肠麻痹。一般随着治疗的延续可以耐受，处理主要是减少抗抑郁药物的剂量，必要时加用拟胆碱能药对抗不良反应。

(2) 中枢神经系统不良反应：多数TCAs具有镇静作用，表现为嗜睡、乏力；还可出现震颤，有癫痫史的病人，TCAs容易促发癫痫发作。还有报道指出，TCAs能诱发睡前幻觉、精神病性症状及躁狂，老年病人使用TCAs，容易导致药源性意识模糊或谵妄。

(3) 心血管不良反应：表现为心动过速、体位性低血压、头晕等，心电图出现P-R间期、QT和QRS时间延长，严重者出现Ⅱ度或Ⅲ度房室传导阻滞。TCAs所致QT间期延长可诱发心律失常。临床用药应监测心电图。

(4) 性方面的不良反应：与TCAs有关的性功能障碍包括阳痿、射精障碍、性兴趣和性快感降低。抑郁症本身以及抗抑郁药物均能引起性功能障碍。故应详细询问病史，判断是疾病的表现还是药物的不良反应。性功能障碍可随着抑郁症状的好转和药量的减少而改善。

(5) 其他的不良反应：变态反应，皮疹，体重增加，偶见粒细胞减少等。

(6) 过量中毒：误服或超量服用可发生严重的毒性反应，危及生命，死亡率高。临床表现为昏迷、癫痫发作、心律失常“三联征”。甚至出现高热、肠麻痹、低血压、瞳孔扩大、呼吸抑制、心脏骤停等。急救处理及时洗胃、输液，积极处理心律不齐、控制癫痫发作，可试用毒扁豆碱缓解抗胆碱能作用，每0.5～1 h重复给药1～2 mg。由于TCAs的抗胆碱能作用使胃内容物排空延迟，即使过量服用后数小时，仍须采取洗胃措施。

(二) 单胺氧化酶抑制剂

单胺氧化酶抑制剂(MAOIs)主要分为两类。一类称为不可逆性MAOIs，即以肼类化合物及反苯环丙胺为代表的老一代MAOIs，因不良反应大，临床上已基本不用；另一类为可逆性MAOIs，与MAO结合后仍能被酪胺置换，比较安全，以吗氯贝胺为代表药物的新一代MAOIs。

1. 适应证　临床疗效可靠，主要用于三环类或其他药物治疗无效的抑郁症；对伴睡眠过多、食欲和体重增加的非典型抑郁，或轻性抑郁，或焦虑抑郁混合状态效果较好。

2. 禁忌证　孕妇及哺乳期妇女禁用。有严重心肝肾疾病及癫痫等慎用。

3. 给药方式　一般从小剂量开始，在1～2周内逐渐增加到最高有效剂量，当病人症状缓解，以有效治疗剂量巩固治疗至少6周，随后进入维持治疗阶段，维持治疗时间需根据病情而定。

4. 不良反应及其处理　常见的不良反应有体位性低血压、口干、失眠、体重增加、水肿、性功能障碍等，偶可见感觉异常、肌痛、肌阵挛。用药过程中应避免使用富含酪胺的食物，如奶酪、鸡肝等，以免发生高血压危象。

(三) 新型抗抑郁药物

主要有两大类。一类为选择性 5-HT 再摄取抑制剂(SSRIs)，自 20 世纪 80 年代开始应用于临床，目前临床常用的有 6 种：氟西汀、帕罗西汀、舍曲林、氟伏沙明、西酞普兰和艾司西酞普兰。前 5 种药物因疗效与传统抗抑郁药物相当，不良反应小，被誉为临床抗抑郁药物的“五朵金花”。这类药物选择性抑制突触前膜对 5-HT 的再摄取，而使突触间隙 5-HT 的含量升高，从而缓解抑郁症状，对 NH 影响很小，几乎不影响多巴胺的再摄取。另一类为其他递质机制的新型抗抑郁药物，根据作用机制的不同，临床上常用的有选择性 5-HT 和 NE 再摄取阻滞剂(SNRIs)，以文拉法辛、度洛西汀为代表药；阻滞 5-HT 受体同时选择性抑制 5-HT 再摄取，以曲唑酮为代表药；NE 和 DA 再摄取抑制剂，以安非他酮为代表药；选择性 NE 再摄取抑制剂(NRIs)，以瑞波西汀为代表药；α_2 肾上腺素受体拮抗剂，以米氮平、米安色林为代表药等。

1. 适应证　抑郁障碍、强迫障碍、贪食症等。其主要优点是可用于有心脏病的抑郁症、老年性抑郁，还适用于不能耐受抗胆碱能药物的病人。

2. 禁忌证　严重心肝肾疾患，粒细胞减少、癫痫禁用。孕妇及哺乳期妇女慎用。

3. 给药方式　由于其在体内的半衰期长，应从小剂量开始，一般在 1～2 周内逐渐增加到有效治疗剂量，可以每日 1 次，睡前服或以睡前剂量为主要的给药方式。

4. 不良反应及其处理　较小，主要为胃肠道反应，如恶心、厌食、腹泻等。不与 MAOIs 类药物联合使用，以免导致 5-HT 综合征；也不能突然撤药，以免发生停药综合征。

任务三　心境稳定剂

心境稳定剂(mood stabilizers)又称抗躁狂药物、情绪稳定剂，既用于治疗躁狂，又用于双相心境障碍及预防复发的一类药物。主要包括锂盐(碳酸锂)和某些抗癫痫药物如卡马西平、丙戊酸盐等。新一代抗精神病药利培酮、喹硫平和奥氮平等，也可用于躁狂或双相心境障碍的急性期和维持期治疗，且较少诱发抑郁。传统抗精神病药物如氯丙嗪、氟哌啶醇等因其易诱发抑郁，故不能称为心境稳定剂。

1. 锂盐　碳酸锂(lithium carbonate)是最常用的心境稳定剂，主要用于躁狂发作。其作用机制目前仍不完全清楚，认为是锂对蛋白激酶 C 活性的抑制，再经第二信使系统的 G 蛋白耦联，从而促进脑内 5-HT 的合成和释放，阻止 NE 释放，抑制腺苷酸环化酶的活性，而有助于情绪稳定。

(1) 适应证：主要用于治疗躁狂症和预防双相心境障碍的躁狂或抑郁发作。

(2) 禁忌证：肾衰竭、肾功能不全、心力衰竭、低盐饮食、重症肌无力、妊娠头 3 个月病人禁用。

(3) 给药方式：临床上口服为唯一的给药方式，一般在餐后服用，以减少胃肠道反应，从小剂量开始，根据血锂浓度及病人的具体情况，调整药物剂量，一般在用药 7～10 天起效。

(4) 不良反应及其处理：锂在肾脏与钠竞争重吸收，缺钠或肾脏疾病易导致体内锂的蓄积中毒。不良反应与血锂浓度相关，常饮淡盐水可以减少不良反应。锂盐应用不当可发生中毒反应，早期表现疲乏、无力、嗜睡、手指震颤、厌食、上腹不适、恶心、呕吐、稀便、腹泻、多尿、口干等。手指由细颤变为粗大震颤和轻度意识障碍时考虑锂盐中毒，应立即停药，给予足量生理盐水等加速锂盐的排泄，严重者进行透析治疗。锂盐治疗的治疗剂量与中毒剂量非常接近，因此，必须定期测定血锂浓度。锂盐治疗的一般有效血药浓度为 0.8～1.2 mmol/L，上限量不宜＞1.4 mmol/L，＞1.6 mmol/L 为中毒浓度，维持治疗期血药浓度为 0.5～0.8 mmol/L。

2. 卡马西平　卡马西平(carbamazepine)，是治疗癫痫的经典药物，其作用机制在于它能作用于间脑和边缘系统，抑制精神运动的兴奋性，对精神运动性发作最有效。1970 年在美国被批准用于治疗急性躁狂。

(1) 适应证：对治疗急性躁狂和预防躁狂发作均有效，通常在锂盐治疗无效的、效果不明显、不能耐受锂盐不良反应时使用，有报道显示卡马西平对快速循环型的情感障碍病人效果优于锂盐。

(2) 禁忌证：白细胞、血小板减少者以及孕妇慎用。卡马西平过敏者禁用。

(3) 给药方式：临床上口服为唯一的给药方式，应从小剂量开始，一般在 1～2 周内逐渐增加到有效治疗剂量，每日 2 次。

(4) 不良反应及其处理：卡马西平具有抗胆碱能作用，可出现视物模糊、口干、便秘，以及胃肠道不良反应。剥脱性皮炎是最严重的不良反应，一旦发生立即停药，并采取紧急处理措施。

3. 丙戊酸盐　丙戊酸盐(valproate)常用的有丙戊酸钠和丙戊酸镁。1963 年作为抗癫痫药物首先在法国上市，1966 年 Lambert 等首先报道丙戊酸盐有稳定情绪的作用，1995 年美国批准丙戊酸盐用于躁狂治疗。其作用机制尚不是十分清楚，可能与增加脑内 γ-氨基丁酸(GABA)含量有关。

(1) 适应证：丙戊酸盐对双向情感障碍躁狂发作的疗效与锂盐相当，常用于混合型心境障碍、难治性心境障碍、快速循环型双相障碍以及锂盐治疗无效者。

(2) 禁忌证：血液病者、孕妇及哺乳期妇女禁用。

(3) 给药方式：临床上口服为唯一的给药方式，应从小剂量开始，一般在 1～2 周内逐渐增加到有效治疗剂量，可以每日 2 次，餐后服用，以减少胃肠道反应。

(4) 不良反应：主要为胃肠道反应、镇静、共济失调、震颤等。罕见的严重不良反应有不可逆性肝衰竭、出血性胰腺炎。

任务四 抗焦虑药物

目前应用最广的是苯二氮䓬类,其他还有非苯二氮䓬类,如丁螺环酮、普萘洛尔、氟哌噻吨美利曲辛片(黛力新)均有抗焦虑作用。

(一) 苯二氮䓬类

苯二氮䓬类(benzodiazepines)目前有 2 000 多种衍生物,国内常用的只有 10 余种(表 4-3)。苯二氮䓬类主要作用于大脑边缘系统的氨基丁酸(GABA)受体苯二氮䓬受体,通过增加 GABA 的传递,而显示它的抗焦虑、镇静催眠、抗惊厥、骨骼肌松弛的作用。

表 4-3 常用的苯二氮䓬类药物

药名	半衰期(h)	适应证	常用剂量(mg/d)
地西泮(diazepam)	30～60	抗焦虑、催眠、抗癫痫、酒替代	5～15
氯氮卓(chlordiazepoxide)	30～60	抗焦虑、催眠、抗癫痫、酒替代	5～30
氟西泮(fludiazepam)	50～100	催眠	15～30
硝西泮(nitrazepam)	18～34	催眠、抗癫痫	5～10
氯硝西泮(clonazepam)	20～40	抗焦虑、抗躁狂、催眠	2～8
阿普唑仑(alprazolam)	6～20	抗焦虑、抗抑郁、催眠	0.8～2.4
艾司唑仑(estazolam)	10～24	抗焦虑、催眠、抗癫痫	2～6
劳拉西泮(lorazepam)	10～20	抗焦虑、抗躁狂、催眠	1～6
奥沙西泮(oxazepam)	6～24	抗焦虑、催眠	30～90
咪达唑仑(midazolam)	2～5	快速催眠、诱导麻醉	15～30

1. *适应证* 用于治疗焦虑症、神经症,睡眠障碍,伴有焦虑、紧张、失眠的其他精神障碍,轻性抑郁、癫痫、物质滥用的急性戒断症状的替代治疗。

2. *禁忌证* 严重心肝肾疾病、药物过敏、药物依赖、青光眼、重症肌无力慎用。老人、儿童慎用。妊娠头 3 个月、哺乳妇女、严重意识障碍者禁用。

3. *给药方式* 从小剂量开始,口服为主。多数苯二氮䓬类药物的半衰期较长,3～4 天或数日后再增加剂量。急性期病人开始剂量可稍大或静脉给药,以控制症状。焦虑障碍控制后,缓慢减量撤药,用药时间控制在 6 周以内,无需长期用药,以免产生药物依赖。

4. *不良反应及其处理* 较少,一般能耐受。常见的不良反应为嗜睡、头昏、过度镇静、运动的协调性减低,长期使用可引起记忆障碍。苯二氮䓬类药物的毒性作用虽小,但服入过量药物引起中毒者,应使用催吐、洗胃、导泻、解毒、促排泄、对症处理和支持治疗。

(二) 丁螺环酮

丁螺环酮(buspizone)为海马 5-HT_{1A}受体的部分激动剂。主要用于广泛性焦虑症、伴有焦虑症状的强迫症、焦虑伴有轻度抑郁者也有效。不具有镇静催眠作用。不会影响病人的机械操作和车辆驾驶。不良反应有口干、头晕、头痛、失眠、胃肠道不适等。孕妇禁用、严重心肝肾功能障碍者应慎用。

任务五 精神药物治疗的护理

案例导入 1

石某，男性，39 岁，已婚，大专学历，自由职业。近 2 年在南方打工，生活较拮据。2 个月前与人合伙做生意被骗 1 万元，为此妻子大吵，家人埋怨。渐出现夜不能眠，兴奋，话多，说正在筹办公司。白天看厂房，贴广告，招工人，忙忙碌碌，购办公用品；晚上设计广告词，画图纸，不停打电话，说话声嘶力竭，却毫无倦意。认为自己有本事，比当今主席还厉害，可当大老板，挣大钱，可上剑桥和哈佛。10 天前一个自称听到"中央政治局领导"夸他很厉害，任命他为某大公司老总，每天兴高采烈，学歌星唱歌，精力充沛，主动与人交往，表演街舞，喜结交异性，见美女就赞美说："你长得好漂亮，我都不好意思看你了。"自觉脑子聪明，反应灵敏。家人拒绝其要求时就暴跳如雷，甚至骂人摔东西。治疗：给予碳酸锂、利培酮、氯硝西泮。入院第 8 天病人出现两眼上翻，口角歪斜，双手轻微抖动，吞咽困难，焦虑不安，不停地来回走动。

提问：如何看待该病人的这些表现？对目前的治疗方案如何进行调整？该病人目前最主要的护理问题有哪些？在病情评估时还需要着重了解病人哪些病史或生活习惯？重点观察哪些病情变化？

分析提示

对该病人应进行全面收集相关资料，包括现病史，既往史，临床表现，辅助检查结果，生活习惯，对疾病的发生发展、治疗与护理的相关知识的了解程度等进行评估。针对病人出现两眼上翻，口角歪斜，双手轻微抖动，吞咽困难，焦虑不安，不停地来回走动等护理问题，实施相应的护理措施及健康宣教，适时调整治疗方案，同时根据药物类型正确指导病人使用药物，掌握相关并发症，作好病情观察。

【护理评估】

1. 评估既往病史　包括病人的年龄、性别、患病原因、患病时间、患病症状、严重程度、发病次数、发病经过、用药史、诊治情况、家族史、有无药物过敏史、心血管疾病史等。

2. 评估躯体情况　包括病人的精神状态、生理状况、生命体征（T、P、R、BP）、进食、营养状况，排泄情况、睡眠情况、活动与运动情况。

3. 评估药物知识　包括疾病与药物治疗相关性的了解，维持药物治疗的目的、意义及重要性。

4. *评估药物治疗的依从性* 包括病人对治疗的态度,合作程度,治疗效果及不良反应的态度,能否坚持服药,定期随诊等。

5. *评估社会支持系统* 包括家庭成员对病人治疗的支持情况、对病人疾病知识及药物知识的知晓程度,家庭成员是否具备照护病人的时间、精力,病人是否具备完成治疗用药的经济能力。

【常见护理诊断/合作性问题】

1. *进食/排泄/卫生自理缺陷* 与药物不良反应、运动障碍、活动迟缓等因素有关。

2. *遵医行为障碍* 与自知力缺乏、拒绝服药或不能耐受精神药物不良反应、对药物不良反应产生恐惧等因素有关。

3. *睡眠型态改变* 失眠/嗜睡与药物不良反应、过度镇静或兴奋等因素有关。

4. *焦虑* 与知识缺乏、药物不良反应、环境习惯改变等因素有关。

5. *知识缺乏* 与自知力下降、缺乏对疾病、药物、预防保健相关知识有关。

6. *便秘* 与药物不良反应、过度镇静、活动减少等因素有关。

7. *潜在暴力行为的危险* 与焦虑、难以忍受的不良反应等因素有关。

8. *有外伤的危险* 与药物不良反应所致步态不稳、肢体僵硬、行动迟缓、体位性低血压等因素有关。

9. *有感染的危险* 与药物不良反应粒细胞减少、免疫缺陷、过敏性皮炎等因素有关。

10. *感知觉改变* 与药物不良反应引起视力模糊、色素沉着等有关。

【护理目标】

(1) 病人部分或全部恢复自理能力。

(2) 不遵医行为改善或主动配合治疗。

(3) 病人睡眠改善或恢复正常睡眠。

(4) 病人逐步适应住院环境。

(5) 病人对疾病、药物、预防保健相关知识部分掌握到完全掌握。

(6) 病人排便恢复正常。

(7) 病人住院期间避免跌倒等意外事件的发生。

【护理措施】

1. *进行服药依从性的干预* 建立良好的护患关系,提高病人药物治疗的依从性,这是保障药物治疗顺利进行的前提。强调病人主动参与药物治疗过程,以达到与病人共同分析,服物与不服药的矛盾根源,提升病人对服药重要性的认识和信心。

2. *认真落实给药护理措施,保证药物治疗* 发药前严格执行查对制度,使用正确给药途径与方法,做到“三到”(发药到手、看服到口、服药到胃),防止藏药、丢弃药物及吐药等行为影响治疗或蓄积顿服。多种药物同时使用,注意药物配伍禁忌。向家属及病人详细讲解药物治疗的目的、方法和注意事项。

3. 密切观察病情，及时处理用药后的不良反应　用药后应密切观察病人的反应，包括治疗效果及不良反应。评估病人的精神症状和体征。对严重的不良反应采取有效的处理措施，严防意外事件的发生，给予病人心理支持，消除病人的焦虑恐惧情绪。

4. 药物治疗过程中加强基础护理，满足病人基本生理需求　因药物不良反应吞咽困难的病人容易噎食，给予软食、流质，专人看护进食，必要时胃肠外营养。及时处理尿潴留及便秘的病人。对体位性低血压、动作迟缓病人指导其活动或起床时动作缓慢，必要时给予协助，防止发生跌倒和坠床。

5. 作好病人及家属的健康指导　针对不同个体采用灵活多样的健康教育方式，让病人及其家属了解病人所使用药物的剂量、作用、用法、如何保管以及一般不良反应的观察和处理，讲解疾病的转归、复发及维持治疗、坚持门诊随访的重要性，不可自行停药或减药。

【护理评价】

病人的自理能力是否恢复；是否主动配合治疗；睡眠是否恢复正常；能否适应住院环境；能否掌握疾病、药物、预防保健相关知识；是否恢复正常排便；住院期间是否发生跌倒等意外事件。

项目三　电抽搐治疗的护理

电抽搐治疗（electroconvulsive therapy, ECT），是使用短暂、适量的电流刺激大脑，降低痉挛阈值，引起意识丧失和痉挛发作，以达到控制精神症状的一种物理治疗方法。

1. 适应证　①严重抑郁症，特别是有强烈自杀、自伤企图和行为者；②极度兴奋躁动、易激惹、冲动伤人的病人；③紧张性木僵，缄默、违拗和拒食者；④精神病药物治疗效果不理想或对精神病药物不能耐受者。

2. 禁忌证　改良电抽搐治疗无绝对禁忌证，临床治疗的相对禁忌证：①颅内占位性病变及引起颅内压增高的病变如脑血管疾病、脑外伤等，以及脑肿瘤或脑血管瘤等；②严重肝肾疾病、呼吸系统疾病等易增加麻醉风险的疾病；③严重心血管疾病易诱发心功能不稳定者；④严重股关节疾病、新发的骨折；⑤青光眼、视网膜脱落、嗜铬细胞瘤、不稳定的动脉瘤畸形；⑥严重消化性溃疡、开放性结核，特别是最近有急性症状，如咯血者；⑦新发的颅内出血。

3. 并发症

(1) 记忆障碍：是暂时性且可逆的，近期记忆最常受损，在治疗停止后 1～3 个月可恢复。

(2) 呼吸暂停：在全身强直性抽搐时或抽搐发作后，易发生呼吸暂停现象，此时须立即疏通呼吸道，给予人工呼吸。

（3）骨折与骨关节脱臼：抽搐时若没有固定好肢体与关节，可能造成病人骨折或脱臼，最易发生的部位是第4至第8胸椎骨折，另外下颌关节易脱臼。

（4）其他：治疗后头痛、头晕、恶心、呕吐等，有的可出现意识模糊状态，一般在短期内恢复。ECT引起死亡的比例很低，有报道为0.2万～3/10万。

任务一　改良电抽搐治疗前护理

（1）治疗前向病人及其家属讲解进行治疗的目的、方法、疗效、可能存在的风险，以减轻或消除病人的紧张恐惧情绪，同时取得家属同意，并签署知情同意书。

（2）详细查体和做必要的辅助检查，如血常规、心电图、脑电图、胸部和脊柱X线片等。并核对各项辅助检查结果是否符合治疗要求，了解病人的用药及躯体疾病情况。

（3）每次治疗前测T、P、R及BP，如有异常情况及时向主管医生报告，如体温＞38℃、脉搏＞130次/分或＜50次/分，血压＞160/110 mmHg应暂停治疗一次。每次治疗前应排空大小便，取下活动义齿、发卡及各种装饰物，解开腰带、领口。

（4）治疗前6 h内禁食、禁水，避免治疗中出现呛咳、呕吐引起呼吸道阻塞导致窒息。

（5）治疗前30 min，肌内注射阿托品0.3～0.5 mg，防止迷走神经兴奋和减少呼吸道分泌物。

（6）用物准备：准备好必要的急救药物、器械以及治疗所需物品，如治疗床、治疗仪、人工呼吸机、多功能监护仪、急救药品与器械、生理盐水、葡萄糖、导电胶、电极片、牙垫、氧气（输氧装置）、治疗盘、治疗所用的注射药物等。

（7）治疗室安静整洁，避免家属及其他病人进入。

任务二　改良电抽搐治疗中的护理

（1）首先给予病人心理安慰，减轻其对治疗的恐惧；其次协助病人仰卧于治疗床上，尽量让身体放松；嘱咐病人闭目并深呼吸，使病人紧张的情绪得以缓解。

（2）建立静脉通道，协助麻醉师做好诱导麻醉剂，遵医嘱按顺序安全给药。将小枕头置于头颈下，使头向后仰，开放气道。

（3）以75%酒精棉球擦拭头部两侧，去除油脂后涂导电胶，安放电极并固定。

（4）观察用药效果，待病人睫毛反射迟钝或消失，肌肉松弛、反射消失、自主呼吸停止时置入牙垫，开始通电治疗。固定牙垫与下颌，保持呼吸道通畅。

（5）病人面部及四肢肢端出现细微的抽动时，注意观察病人血氧饱和度的变化，及时给予面罩加压给氧，确保血氧饱和度≥95%。

(6) 抽动停止后,将病人牙垫取出,头偏向一侧,保持呼吸道通畅。及时除去口腔内分泌物,必要时给予吸痰,将病人转运至复苏室继续观察,监测病人呼吸、脉搏和血压。持续给氧至病人自主呼吸恢复。

任务三 改良电抽搐治疗后的护理

(1) 协助病人侧卧或头偏向一侧,防止分泌物吸入呼吸道。

(2) 严密监测病人意识、呼吸、脉搏、血压及血氧饱和度,注意病人安全,防止坠床,专人监护,15 min、30 min、1 h、2 h 监测意识、呼吸、脉搏、血压及血氧饱和度一次。

(3) 待病人完全清醒后方可离开复苏室,起床时给予协助搀扶,防跌倒、摔伤。

(4) 病人(一般 2 h 后)意识完全恢复后方可少量饮水,缓慢进食流质,观察病人进食情况,防噎食。

(5) 观察病人治疗后有无头痛、呕吐、谵妄、记忆丧失,背部及四肢疼痛等,如有不适应及时报告医生,给予相应处理。

(6) 告知病人及其家属治疗结束后,可能出现反应不灵敏或判断力下降,因此进行驾驶或危险机械操作,可导致意外发生。

(7) 少数病人可能出现较长时间的意识障碍,因此治疗全程应有护士照护,以免发生摔伤、走失等意外。

任务四 改良电抽搐治疗不良反应和并发症

1. *记忆障碍* 其严重程度因人而异,以近记忆障碍为主。一般无需特别处理,轻者2周左右在恢复,重者在2个月内恢复。

2. *呼吸系统并发症* 出现舌后坠、呼吸道分泌物误吸、迁延性窒息等,保持气道通畅,及时吸除分泌物,必要时实施气管切开术。

3. *恶心、呕吐、肌肉疼痛* 轻者无需特殊处理,严重者注意观察有否颅内压增高及脑血管意外的迹象。

4. *头晕、头痛* 了解头痛的部位、程度、规律、性质,告知病人改良电抽搐治疗可使脑血管收缩,肌肉、神经等受挤压、牵拉,如精神紧张也可能诱发或加重头痛;指导病人进行缓慢深呼吸、冷敷,按摩、指压等减轻头痛的办法;疼痛剧烈病人遵医嘱给止痛药物,并观察疗效,鼓励病人树立信心,积极配合治疗;停止改良电抽搐治疗后,头晕、头痛现象可自然缓解。

项目四　心理治疗与护理

案例导入 2

某大一女生终日愁眉不展，心情非常焦虑、抑郁，一心只想要退学，而去寻求心理医生的帮助。当谈及原因时，女生簌然泪下，诉说："高考成绩不理想，没有考上本科，心情本来就差。最近 1 个月又与宿舍同学关系紧张，同学们不理我，我整天独来独往，只要走进宿舍，就有一种莫名的压抑，甚至觉得快要窒息了。我一想到自己的大学生活如此糟糕，简直无法忍受。现在对什么都提不起精神，兴趣全无，感到自卑、失望、夜辗转难眠，学习效率低，实在对不起含辛茹苦的父母亲。"女生边哭边诉说，且不断地责备自己，认为自己是个没有用的多余的人，不如一死了之。

提问：目前该女生存在哪些主要的心理问题？在评估时需要着重了解其哪些方面？可以运用哪种方法进行治疗？

分析提示

该女生目前主要存在情绪低落、抑郁焦虑、失眠等问题；在评估时除了要了解其一般的情况外，着重了解其情绪低落的情况、抑郁焦虑情绪对学习生活的影响，以及有无消极自杀趋势等。

针对病人消极自杀、自责、情绪低落、抑郁焦虑、失眠等护理问题，实施相应的护理措施及健康宣教，如指导病人正确使用药物，并注意药物的不良反应，适时辅以心理治疗，作好病情观察。

通过治疗师的言语、表情、举止行为及特意安排的情境，可以影响或改变病人的认知、情感、意志行为等方面，调整个体内外环境的平衡，增强其他治疗方法的效果，达到预期的质量目的。

任务一　心理治疗的适用对象和范围

从广义的角度来讲，凡是由于心理因素导致病人痛苦和功能失调，引起认知、情感、意志行为异常，能够接受心理治疗者均适合实施心理治疗。但在临床实际运用过程中，心理治疗的适用对象与范围主要是神经症病人，以及心身疾病、社会适应不良、行为障碍者及精神分裂症恢复期病人。

有些求治者虽然符合上述范围，但如果没有主动的求治动机和愿望，或无法与心理治疗师进行正常语言交流，并建立良好的治疗关系，如重性精神分裂症、严重创伤后应激障碍、严重的偏执性人格障碍、抑郁症和躁狂症发作期、意识障碍病人、性虐待者均不适合心理治疗。

任务二　常用的心理治疗方法

1. *精神分析疗法*(psychoanalytic psychotherapy)　19世纪90年代,以弗洛伊德(S. Freud)创立的,对人的潜意识和人格发展,提出了心理动力学学说,治疗既注重病人的表面意识,更强调挖掘过去经验和内在的潜意识。通过内省的方式,以自由联想、精神宣泄的方法,特别是潜意识中存在的症结,经领悟理解后,重新认识自己,从而改变原有的病理行为模式,重建人格,最终达到治疗的目的。主要方法有自由联想、梦的解析、移情、解释。

2. *行为疗法*(behavior therapy)　20世纪50年代,以巴甫洛夫的经典条件反射、斯金纳的操作条件反射、班杜拉的社会学习理论为基础。认为人们的行为、思维模式是通过后天学习,以及接受环境中的各种信息反复刺激而获得的,只要给予奖励或惩罚,就可使某一行为得到"强化"或"弱化"。主要方法有系统脱敏疗法、满灌疗法、厌恶疗法。

3. *以人为中心疗法*(person centered psychotherapy)　20世纪40年代,以罗杰斯创立的,重视人的自我潜能、自我实现理想,重视自我情感体验,强调治疗者应以病人为中心,强调每个人都可以自己做出决定,都有自我实现的倾向。病人可以通过自我理解的方式来改变和调整自己的自我概念、基本态度和自身行为。

4. *认知疗法*(cognitive therapy)　20世纪70年代发展起来的,该理论认为,人的认知过程决定人的情绪和行为,而情绪和行为的产生依赖个体对现实的判断、理解、评价和解释。因此治疗的重点在于矫正病人的不正确的、不合理的认知,从而改变或消除病人的情绪障碍和非适应性行为。

5. *其他心理治疗方法*　临床上有森田疗法(morita therapy)强调顺其自然,为所当为。打破精神交互作用,消除思想矛盾;暗示疗法(suggestion therapy)治疗师有意识地使用暗示去影响或改变个体的行为,达到消除或减轻疾病症状的目的;催眠疗法(hypnotherapy)借助言语暗示或催眠术使病人意识范围变得极度狭窄,控制病人的身心活动,从而达到解除、治疗病人的心身问题;支持疗法(supportive therapy)治疗师采用劝导、启发、支持、同情、鼓励、说服、保证等方式来帮助并指导病人分析、认识目前所面临的问题,使其发挥自身最大的潜能和优势,正确面对困境,度过危机;松弛疗法(relaxation therapy)通过机体的主动放松调节因紧张反应所造成的心理、生理功能紊乱;生物反馈疗法(biofeedback-therapy)借助现代电子仪器将人们体内不易被觉察到的生理活动信息进行动态监测,并及时将测得的信息反馈给病人,让病人根据该信息调节自己的心理活动和行为表现,以达到调整机体功能和防治疾病的目的。

任务三　心理治疗的基本原则

1. *信赖性原则*　良好的治疗性关系是进行心理治疗的基础和保证，治疗师应以尊重、同情、关心、支持的态度对待病人，耐心倾听病人的述说，设身处地地理解求治者，才能建立病人对治疗师的信任感和权威感，积极主动地配合治疗师实施各种治疗性计划，取得理想的治疗效果。

2. *保密性原则*　心理治疗往往涉及病人的隐私，在治疗过程中必须坚持为病人保密的原则。在学术活动或教学活动需要引用病人资料时，应隐去病人真实姓名或征得病人的同意，治疗者不得将病人的具体资料公开。

3. *整体性原则*　病人的任何一种心理和行为问题，总是和他整体身心活动密切联系，因此治疗者对病人的心理问题应做全面的和系统的分析，要综合应用各种治疗方法。

4. *中立性原则*　每个人的人生经历与价值取向不同，因此心理治疗师在心理治疗过程中让病人自己抉择，不可替代病人做决定，要始终保持中立的立场。例如在帮助病人处理家庭关系时，选择权利在于病人，让病人自己做出决定。

5. *针对性原则*　根据病人存在的具体心理问题，治疗师的实际临床工作能力，现有的工作条件，考虑病人的各种社会文化、风俗习惯、受教育程度、宗教信仰、经济地位等，有针对性地选择合适的治疗方案，确保治疗的顺利进行。

任务四　心理治疗的护理

1. *治疗前准备*

(1) 病人的准备：预约病人提前 30 min 到治疗室，评估病人的病情、语言交流能力、对心理治疗的动机和意愿，是否适合进行心理治疗。

(2) 环境的准备：治疗环境整洁、安静、宽松、舒适、温馨且相对独立无干扰。

2. *治疗期*　首先与病人建立治疗性关系，以同情、关怀的态度接纳病人，使其产生信任感，强化病人接受治疗的动机。详细收集病人资料，包括病人个性特点、职业特征、生活习惯、主要心理问题、对治疗的期望程度等。

其次引导病人认识自己、确立问题，观察自己的情绪、认知和行为。提供适合病人心理需要的学习和应用适当行为的机会，如社交技巧训练、角色扮演等，指导病人学习人际交往技巧，以便建立良好的人际关系。了解治疗面临的困境，鼓励病人正确面对问题和焦虑情绪，提升处理不良情绪的方法，增加自信与自尊。当病人了解并接纳自己，护士应及时给予支持和鼓励，达到培养病人的独立性与责任感。

最后，与病人共同回顾整个治疗过程，对病人的努力与进步给予肯定。鼓励病人将所学适应性行为应用到日常生活中。正确、适时处理与病人的分离情绪。及时挖掘病人的内在动力，帮助病人培养独立性与责任感，成为自己的主人。

项目五　康 复 护 理

对于任何一种疾病来说，预防、治疗和康复是"全程治疗"中不可分割的组成部分。精神障碍病人由于长期受疾病的影响，社会功能受损，思维、情感、意志活动呈现一个慢性、发作性的过程。并有可能导致某种程度的残疾。对病人进行生活、职业、学习等技能的康复训练，可减轻病人社会功能的损害程度，恢复病人的社会功能，使其重新回归社会。因此，康复是精神医学中一个重要的环节，有时甚至比治疗更重要。

精神障碍康复的三项基本原则：功能训练、全面康复、回归社会。①功能训练是指利用各种康复的方法和手段，对精神障碍病人进行各种功能活动，包括躯体活动、语言交流、心理活动、日常生活、职业活动和社会活动等方面能力的训练；②全面康复是康复的准则和方针，使病人在生理上、心理上和社会活动上实现全面的、整体的康复；③回归社会则是康复的目标和方向。

任务一　精神障碍的康复步骤

精神康复的目的是病人通过各种康复训练，恢复社会功能，或重建部分社会技能，能完成社会生活的要求。精神障碍病人精神康复分为 3 个步骤：精神康复评估、制订康复计划、确定康复进程。

1. 精神康复评估　通过对精神障碍病人进行评估，了解病人疾病的诊断，目前的主要症状、症状的严重程度以及对病人生活的影响，病人的社会功能状态，是否合并躯体疾病，病人的人间关系如何。

2. 制订康复计划　康复计划应当明确病人所能达到的目标及可操作的具体措施。康复目标应是个性化、可量化，如长期住院的病人随地大小便，具体的目标与措施，病人通过训练后能够如厕排便。

3. 确定康复进程　首先制订个性化的切实可行的康复干预措施，然后制订短期目标和长期目标，最后对实施康复措施后进行效果评价，评估康复目标、计划是否合理，并进行修订和不断完善，确保康复过程客观、真实、有效。

任务二　精神障碍的主要康复内容

1. 生活技能训练与社会功能康复　认真训练病人的生活、工作、学习方面的技能，包括独立生活的能力、基本工作能力、解决问题技能、人际交往技巧、应对应激技能等，使病人能够重新融入社会生活。

2. 自我管理药物能力训练　使病人了解药物对疾病预防与治疗的意义，自觉接受药物治疗；学习有关精神药物知识，对药物的作用、不良反应等有所了解，学会识别、简单处理常见的药物不良反应。

3. 学习求医技能　在需要的时候，能正确描述自己所存在的问题、症状和要求，自觉寻求医生的帮助。在病情出现复发征兆的时候，能够及时向医生反映，得到及时有效的处理。

4. 社会技能康复训练　社会技能的康复训练的目的是通过训练使病人保持日常生活活动、娱乐活动和社交活动所必需的能力与行为技能，达到逐步适应社会生活环境的行为技能。主要包括以下 3 个方面的能力训练。

(1) 生活自理能力：主要对象为长期住院，且病情处于慢性衰退性的精神障碍病人。训练的重点是个人卫生与生活自理能力，如洗漱、饮食、衣着、排泄等活动。一般通过 2 周的训练，可使大多数病人学会自己料理生活。但需要不断强化，持之以恒。

(2) 社会交往能力：精神障碍病人的社交能力因为长期住院与社会隔绝，而导致明显的下降。训练的重点是病人如何正确表达自己的感受，在不同场合的社交礼节。训练病人通过语言、书信等方式表达自己的意愿，应与家庭成员保持情感上的沟通联系。病人在病房内定期与家属进行电话沟通，交流情感，表达感受，让病人能够经常与家庭成员保持联系，这对保持病人的亲情、促进与外界的接触及了解外部信息等有重要作用。

(3) 文体活动能力：训练的重点是培养病人参与群体活动，扩大社会交往，达到提高生活情趣、促进身心健康的目的。应根据病人的病情、躯体健康状态、兴趣爱好、受教育程度等而定，可安排一般性娱乐与观赏活动，带有学习和竞技的参与性活动，如听音乐、歌咏、舞蹈、看电视、书画、体操、球类等。通过情景剧的模拟，训练病人准确表达对某件事情肯定或否定的感受。

5. 学习行为技能康复训练　学习行为技能的康复训练的目的是通过训练帮助精神障碍病人学会妥善处理和应对各种实际问题。精神障碍病人由于疾病等原因，除了社会技能欠缺，学习技能也存在不足，表现为不能学习新知识，不能较长时间专注于一件事，不易掌握新技能。因此学习行为技能的康复训练就显得尤为重要。

精神障碍的慢性病人，学习行为技能的康复训练可以采用两种方法：①在住院期间进行各种类型的教育性活动，每日用 1 h 以内的时间，通过医务人员的讲课和病人小组讨论等多种方式进行学习，如学习时事、生活常识、科普知识、历史知识等。通过系统的学习，提高病人的常识水平、培养病人学习新知识的兴趣和养成良好的学习习惯。②定期开展针对性比较强的学习班对病人进行训练。学习一些比较简单的基本文化知识、进行简单的画练习等，训练过程要有足够的耐心，不可操之过急，速度过快。

经过上述方式的训练后，病人在回归社会前还应进一步学习有关的技能，如家庭布置、料理家务、烹饪技术、购物、社交、使用交通工具等。只有让病人掌握这些基本生活、生存必备的技能，才能使精神障碍病人重返社会后，更好地行使家庭职能，改善家庭关系，提高社会适应能力。

6. 职业技能康复训练　职业技能康复训练的目的是通过训练帮助精神障碍病人提

升注意力和意志力，培养劳动习惯和工作乐趣，恢复或增加病人一定的工作和职业技能，使之融入社会。

职业技能康复训练的步骤，首先评估精神障碍病人病前的工作能力，然后根据病人的职业特点及目前的疾病状态，制订适合病人的职业技能康复训练计划。职业技能康复训练的方式国外有日间医院和夜间医院、长期看护所、社区联谊会等。目前国内主要在精神病专科医院、社区残疾人康复中心、工疗站和社区残疾人职业培训中心进行职业技能康复训练。

（1）简单作业训练：目前在大多数精神病专科医院中实行简单作业训练。根据病人的病情特点、受教育程度等情况进行分组训练，选择技术要求低、操作工序简单、形式相对单一、品种内容适合大多数病人的作业方式，以达到较好的训练效果。

（2）工艺制作训练：又称“工艺疗法（handicraft therapy）”。目前在精神病专科医院、社区残疾人康复中心、工疗站和社区残疾人职业培训中心进行工艺制作训练。该训练具有较强的艺术性和技术性，因此适合精神障碍程度较轻的病人。该训练可激发病人的创造力、稳定情绪、提高才能、培养兴趣，因此可以提高病人主动参与的意识，促进病人心理社会康复。工艺制作训练的项目有编织、服装裁剪、制作工艺美术品、玩具等。

（3）职业劳动训练：这类训练往往是在家属或社区志愿者的支持下，对病情趋于稳定并具有一定的知识、技能的病人实施的理想的康复训练方法之一。该训练是为病人回归社会、重新就业或者调整工作岗位所进行的有针对性的劳动技能训练，如电脑操作、烹饪、理发、手工劳动等。对精神障碍病人进行职业劳动技能培训，促进精神障碍病人的全面康复、回归社会具有重要的意义。

思考题

1. 精神药物的分类和适应证。
2. 改良电抽搐治疗和心理治疗的定义。
3. 为精神障碍的住院病人制订康复训练计划。

（洪小美　邱智超　曹新妹）

各论

模块五　器质性精神障碍病人的护理

学习目标

识记：器质性精神障碍病人的共同临床表现及护理要点，阿尔茨海默病、血管性痴呆的常见症状、护理要点、护理评估要点，与痴呆病人沟通原则。

理解：阿尔茨海默病、血管性痴呆的发病原因、发病机制及护理，其他脑器质性精神障碍及躯体疾病所致精神障碍病人的典型临床表现及护理。

学会应用：对器质性精神障碍病人进行正确评估、制订护理计划并实施、评价；与器质性精神障碍病人进行沟通的技巧。

重点：理解器质性精神障碍的概念，了解4个常见的临床综合征，熟悉痴呆病人的护理，尤其是掌握AD与VD的护理。

难点：理解器质性精神障碍中的常见临床综合征。

项目一　概　　述

案例导入1

梨某，女性，80岁，退休工人。2年前无诱因逐渐出现记忆力减退，好忘事，丢三落四，经常张冠李戴，甚至说些无中生有的事，同时表现脾气急躁，多疑，爱唠叨。近1年多来，症状明显加重，自己放的东西找不到了，便认为是被别人偷走了。疑心也日益突出，怀疑别人说她坏话，串通起来害她。病人变得越发固执、自私，难与家人及周围人和睦相处。此外生活能力也日渐减退，无法进行买东西、做饭等事情。近2周病情加重，说邻居家的东西是她的，为此吵闹骂人，欲外出找邻居打架，故此住院治疗。病人生活无规律，进食不定时，饥饱无度，大小便尚可自理。

精神检查：病人意识清楚，时间、地点定向力差，有被害妄想，认为家里人与邻居合伙算计她。远事、近事及瞬时记忆均明显减退。智能减退，计算力差，理解力、抽象思维能力、分析综合能力均减退。孤僻，疏懒，情感淡漠，无视他人的关心。缺乏自知力。头颅CT示弥漫性脑萎缩，脑沟增宽，脑室扩大。神经心理测查示 MMSE：17 分；Hachinski 缺血评分：1 分。诊断：阿尔茨海默病。

提问：该病人入院后护士应从哪些方面对病人进行评估？该病人目前有哪些精神症状？如何护理？

分析提示

护士应通过收集病人相关资料，包括现病史、既往史、临床表现、实验室检查结果等进行生理评估、心理评估及社会评估外，还对病人有无自伤、伤人毁物及走失企图进行评估。该病人目前存在记忆力下降等认知方面的缺损、生活能力下降，并有冲动攻击行为；护理上应做好生活护理、病情观察，特别注意心理和躯体变化、加强病人的功能训练，改善病人的生活质量。

器质性精神障碍是指由于脑部疾病或躯体疾病引起的精神障碍。由脑部疾病引起的常称为脑器质性精神障碍，包括脑变性疾病、脑血管疾病、颅内感染、脑外伤、脑肿瘤、癫痫等所致精神障碍。躯体疾病引起的精神障碍则称为躯体疾病所致精神障碍，如感染、内脏器官疾病等。但是，脑器质性精神障碍与躯体疾病所致精神障碍往往不能截然分开。

精神障碍通常分为“器质性”精神障碍与“功能性”精神障碍两大类。但需要注意器质性与功能性的区分只是相对的、有条件的、暂时的，随着科技的发展，人们已经在许多“功能性”精神障碍，如精神分裂症及心境障碍等的遗传学、生物化学和病理学等研究中，发现了一些确定的神经系统病理改变。器质性精神障碍有三大综合征：谵妄、痴呆和遗忘综合征。

一、谵妄

谵妄（delirium）是指以意识障碍，显著的兴奋躁动，感知觉障碍为“三联征”的一组器质性精神障碍症状群，因它常发生于急性起病、病程短暂、病变发展迅速的中毒、感染、脑外伤等病变，故又称急性脑综合征（acute brain syndrome）。其中关键症状是意识障碍（主要是意识清晰度下降），而兴奋躁动与感知觉障碍可有可无。

谵妄状态下中枢神经系统的变化一般认为是广泛部位的脑神经细胞急性代谢紊乱的结果，一般是可逆的，非结构性的病变。谵妄通常急性起病，症状变化大，通常持续数小时或数天，典型的谵妄通常 10～12 天可完全恢复，但有时可达 30 天以上。有些病人在发病前可表现有前驱症状，如坐立不安、焦虑、激越行为、注意涣散和睡眠障碍等。前驱期持续 1～3 天。

谵妄的特征包括：意识障碍，神志恍惚，注意力不能集中，以及对周围环境与事物的觉察清晰度的降低等。意识障碍有明显的昼夜节律变化，表现为昼轻夜重。病人白天交谈时可对答如流，晚上却出现意识混浊。定向障碍，包括时间和地点的定向障碍，严重者会出现人物定向障碍。记忆障碍以即刻记忆和近记忆障碍最明显，病人尤对新近事件难以识记。睡眠-觉醒周期不规律，可表现为白天嗜睡而晚上活跃。好转后病人对谵妄时的表现或发生的事大都遗忘。感知障碍尤为常见，包括感觉过敏、错觉和幻觉。病人对声光特别敏感。错觉和幻觉则以视错觉和视幻觉较常见，病人可因错觉和幻觉产生继发性的片段妄想、冲动行为。情绪紊乱非常突出，包括恐怖、焦虑、抑郁、愤怒甚至欣快等。

二、痴呆

痴呆(dementia)指已经获得的认知功能因器质性病损而引起的继发性减退或缺损，其临床基本特征是出现多种认知功能损害，包括记忆障碍和至少下列认知功能障碍之一，即失语、失用、失认和执行功能(executive function)障碍。这种认知功能损害足以使病人的职业和社会功能明显低于病前的水平。痴呆的病程通常是慢性进行性发展的，大多数属不可逆性的。此外，痴呆还伴有不同程度的人格改变，而没有意识障碍。痴呆多见于起病缓慢，病程较长的脑器质性疾病，故又称慢性脑综合征(chronic brain syndrome)。痴呆主要发生于老年期，而且年龄越大，患病率越高。

痴呆大多缓慢起病，其临床表现主要包括认知功能缺损、非认知性精神神经症状和社会生活功能减退 3 个方面。

(一) 认知功能缺损

记忆障碍是痴呆最早出现的症状，最明显的是近事记忆障碍，病人很难记住新近发生的事情，例如忘记约会、忘记钥匙及钱包等物品。远事记忆的缺损不明显，对日常生活虽有影响但不很严重。随着痴呆的进展，记忆障碍日益严重，变得前事后忘，远事记忆障碍越来越明显，记不起个人重要的生活事件，如结婚的日期、自己的出生年月等。

理解、分析、计算、判断能力等智能障碍也是痴呆的主要症状，这些症状的严重程度常与记忆障碍密切相关。随着病情发展，病人语言功能退化，思维变得无目的，内容空洞或赘述，对口语和书面语的理解困难，注意力和计算能力等明显受损。重度痴呆，语言能力逐渐丧失，往往只有自发语言，言语简短、重复或刻板，或反复发出某种声音，最终完全不能说话。

(二) 精神神经症状

痴呆的早期，病人对自己认知功能的减退有一定的自知力，而出现焦虑、沮丧和苦恼，此时常可出现消极意念。后期病人则呈现情感淡漠、幼稚、愚蠢性欣快和哭笑无常等。由于记忆障碍，智能减退，可引起暂时的、多变的、片断的妄想观念，如被偷窃、损失、嫉妒和被迫害妄想。也可有片断的幻觉，以幻听多见。受幻觉妄想的影响，或对周围环境的理解判断力差，可出现冲动攻击行为，也可有自杀行为。有些病人外出乱跑，捡拾废物垃圾藏于屋内，部分病人可出现丧失伦理道德的行为，或反社会行为，如性犯罪或偷窃等。

病人可出现人格改变。通常表现兴趣减少、主动性差、社会性退缩，但亦可表现为脱抑制行为，如冲动、幼稚行为等。情绪症状包括焦虑、易激惹、抑郁和情绪不稳等，有时表现为情感淡漠，或出现“灾难反应(catastrophic reactions)”，即当病人对问题不能做出响应或不能完成相应工作时，可能出现突然放声大哭或愤怒的反应。有些病人会出现坐立不安、漫游、尖叫和不恰当的、甚至是攻击性行为。也可出现妄想和幻觉。

运动功能也逐渐丧失，行走迟钝、困难，然后卧床不起，四肢屈曲性痉挛瘫痪，肌张力增高，反射亢进，出现强握反射。

(三) 社会生活功能减退

痴呆病人的社会生活功能减退程度，与其认知功能缺损严重程度密切相关。痴呆的早期，病人认知功能缺损较轻，仅表现为近事记忆障碍，病人的日常生活能力一般无明显损害，但职业能力有明显下降，工作效率下降，例如不能胜任目前的工作，难以完成过去容易完成的报表，记不住周围同事的姓名等。对事物缺乏兴趣，容易疲劳，回避复杂的工作和任务。随着痴呆的进展，记忆障碍日益严重，智能的进一步衰退，生活自理能力逐步下降。中度痴呆病人只能做简单的家务，其他都需家人督促和照料。重度痴呆病人其智能障碍严重，日常生活不能料理，完全需人照顾。

三、遗忘综合征

遗忘综合征(amnestic syndrome)又称柯萨可夫综合征(Korsakoff's syndrome)，是由脑器质性病理改变所导致的一种选择性或局灶性认知功能障碍，以近事记忆障碍为主要特征，无意识障碍，智能相对完好。

引起遗忘障碍的常见原因是下丘脑后部和近中线结构的大脑损伤，但双侧海马结构受损偶尔也可导致遗忘障碍。酒精滥用导致维生素 B_1(硫胺)缺乏是遗忘障碍最常见的病因。其他如心脏停搏所致的缺氧、一氧化碳中毒、血管性疾病、脑炎、第三脑室的肿瘤等也可导致遗忘障碍。

遗忘障碍的主要临床表现是严重的记忆障碍，特别是近记忆障碍，注意力和即刻回忆正常。病人学习新事物很困难，记不住新近发生的事情。在智能检查时，当要求病人立即回忆才告知的地址或三件物品时问题不大，但几分钟后却难以回忆。另外，常有虚构，病人因为近记忆缺损，常编造生动和详细的情节来弥补。其他认知功能和技能则相对保持完好。因此，病人可进行正常对话，显得较理智。在治疗上除针对病因治疗外，也要制订一些康复训练计划，如强调每日坚持读报、看新闻，训练记忆电话号码等数字，帮助病人康复。本病已发生大脑局限性器质性病理改变，尽管发现与治疗及时，预后仍欠佳。

四、人格改变

人格改变不仅出现于功能性精神障碍，如精神分裂症，也常发生在器质性精神障碍。器质性精神障碍中常见人格改变的表现形式有：对个人卫生和周围事件关心度发生显著变化；出现偷窃、攻击他人等反社会行为或性放纵；情绪波动，哭笑无常，偶尔表现过分热情且不得体，无法引起他人共鸣，是一种愚蠢、幼稚的欣快感。还有的则表现为原有个性特征的进一步突出化，如变得更加多疑、自私、焦虑烦躁，或强迫意念与行为加重等。如器质性人格改变出现在记忆与智能障碍出现之前，此时只有通过详尽地了解病史、躯体检查和神经系统检查以及辅助检查才能找到器质性病变的证据，否则可能导致误诊。癫痫、中枢神经系统变性疾病、脑外伤、脑肿瘤以及脑血管疾病等是导致脑器质性人格改变的主要原因。躯体疾病引发人格改变相对较少见，一些慢性迁延难愈的躯体疾病（如性传播疾病）可能导致病人人格特征发生变化。器质性人格改变的治疗主要是病因治疗。

项目二　阿尔茨海默病病人的护理

案例导入 2

病人杨某，女性，69 岁，3 年前出现近事记忆减退，东西前放后忘，常常找不到自己的钥匙和贵重物品，猜疑是老伴偷走的，为此常与老伴争执，无故乱发脾气，摔东西。2 年前母亲去世，症状逐渐加重，病人说母亲去世时分给其他兄妹的遗产都是她的，找不到去母亲家的路，不能外出购物，不能进行烧菜等家务；半年前叫不出女儿的名字，自己不能穿衣，不认识笔、钟等日常生活用品，讲话常答非所问，不能进行正常交流。3 个月前不认识自己的女儿，经常不知吃饭，乱穿衣服，1 个人在家无故傻笑，个人生活完全需要他人照料。CT 检查示：脑萎缩。3 年前 MMSE 评分（简易智能精神状态检查量表）18 分，去年 MMSE 评分 2 分。HIS 缺血性量表评分＜4 分。诊断：阿尔茨海默病性痴呆（AD）。

提问：目前对病人来说最主要的护理问题有哪些？在病情评估时还需要着重了解病人哪些情况？如何指导病人进行认知训练及做好相应的护理？

分析提示

目前对病人来说最主要的护理问题有记忆等认知、情绪、自理缺陷和语言沟通障碍等护理问题。通过全面收集病人相关资料，包括现病史、既往史、临床表现、辅助检查结果、生活习惯、职业、文化背景，对疾病的发生发展、治疗与护理的相关知识的了解程度等进行评估。针对该病人的情况实施相应的护理，如健康宣教、生活能力和社会功能的训练，做好病情观察，防止并发症的发生。

任务一　概　　述

阿尔茨海默病（Alzhemiers Disease，AD）是一组病因未明的原发性退行性脑变性疾病。多起病于老年期，潜隐起病，进展缓慢、不可逆，临床上以智能损害为主。

任务二　病因及发病机制

病因和发病机制不明，目前普遍认为 AD 是一个多因素致病的复杂病理过程，其中遗传因素、环境因素均参与了发病。

1. 病因

(1) 遗传因素:在AD的发病中,遗传因素是起主要作用的因素之一。目前已经确定4种基因的突变或多态性与AD有关。老年痴呆有家族遗传倾向,因此父母或兄弟中有老年性痴呆症病人,本人患老年性痴呆症的可能性要比无家族史者高出4倍。

(2) 环境因素:铝的蓄积,AD的某些脑区的铝浓度可达正常脑的10~30倍,老年斑(SP)核心中有铝沉积。铝选择性地分布于含有神经纤维缠结(NFT)的神经之中,铝与核内的染色体结合后影响到基因的表达,铝还参与老年斑及神经纤维缠结的形成。故有学者提出"铝中毒学说"。

(3) 其他,还有感染因素、神经递质障碍等作用因素。

2. 发病机制　对AD病因及发病机制的高度概括就是ABC学说:脑老化(aging, A)、β淀粉样蛋白(B)、神经递质受体通道(channel, C),三者互相作用、互相关联和互相制约导致AD的发病。其具体含义为:脑老化为最主要的危险因素,是痴呆发生的基础与条件;β淀粉样蛋白是发病的直接原因;神经递质受体通道是优先受累的靶分子,导致神经元环路失衡,脑的整体功能障碍。但不难看出,不论哪种假说都离不开β淀粉样蛋白的效应,可以说,β淀粉样蛋白几乎是所有因素导致AD的共同途径,在AD的发病中起着至关重要的启动作用,其他的病理改变如NFT、神经元丢失等,均被认为是Aβ的解离与凝聚、清除与产生的失衡所引发的。

3. 常见的高风险因素

(1) 高龄:年龄一直被认为与阿尔茨海默病的最相关的因素,随着年龄的增长,阿尔茨海默病病人可呈指数型增长。

(2) 性别:女性多于男性。年龄>65岁妇女患阿尔茨海默病通常比年龄相匹配的男性高2~3倍。

(3) 头颅外伤史。

(4) 遗传性易感基因。

(5) 吸烟是引起心脑血管病和阿尔茨海默病的危险因素。

(6) 高脂血症、高血压病。

(7) 教育程度低。

(8) 糖尿病:长期患糖尿病,是目前已知的阿尔茨海默病的最危险因素。

(9) 心脏病:心肌梗死、心房颤动和充血性心力衰竭是阿尔茨海默病的明确风险因素。

(10) 微量元素(如铝等):有文献报道铝等金属离子对Aβ淀粉样蛋白寡聚化及在老年斑中的积累起促进作用。其确切的病因还在研究探索中。

任务三　临床表现

AD病人多隐袭起病,故很难判断病人认知功能障碍发生的确切时间。少数病人可在躯体疾病、骨折或精神受刺激后出现症状。临床主要表现为持续进行性认知功能减退及其伴随的社会生活功能减退和行为及精神症状。根据疾病的发展和认知功能缺损的严重程度,可分为轻度、中度和重度。

(一) 轻度

近事记忆障碍常为本病的首发症状,病人对新近发生的事情容易遗忘,如经常失落物品,忘记重要的约会及已许诺的事情,记不住新来同事的姓名;学习新知识困难,看书读报后不能回忆其中的内容。时间定向常有障碍,病人记不清具体的年、月、日。计算能力减退,很难完成简单的计算,如 100 减 7、再减 7 的连续运算。思维迟缓,思考问题困难,特别是对新的事物表现出茫然难解。早期病人对自己认知功能缺损有一定的自知力,并力求弥补和掩饰,例如经常作记录,避免因记忆缺陷给工作和生活带来不良影响,可因此引起焦虑和抑郁。病人对工作和家务漫不经心,不能合理地管理钱财,亦不能安排和准备膳食。尚能完成已熟悉的日常事务,经常回避竞争。病人的个人生活基本能自理。

人格改变往往出现在疾病的早期,病人变得主动性缺乏、活动减少、孤独、自私、对周围环境兴趣减少、对周围人较冷淡,甚至对亲人漠不关心,情绪不稳、易激惹。

(二) 中度

随着疾病的进展,痴呆程度加重,记忆障碍日益严重,表现为用过的物品随手即忘,日常用品丢三落四,甚至遗失贵重物品,忘记自己的家庭住址,忘记亲人的姓名,但尚能记住自己的名字。有时因记忆减退而出现错构和虚构。远事记忆也受损,不能回忆自己的工作经历,甚至不知道自己的出生年月。除有时间定向障碍外,地点定向也出现障碍,在熟悉的地方也会迷路走失,甚至在家中也找不到自己的房间。言语功能障碍明显,讲话无序,内容空洞或赘述,不能列出同类物品的名称;继之,出现命名不能,在命名测验中对少见物品的命名能力丧失,随后对常见的物品命名亦困难。病人失认以面容认识不能最常见,常不能从面容辨认人物,不认识自己的亲人和朋友,甚至出现丧失对自己的辨别能力,即不认识镜子中自己的影像。失用表现为不能正确地以手势表达方法作出连续的动作,如刷牙动作。病人已不能工作,难以完成家务劳动,甚至洗漱、穿衣等基本生活的料理也越来越困难,需家人帮助。

病人的精神和行为障碍也比较突出,情绪波动不稳;或因找不到自己放置的物品而怀疑被他人偷窃,或因强烈的嫉妒心而怀疑配偶不忠;可伴有片段的幻觉、妄想;有睡眠障碍,部分病人昼夜颠倒,白天思睡,夜间不宁。行为紊乱,常拾捡破烂视为珍宝;乱拿他人的物品占为己有;亦可表现为本能活动亢进,当众裸体;有时出现攻击性行为。

(三) 重度

重度病人痴呆严重,已不知道自己的姓名和年龄,不认识亲人。病人只有自发言语,内容单调、重复或刻板,或反复发出不可理解的声音,最终不能说话。随着言语功能的丧失,病人活动逐渐减少,并逐渐丧失行走能力,甚至不能站立,只能终日卧床,大小便失禁。晚期病人可出现原始性反射,如强握、吸吮反射等。最明显的神经系统体征是肌张力增高，肢体屈曲。

AD病人在整个病程中都可出现行为和精神症状，多见于中度AD病人，主要表现为猜疑或妄想、幻觉；行为异常或冲动攻击、焦虑、恐惧或情绪紊乱、易激惹及睡眠障碍。病人的妄想不系统、多变，被害、被窃及嫉妒妄想较常见，有的怀疑配偶或照料者是假的等。幻觉较少见，常以视幻觉为主，看到死去的亲人，或听到他们说话。行为障碍较常见，病人总想离家出走，若予以劝阻，可出现愤怒或攻击，行为多缺乏目的性，常在家无目的的乱搬物品，翻箱倒柜，乱捡垃圾并视为珍宝而收藏。

轻度病人可出现抑郁，伴紧张、恐惧、焦虑，甚至有消极言语。中重度病人不会出现典型的抑郁心境，多表现为焦虑、恐惧，这与病人判断能力下降有关。睡眠障碍主要表现为睡眠节律紊乱，夜间失眠、易醒，而白天思睡。

AD病程呈进行性，一般经历5～10年左右，罕见有自发缓解或自愈，最后发展为严重痴呆，常因压疮、骨折、肺炎、营养不良等继发躯体疾病或衰竭而死亡。

任务四　诊断要点

根据ICD-10公布的精神与行为障碍分类，下列特点是确诊AD(编码为F00)的基本条件：

(1) 存在痴呆。

(2) 潜隐起病，缓慢退化，通常难以指明起病的时间，但他人会突然察觉到症状的存在。疾病进展过程中会出现明显的高台期。

(3) 无临床依据或特殊检查的结果能够提示精神障碍是由其他可引起痴呆的全身性疾病或脑的疾病所致(如甲状腺功能低下、高血钙、维生素B_{12}缺乏、烟酸缺乏、神经梅毒、正常压力脑积水或硬膜下血肿)。

(4) 缺乏突然性、卒中样发作，在疾病早期无局灶性神经系统损害的体征，如轻瘫、感觉丧视野缺损及运动协调不良(但这些症状会在疾病晚期出现)。

因痴呆多发生于老年人，且有25%～30%的痴呆病人可能出现抑郁；而抑郁的病人也可因注意力不集中、情绪低落而表现为表情冷漠，对周围环境缺少兴趣、被动、迟钝、缺少动力、记忆力下降等类似痴呆的表现。所以应特别注意痴呆与老年抑郁的鉴别，以防忽视了抑郁的存在延误治疗而发生病人自杀等不良后果。两者的鉴别要点如下。

1) 抑郁症常是急性发作，而痴呆为缓慢发作。

2) 抑郁症病人常有精神疾患的病史，如有起伏循环的情绪变化，或家属也有抑郁症状史等。

3) 抑郁症病人情绪压抑发生在前，比知觉、记忆力的改变早数个月，而痴呆则以记忆力及智能的减低先出现：抑郁症病人有显著的情绪变化，而痴呆症病人的情绪变化不显著。

4) 抑郁症病人会抱怨自己记忆力差、注意力不集中、自贬或暴露自己认知的缺陷，而痴呆病人则倾向于隐藏自己认知的缺陷，很少抱怨认知障碍。例如抑郁症病人对别人的问话，常回答"不知道"，若肯回答时则可以选择合适的字词来回答，但痴呆症病人的回答常是含糊不切题或答错。

5）抑郁症病人在记忆力缺陷方面，呈现近期和远期的记忆力均下降；而痴呆症病人常呈现近期记忆力比远期记忆力差。

6）抑郁症病人的精神症状很少出现日落症候群（sundown syndrome）的情形，而痴呆症则常出现。

7）抑郁症病人的精神状态检查可表现良好的构图描绘能力，加以鼓励可以发挥出解释格言谚语的能力，且心理测验也可表现出正常的非语言技巧。痴呆症病人可见到慢性进行性的智能衰退现象。

任务五 治 疗

目前尚缺乏特殊的病因治疗措施。AD的治疗主要包括心理社会治疗和药物治疗。

（一）心理社会治疗

对轻症病人应加强心理支持与行为指导，鼓励病人参加适当活动；对重症病人应加强生活上的照顾和护理，注意病人的饮食和营养。心理社会治疗的目的是尽可能保持病人的认知和社会生活功能，确保病人的安全，以减缓其精神衰退。开展心理社会治疗的重要措施之一是告知家属有关疾病的知识，包括临床表现、治疗方法、疗效、预后及转归等，同时要让家属或照料者熟悉基本的护理原则，主要包括：①对病人的提问，应给予简单明了的回答；②提供有利于病人定向和记忆的提示，如日历、标出常用物品的名称、指出卧室和卫生间的方位等；③不要和病人发生争执；④对兴奋和吵闹的病人应进行劝阻；⑤鼓励病人适当活动；⑥应定期和医生联系，及时得到医生的指导。

（二）药物治疗

1. *行为和精神症状的治疗* 应给予必要的对症治疗，可短时间、小剂量使用抗精神病药控制幻觉、妄想等精神行为症状。伴有淡漠、抑郁、敌意、攻击、易激惹的病人，可给予抗抑郁药如SSRIs。应慎用可以加重认知损害的抗惊厥剂和苯二氮䓬类药物。应注意药物不良反应特别是药物相互作用。当症状改善后，宜及时停药。

2. *改善认知功能的药物* 其目的在于改善认知功能和延缓变性过程。迄今为止，改善认知功能的药物为数不少，有的疗效与安慰剂不相上下，有的应用后经认知功能测验评分，病人的认知有一定的改进，但仍不足以给病人的实际生活、工作能力带来助益，然而这类药物仍在不断的开发研究中。目前临床证实疗效比较好的药物主要如下。

（1）多奈哌齐：系乙酰胆碱酯酶抑制剂，常用剂量5～10 mg/d，起始剂量为5 mg/d，1周后可增加至10 mg/d。该药不良反应较轻，主要有腹泻、恶心、睡眠障碍，无明显肝脏毒性作用。类似的药物还有重酒石酸利斯的明，常用剂量为4.5～13.5 mg/d。

(2) 美金刚：是低亲和力、非竞争性N-甲基-d-天门冬氨酸(NMDA)受体拮抗剂，也被推荐用于治疗中重度AD。常用剂量为10～20 mg/d。

任务六 护 理

【护理评估】

1. 健康史、致病因素　询问有无家族史，有无病毒、细菌等感染史。病因不明，但重金属摄入者，随饮食或呼吸进入体内的有害元素比如铜、汞和铝也是老年痴呆病的诱因。

2. 身心状况

(1) 症状评估：AD病人多隐袭起病，临床上主要表现持续进行性认知功能减退及其伴随的社会生活功能减退和行为及精神症状。

1) 认知功能减退表现：主要是记忆力减退，以近记忆障碍为首发症状，表现为：①经常丢三落四，特别是对刚刚发生过的事情也没有记忆，似乎事情已完全消失，即使经过提醒也记不起来；②智力低下，学习新东西的能力减退，不能用适当的语言表达，甚至外出经常迷路，不能记住物件放在哪里，不会计算收支；③ 性格改变，原本沉默寡言的人变得滔滔不绝，原本性格开朗的人变得淡漠少语，情绪大幅度波动，性格变得多疑。怀疑配偶不忠，怀疑儿女不孝，爱与人生气，甚至打架。

2) 社会功能减退表现：日常生活能力下降。病人对日常生活活动愈来愈感到困难，洗澡、进食、穿衣或上厕所都可能需要他人帮助才能完成。

3) 行为及精神症状表现：行为怪异，表现出很强的特异性，临床中出现了形形色色的表现。有的老人会把好吃的藏起来，不给家人分享；有的老人不缺钱，但却爱捡破烂，在家里堆满了垃圾；有的老人跟踪到儿女的房间里，窃听甚至窥视别人在做什么；有的出现了幻听、幻视，拿着棍子追打自己在幻视中看到的物体……

(2) 心理-社会状态：由于认知功能减退，自理能力下降，病人易产生焦虑、抑郁心理；低教育者：接受过正规教育的人其发病年龄比未受过教育者可推迟7～10年；离群丧偶者：长期情绪抑郁、离群独居、丧偶且不再婚、不参加社交活动、缺乏体力和脑力活动等心理社会因素也易致老年性痴呆症。

3. 辅助检查

(1) 影像学检查：对于AD病人，CT或MRI显示有脑萎缩且进行性加重；正电子发射体层摄影(PET)可测得大脑的葡萄糖利用和灌注在某些脑区(在疾病早期阶段的顶叶和颞叶，以及后期阶段的额前区皮层)有所降低。

(2) 心理测验：MMSE、长谷川痴呆量表可用于筛查痴呆；韦氏记忆量表和临床记忆量表可测查记忆；韦氏成人智力量表可进行智力测查。

【护理诊断】

1. 记忆受损　与记忆进行性减退有关。
2. 自理缺陷　与认知行为障碍有关。
3. 思维过程紊乱　与思维障碍有关。
4. 语言沟通障碍　与思维障碍有关。

【护理目标】

护理的总体目标：老年痴呆病人能最大限度地保持记忆力和沟通能力，提高日常生活自理能力，较好地发挥残存功能，生活质量得以提高。

【护理措施】

1. 心理护理　美国心理学家勒温曾经将人的心理活动和行为视为一种“场”，这个场存在于人的头脑中，对“心理事件”有实在影响的环境。因此，进行心理护理和心理支持尤为重要。我们应走出 AD 病人情感淡漠的误区，认识到他们也有爱与归属的需要，掌握痴呆老人的心理特点：他们的世界一切都是陌生的，不能自我确认，充满恐惧，有针对性的制订护理措施，以改善病人的心理环境，提高生活质量。

(1) 语言沟通策略：在交谈内容上寻找愉快的刺激因子(记忆与情感交流过程密切相关，当人的后天生活习惯难以维持时，固有的个人愉快回忆可以作为刺激因子使记忆再生)，引起病人的关注与兴趣，调动他们的思维。在沟通中注意恰当地运用肢体语言，表示鼓励同情，使病人感到被尊重与关怀。每次只提一简单的问题，以诱导为主，避免斥责、拒绝等语言。

(2) 亲情人际疗法：是指增加亲属、晚辈、朋友的探视与交流，给予老人心理支持。增加痴呆老人的文体活动，以提高病人的沟通能力，培养乐观情绪，延缓疾病的发展。

2. 认知功能障碍护理

(1) 对记忆障碍的护理(回忆疗法)：鼓励老人回忆过去的生活经历，特别是让病人回忆一些愉快的事，激发病人的思维活动；帮助其认识目前生活中的人和事，以恢复记忆并减少错误判断；鼓励老人参加一些力所能及的社交活动，通过动作、语言、声音、图像等信息刺激，提高记忆力。对于记忆障碍严重者，通过编写日常生活活动安排表、制订作息计划、挂放日历等，帮助记忆。

(2) 对智力障碍的护理：促进其多用脑、勤用脑，以刺激大脑的思维活动。并给病人制订切实可行的功能训练计划，包括语言、计算及理解功能训练，做到循序渐进、反复强化、持之以恒。如进行拼图游戏，对一些图片、实物、单词做归纳和分类，进行由易到难的数字概念和计算能力训练等。

(3) 对思维障碍的护理：对思维贫乏的病人多给予信息及语言刺激，寻找病人感兴趣的话题，用病人经历过的重大事件，诱导启发病人用语言表达，刺激大脑的兴奋性。对思维活跃及紊乱的病人，改变话题，分散注意力，转移思路，使思维恢复到正常状态。对有妄想的病人，护理人员应态度和蔼亲切，语言恰当。注意谈话技巧，不可贸然涉及病人的妄想内容。

（4）对定向障碍的护理：必须专人陪护，防止病人单独外出、走失，发生意外事件。对一些轻度痴呆病人进行定向力训练，如在日常生活护理时反复向病人讲述日期、时间、地点，天气等，使病人逐渐形成时间概念。

3. 饮食护理　合理安排膳食，补充微量元素可预防痴呆的发生。改善AD病人的身体状况，延长寿命，提高生活质量。①戒烟酒，严格控制暴饮暴食，定时定量，以维护正常的消化功能。②多食富含卵磷脂、乙酰胆碱的食物，如鸡蛋、鱼、肉等，多食坚果、牛奶、麦芽等，有助于提高记忆力。③药膳：根据中医理论采用一些有益脑细胞的食物熬制，如山药粥，具有补脑髓补五脏的作用。芝麻核桃粥，有补肾润燥、健脑和中的作用。

4. 生活护理　通过病人自理程度，根据Orem的自理模式选择"全补偿""半补偿""支持教育法"。"全补偿"是指全部负责病人的生活护理；"半补偿"是指除督促训练外给予协助；"支持教育法"是指做好指导，协助其养成良好的习惯。

（1）预防感染：保持环境清洁、空气清新；根据气候变化增添衣物；保持卧床及大小便失禁病人的皮肤清洁、干燥，勤沐浴。

（2）安全护理：建立一个舒适、安全、温暖、明亮、空气新鲜的环境。卧床病人给予床挡加护，危险物品妥善保管，地面保持干燥，通道无障碍物。

5. 睡眠护理　环境中的不合适刺激可增加病人原有的烦躁不安。睡眠紊乱的病人易导致行为异常，甚至攻击行为。为病人安排丰富的日间活动，尽量不安排睡眠时间，采用亮光刺激或设计室内光线（自然或人工）体现白天和黑夜的不同；睡前不大量进食，限制水的饮用；睡前可少量饮用牛奶等安神食品，必要时可服用中药成分的镇静安眠剂。

6. 服药护理　指导监督病人服药，以免发生漏服或错服；对于服药的病人一定要看服，确认咽下，防止病人将药吐掉；观察药物不良反应，报告医生，便于及时调整给药方案。

7. 病情观察　病人年老体弱，机体抵抗力差，再加上记忆和智能受损，因此病人表述症状困难，使症状隐蔽、不典型等。护理人员要仔细耐心观察病情，及时发现问题，及时处理，以免延误病情。并及时记录，做到小痛不放过，无痛不麻痹。

8. 健康指导　及早发现痴呆：加强对全社会的健康指导，提高对痴呆症的认识；及早发现记忆障碍，做到"三早"：早发现、早诊断、早干预。选择居家护理，家庭成员的精心护理对于巩固疗效，延缓病程具有重要意义。对家属或照料者进行痴呆疾病常识的宣教，通过定期家访，提高照料者的护理技能，指导照料者掌握与老年痴呆病人交流的方法，提高中晚期老年痴呆病人的生活质量。

【护理评价】

经过预防、治疗和护理干预后，老人的认知能力有所提高，并能最大限度地保持社交能力和日常生活自理能力，生活质量有所提高。

项目三　血管性痴呆病人的护理

案例导入 3

陈某，女性，75 岁，本科。有高血压史数十年。半年前脑梗后残留左侧肢体偏瘫。近 3 个月来逐渐出现失眠，行为紊乱，有时哭闹，情绪激惹，冲动毁物，砸了家里的花瓶，欲打人。家属管理困难而送入院治疗。检查：左侧肢体偏瘫。血压 150/90 mmHg。MRI 示：①两侧半卵圆中心、基底节区、小脑半球及脑干软化灶；②脑萎缩；③幕上脑积水，双侧侧脑室体周围脑白质疏松。初步诊断：血管性痴呆。

提问：目前对病人来说最主要的护理问题有哪些？在病情评估时还需要着重了解病人哪些方面？该病人护理措施有哪些？

分析提示

该病人现主要的护理问题是情绪激惹，冲动毁物，行为紊乱、左侧肢体偏瘫；通过收集病人相关资料，除一般资料外，还注意收集其精神症状和偏瘫对其生活的影响；并采取有效的护理措施，如做好基础护理、病情的观察、生活功能的训练、疾病知识的健康宣教。

任务一　概　　述

血管性痴呆（vascular dementia，VD）是指由于脑血管病变引起的痴呆，其起病急缓不一，病程具有波动性，多呈阶梯式发展，常伴有局限性神经系统体征。是老年期痴呆病因中的第 2 位原因，约占痴呆的 20%。

任务二　病因及发病机制

1. *病因*　多数学者认为血管性痴呆的病因是脑血管病变（包括出血性和缺血性）引起的脑组织血液供应障碍，导致脑血管循环区域的脑结构改变和功能衰退。

2. *发病机制*　脑血管性病变是 VD 的基础。脑血管病变等多种病因引起大脑长期低灌注，导致大脑神经细胞物质和能量代谢紊乱，促使神经元发生不同程度的坏死或丢失，或者由于出血导致的脑实质损伤而引起记忆、注意、执行功能和语言等高级认知功能的严重受损是 VD 发生的核心机制。根据发病机制不同，分为以下 6 个亚型：①多发性梗死性痴呆（MID），占 75%；②重要部位的单个梗死痴呆，例如丘脑梗死；③小血管病性痴呆，包括微梗死性痴呆、皮质下动脉硬化性脑病、脑白质病变、脑淀粉样血管病（可伴出血）；④低灌注性痴呆；⑤出血性痴呆，如丘脑出血；⑥其他：如常染色体显性遗传病合并皮质下梗死和白质脑病（CADASIL）。

近几年研究发现，血管性痴呆存在脑内乙酰胆碱的减少。因此，胆碱能系统功能障碍可能亦是 VD 的发生机制之一。

任务三 临床表现

VD 临床表现形式与病损部位、大小及梗死次数有关。其主要包括：早期症状、局限性神经系统症状和痴呆症状。

1. *早期症状* 早期多无明显痴呆表现，主要表现为：①情感障碍，为典型症状，表现为持续的情绪不稳定，情感脆弱，严重时表现情感失禁；②各种躯体不适症状，常见的症状有头痛、眩晕、肢体麻木、睡眠障碍和耳鸣等。

2. *局限性神经系统症状及体征* 由于脑血管受损部位不同，可出现不同的症状和体征。如位于左大脑半球皮质的病变，可能有失语、失用、失读、失写等症状；位于右大脑半球皮质的病变，可能有视空间障碍；丘脑病损的病变可能表现以遗忘、情绪异常、嗜睡等精神症状为主等。

3. *痴呆症状* 早期出现记忆障碍，随着病情不断发展，痴呆症状呈阶梯式加重。到晚期也表现为全面性痴呆，记忆力、计算力、思维能力、自知力、定向力等均发生障碍。

任务四 诊 断

目前 VD 的诊断标准很多，尚缺乏一致的认识。根据 ICD－10 公布的精神与行为障碍分类，其中血管性痴呆（编码为 F01）的诊断要点如下：诊断的前提是存在痴呆，认知功能的损害往往不平均，可能有记忆丧失、智能损害及局灶性神经系统损害的体征，自知力和判断力可保持较好。突然起病或呈阶段性退化，以及局灶性神经系体征与症状使诊断成立的可能性加大。对于某些病例只有通过 CT 或最终实施神经病理学检查才能确诊。

有关特征为高血压、颈动脉杂音、伴短暂抑郁心境的情绪不稳、哭泣或爆发性大笑、短暂意识混浊或谵妄发作，常因进一步梗死而加剧。人格相对保持完整，但部分病人可出现明显的人格改变，包括淡漠、缺乏控制力或原有人格特点更突出，如自我中心、偏执态度或易激惹。

任务五 治 疗

VD 治疗原则：防治脑卒中，改善认知功能和控制精神行为症状。

1. 对因治疗　VD目前尚无特殊的治疗方法，预防和治疗脑血管病的危险因素是VD治疗的基础。包括积极控制高血压、糖尿病，降低胆固醇，降低颅内压；对脑卒中急性期治疗，应根据卒中类型采取适当的抗凝、扩血管、止血治疗；戒烟、戒酒等。

2. 改善认知治疗　是目前被证明有效的治疗措施。如应用胆碱酯酶抑制剂、兴奋性氨基酸受体拮抗剂、脑血循环促进剂、钙通道拮抗剂、脑细胞代谢激活剂、抗氧化药、血管扩张药等改善病人认知功能。

3. 精神和行为症状治疗　对出现的精神症状、各种不良的行为、睡眠障碍等应及时使用小剂量抗精神病药治疗。

任务六　护　理

【护理评估】

1. 健康史、致病因素（生理方面）　询问是否有高血压、冠心病、糖尿病、房颤、脑卒中等；是否有痴呆家族史；是否吸烟、饮酒；是否保存自理能力；营养状况、皮肤、排泄情况；睡眠型态；观察病人生命体征、有无神经系统阳性体征等。

2. 心理（症状）状况和社会方面

(1) 心理（症状）评估

1) 认知功能障碍：VD的早期核心症状是近事记忆障碍。早期病人虽然出现记忆障碍，但在相当长的时间内，自知力保持良好，智能损害只涉及某些局限的认知功能如计算、命名等困难，而一般推理、判断能力长时间保持正常，人格也相对完整，日常生活自理能力保持良好状态，又称“局限性痴呆”“网眼样痴呆”。但随着病情的加重，认知功能损害加剧，情绪不稳或失禁更为突出，易激惹。此外还可出现定向障碍、语言障碍等。

2) 行为精神症状：部分病人可有精神病性症状如幻觉、妄想等；在行为及人格方面也逐渐地发生相应的改变，如变得自私、吝啬、收集废物、无目的的徘徊等。病情进展具有波动性、阶梯样恶化的特点。

3) 社会功能减退：在痴呆的发展过程中，生活自理能力逐渐下降，到晚期生活完全不能自理，不知饥饱，外出走失，大小便失禁，不认识亲人，达到全面痴呆。

(2) 社会方面评估：病人的家庭和社会支持系统：病人亲属与病人的关系如何，负责照顾的家人是否觉得负担太重且不能得到放松；家人是否热心照顾病人。

【护理诊断】

1. 营养失调（低于机体需要量）　与病人咀嚼或吞咽困难、情绪抑郁及老年人因缺齿、味觉改变等有关。

2. 吞咽障碍　与神经肌肉受损、面部麻痹有关。

3. 排便异常　与长期卧床、精神科药物及神经肌肉功能障碍等有关。

4. 睡眠形态紊乱　与脑部病变导致缺氧、环境改变及焦虑、恐惧、兴奋、抑郁不良情绪等有关。

5. 躯体移动障碍　与神经、肌肉受损、肌肉无力等有关。

6. 语言沟通障碍　与认知功能下降、神经系统病变有关。

7. 定向障碍　与记忆力下降有关。

8. 思维过程改变　与认知功能下降有关。

9. 社交能力受损　与思维过程改变、认知功能下降等有关。

10. 生活自理能力缺陷　与认知功能、神经、肌肉功能障碍等有关。

11. 有暴力行为的危险　与幻觉、妄想等有关。

12. 有自杀的危险　与抑郁情绪有关。

13. 有皮肤完整性受损的危险　与大小便失禁、长期卧床有关。

14. 有受伤的危险　与智能下降、感觉减退、定向力障碍等有关。

【护理目标】

(1) 病人能够摄入足够营养与水分，保证营养。
(2) 病人进食及饮水后未发生误吸及噎食。
(3) 病人大小便通畅，能形成按时排便习惯。
(4) 病人能够得到充分睡眠，睡眠质量有所改善。
(5) 病人肢体功能恢复良好。
(6) 病人能最大限度地保持沟通能力，使用剩余的语言能力或手势、延伸进行交流。
(7) 病人能正确表达自己需求，最大限度推迟病人思维衰退。
(8) 病人最大程度保持自理能力。
(9) 照顾者和周围人不发生受伤。
(10) 病人能够自诉与其情感状态有关的感受；确认产生自杀观念及其行为的后果。
(11) 病人皮肤完好，未发生受损情况。
(12) 病人能够减少或不发生外伤的危险。

【护理措施】

1. 饮食护理　合理的膳食可延缓血管性痴呆进展。应结合病人的健康状况，给予易消化、营养丰富、低脂肪、低糖、充足蛋白质及维生素饮食，以增加病人抵抗力。对轻、中度痴呆病人可鼓励自行进食，速度要慢，不可催促，以防噎食。对重度痴呆病人应协助喂食，喂食时注意喂食速度和进食姿势，尽量取坐位或半坐卧位，以免发生呛咳。进食后指导病人保持坐位 30 min 以上。若病人拒食，则不应勉强，可先让病人做些别的活动，转移注意力后再劝其进食。对失语及吞咽困难的病人应及早进行吞咽功能训练，对严重吞咽困难的病人，可给予静脉输液或鼻饲，以补充能量。

2. 排泄护理　鼓励病人多饮水、多运动，多食蔬菜、水果及粗纤维丰富的食物，养成良好的饮食及定时排泄习惯等，均可有效预防便秘。腹部按摩能改善肠胃功能、增强肠蠕动，可在每日清晨饮水后 30 min 及餐后 30 min 顺着肠的蠕动方向顺时针按摩，以利缓解便秘。一旦发生便秘及时给予通便药或缓泻药。另外，大部分痴呆病人都会间断出现大、小便失禁，因此要定时提醒如厕，并且及时更换被大小便污染的衣物。

3. 睡眠护理　血管性痴呆病人大多有睡眠障碍，认知障碍严重时，常白天休息，夜间吵闹。对于这种情况，首先要为病人创造良好的入睡条件，尽量减少或消除影响病人睡眠型态的相关因素，周围环境要安静、舒适；入睡前用温水泡脚；不要进行刺激性谈话或观看刺激性电视节目等；不要给老人饮浓茶、咖啡、吸烟，以免影响睡眠质量；对严重失眠者可给予药物辅助入睡。每日应保证有 6～8 h 的睡眠。对于昼夜颠倒的病人，如病情许可，白天要让其有适度的活动，尽量不让病人在白天睡觉，增加活动，保持兴奋，以使他们能在夜间休息，保证病人足够的休息和睡眠。

4. 生活护理　痴呆病人由于认知能力下降、精神行为异常、定向力障碍导致生活能力下降，护理时应根据不同病人的不同病情因人制宜地采取个性化的护理措施。对于轻、中度的痴呆病人，除了给予适度的生活照顾外，应尽量指导其自理日常生活和保持良好的卫生习惯，采取适当措施制止病人的不卫生行为，并根据天气变化及时建议病人添减衣服，经常为病房开窗换气。长期卧床的病人要为其定期翻身、拍背。对大小便失禁的病人，要及时协助处理大小便，保持皮肤、床铺的整洁、干燥，以减少发生感染、皮肤病及压疮的危险。

5. 安全护理　血管性痴呆病人往往伴有思维混乱、记忆力减退、感觉迟钝、肢体功能运动障碍等，这些均为安全问题的危险因素。①防跌倒：对每一位住院痴呆病人均需做好防跌倒风险评估，对跌倒高风险病人，切实落实好防跌倒措施。如注意环境设施的安全，为病人提供安全的休养环境，地面要防滑，保持干燥，特别是浴室要装扶手，便于病人如厕及行走，选择坐式的便器，高度适宜；防跌倒病人衣着大小应适宜，裤脚过长应及时协助卷起，鞋底应防滑等。②防自杀：在血管性痴呆的早期，病人的认知功能损害较轻，具有完好的自知力。当病人意识到自己的记忆力、工作和学习能力日渐下降，引起一系列的心理反应，如焦虑、抑郁等。病人在这种不良情绪或幻觉、妄想等支配下可能会发生的自我伤害，因此，护理人员必须做好防自杀风险评估，加强高风险自杀病人管理，有效落实防自杀护理措施，如加强巡视，严密观察病情变化；加强危险品、药品管理等。③防暴力：病人在幻觉、妄想支配下可能会出现暴力行为。护理人员应做好防暴力风险评估，密切观察有暴力倾向的病人，及时发现暴力行为先兆，进行有效护理干预，尽量把暴力行为消灭在初期。一旦病人出现暴力行为应保持镇定，设法引开病人注意力，迅速控制局面，及时找出引起暴力原因，针对不同原因采取相应措施，避免类似事件发生。④防出走：血管性痴呆病人伴有记忆障碍、定向障碍，离开病区时必须由护理人员或家属陪伴，避免发生走失或其他意外事件。

6. 用药护理　对于吞咽困难的痴呆老人，可将药片掰成小粒或研碎后溶于水中服用；对于不能吞咽或昏迷的病人，应由胃管注入药物；对于拒药、藏药行为的病人，应及时了解拒药、藏药原因，耐心做好解释工作，并且严格执行发药规范，确保病人将药物服下。用药过程中密切观察用药作用与不良反应，如有异常及时通知医生处理。

7. 认知功能障碍的护理 ①记忆训练:临床对痴呆病人进行记忆锻炼的方法有瞬时记忆法(念一串不按顺序的数字,从三位数起,每次增加一位数,念完后立即让病人复述,直至不能复述为止)、短时记忆法(给病人看几件物品,让病人回忆刚才看过的东西)、长时记忆法(回忆最近探望过的家人、朋友,看过的电视内容等)。进行记忆训练时可根据病人记忆损害的程度采取不同的锻炼方式和内容,每次时间不宜过长,循序渐进,并经常给予鼓励。②语言功能训练:痴呆病人均有不同程度的语言功能障碍,进行语言功能训练时必须注意护理人员要有足够的耐心,利用一切护理、治疗的机会,主动与病人交流。交流时注意力要集中,目光亲切,态度温和,让对方觉得自己非常关注彼此交流。说话自然、语调适中、吐词清晰、语言尽量简单通俗。早期可用单词或短语加视觉信号来进行训练,如卡片、图片等。③定向力训练:临床常用现实定向治疗,即护理人员反复向病人提供关于目前情况的信息,如当前日期、时间、地点、周围人物、个人身份等,使病人逐渐恢复时间、地点、人物等定向力。④思维障碍的护理:加强病情观察,从病人言行中,及时了解幻觉、妄想发生的时间、内容、频率等,耐心倾听病人对幻觉内容的感受,给予安慰,使病人感到被关心、理解,千万不要与病人争辩,有些病人出现幻觉有规律性,可在其幻觉出现时鼓励病人参加感兴趣的活动,转移其注意力;对有妄想的病人,护理人员应态度和蔼亲切,语言恰当,注意谈话技巧,不可贸然触及病人的妄想内容。

8. 肢体功能障碍的护理 应尽早进行偏瘫肢体的被动运动、主动运动等,防止肌肉萎缩,促进瘫痪肢体功能恢复,降低致残率,并预防各种并发症发生。

9. 健康教育 血管性痴呆,重在早期预防。因此必须积极防治高血压病、高脂血症、糖尿病、脑卒中等;养成良好的生活习惯,生活有规律,适当运动,戒烟酒,注意劳逸结合;合理饮食,少食动物脂肪及胆固醇高的食物,多食蔬菜、水果,保持大便通畅。照护痴呆老人是一个漫长的阶段,由于家属缺乏照护知识,特别是护理技能的缺乏,给家属带来了许多压力。所以,应加强对家属进行痴呆疾病常识的宣教及护理技能的指导,使他们能够正确对待病人,掌握疾病相关知识和发展规律,增强战胜疾病信心,提高照料能力,以提高中晚期老年痴呆病人的生活质量,延缓病情发展。

【护理评价】

(1) 病人营养是否良好。

(2) 病人是否发生误吸、噎食。

(3) 病人大小便是否正常。

(4) 病人睡眠是否充足。

(5) 病人定向力、语言能力、肢体活动能力等是否改善。

(6) 病人是否保持沟通能力,能否进行有效交流。

(7) 病人是否主动料理自己生活,基本生理需求是否得到满足。

(8) 病人有无不良情绪,有无发生暴力、自杀行为。

(9) 病人皮肤是否破损。

(10) 病人是否受伤。

(11) 家属对疾病知识是否了解，是否掌握帮助病人进一步恢复生活和社会功能的方法。

项目四　脑损害和功能紊乱以及躯体疾病所致的其他精神障碍病人的护理

脑损害和功能紊乱以及躯体疾病所致的其他精神障碍是由不同病因引起的脑功能紊乱所致的精神障碍。这些病因有原发性大脑疾病、影响脑的全身性疾病、内分泌障碍如库兴综合征，或其他躯体疾病，以及某些外源性毒性物质（不包括酒和药物）或激素。这些状况有一个共同点，即根据临床特征无法将其诊断为器质性精神障碍，例如痴呆或谵妄。这一类病人推测其起病由大脑疾病或功能紊乱直接引起，而并非仅仅与这些疾病或障碍存在偶然的联系，也不是机体对这些疾病症状的心理反应，如长期癫痫所伴发的精神分裂症样障碍。

以下所罗列的疾病为已知存在使本类精神综合征出现的风险相对增加：癫痫；边缘性脑炎；亨廷顿病；头部外伤；脑瘤；能远距离影响中枢神经系统的颅外肿瘤（特别是胰腺癌）；脑血管病、损害或畸形；红斑狼疮及其他胶原病；内分泌疾病（特别是甲状腺功能低下和亢进、库欣病）；代谢病（例如低血糖症、血卟啉症、低氧血症）；热带感染性和寄生虫病（如锥虫病）；非精神药物的毒性作用（普萘洛尔、左旋多巴、甲基多巴、类固醇、抗高血压药、抗疟药）。

任务一　护理评估

脑损害和功能紊乱以及躯体疾病所致的精神障碍，大多是原发疾病发展到一定严重程度，影响到大脑功能活动，在一定条件下出现的精神障碍。在临床表现上，这类精神障碍既有原发疾病的症状体征，又有不同的严重程度和不同类型的精神症状，而且与应激事件强度、社会压力、亲属态度等社会因素有很大关系，因此要求护理人员全面评估病人的情况。

1. 生理方面

(1) 病人生长发育史、疾病家族史、药物过敏史、外伤和手术史。

(2) 病人原发疾病的进展情况，包括原发疾病的主要症状表现、发展趋势、治疗情况、疗效以及预后等。

(3) 有无缺氧、腹水、黄疸、水肿、少尿或无尿等表现。

(4) 是否存在与原发疾病相关的神经系统症状和体征，如共济失调、肌阵挛、锥体束征阳性、脑膜刺激征、手足震颤、扑翼样震颤、末梢神经炎等。

(5) 病人的一般状况，包括生命体征、营养状况、进食情况、大小便和睡眠情况等。

是否存在神经系统症状,有哪些阳性体征。

(6) 实验室及其他辅助检查结果。

2. 心理方面

(1) 病人性格特征、兴趣爱好、人际关系如何;生活、学习、工作能力状况如何;对自身疾病的态度如何;是否配合治疗;对治疗有无信心;是否了解该病。

(2) 有无记忆障碍:脑器质性疾病病人常发生记忆障碍,表现为远、近记忆力不良。在评估记忆力时,应当在自然的情况下进行,因为这样病人可以从容地回忆。

(3) 有无思维障碍:思维障碍在脑器质性疾病病人中并不少见,通常表现为缺乏主动性思维、持续言语、联想加快、抽象思维障碍、妄想等。在评估时,评估者可以通过物品联想、问题转换、完形填空、抽象名词的解释、物品归类等任务去把握病人存在的症状。

(4) 有无智能障碍:大脑弥漫性损害时多伴有智能障碍,有的表现为计算能力下降,有的表现为抽象理解能力受损、缺乏概括和判断能力,更为严重的病人会丧失所有的生活技能和以往的知识经验。在评估时,评估者可以让病人进行一些数字计算、物品分类、故事复述等任务。

(5) 有无情感障碍:脑器质性疾病病人的情感障碍往往是明显的,在临床观察和交谈中即可发现。病人的表情、言语和姿势均可作为判断情感障碍的参考。通常病人会存在情感迟钝、情绪不稳以及悲观抑郁等情感表现。

(6) 有无意识障碍:意识障碍在脑器质性疾病中并不少见,尤其是脑外伤,因此应根据心理过程及神经系统体征评估病人的意识状况。

3. 社会方面

(1) 病人病前是否发生过严重的生活事件,病人对它的反应如何。

(2) 目前症状对病人的日常生活能力、病人人际关系以及病人的工作能力有何影响。

(3) 病人亲属与病人的关系如何,是否能给病人提供支持和关心。

任务二 护理诊断

器质性精神障碍除了精神症状之外,同时还存在各种躯体症状,相比其他精神障碍更加复杂,因而涉及的护理诊断更为广泛。以下列出一些较为常见的护理诊断。

1. 生理方面

(1) 营养失调(低于机体需要量):与生活无规律、食欲下降有关。

(2) 睡眠型态紊乱:与脑部疾病导致缺氧有关。

(3) 排便异常:与意识障碍、精神药物不良反应等有关。

(4) 有感染的危险:与营养失调、生活自理能力下降后致机体抵抗力下降有关。

(5) 有皮肤完整性受损的危险:与长期卧床有关。

(6) 有受伤的危险:与意识障碍、智能障碍、癫痫发作状态、躯体移动障碍、感觉减退等有关。

2. 心理方面

(1) 语言沟通障碍:与意识障碍、认知功能下降有关。

(2) 思维过程改变:与脑部受损、认知功能下降等有关。

(3) 定向力障碍:与记忆力减退、注意力不集中、意识障碍有关。

(4) 意识障碍:与脑部的感染、脑血管疾病、脑外伤、变性改变、肿瘤等有关。

(5) 急性意识障碍:与躯体疾病、体温过高等有关。

(6) 感知改变:与病理生理方面的改变、注意力改变等有关。

(7) 思维过程改变:与躯体疾病所致的幻觉、妄想等精神症状有关。

(8) 焦虑:与缺乏对疾病恰当的认识和评价、担心疾病的预后、环境改变等有关。

(9) 恐惧:与环境及健康状况改变、不能预测疾病的后果等有关。

3. 社会方面

(1) 生活自理能力缺陷:与意识障碍、认知功能减退、神经系统病变等有关。

(2) 社交障碍:与思维过程改变、认知功能下降、定向力下降有关。

(3) 有暴力行为的危险:与幻觉、错觉、妄想等有关。

任务三　护理目标

1. 生理方面

(1) 病人能够保证营养、水分补充及电解质的平衡。

(2) 病人睡眠的质和量有所改善。

(3) 病人未发生感染,机体抵抗力逐渐得到提高。

2. 心理方面

(1) 病人能与医护人员、亲友、病友等进行有效交流。

(2) 病人的定向力完整。

(3) 病人意识状态良好,程度未进一步加重。

3. 社会方面

(1) 病人生活自理能力提高。

(2) 病人能与周围相关人员进行沟通。

(3) 病人能认识自伤、伤害他人等行为的后果,并能有意识约束自己的冲动想法和行为。

任务四　护理措施

1. 生理方面

(1) 病情观察:生命体征的变化与脑部疾病的关系十分密切,应密切监测。观察两侧瞳孔的大小是否正常，是否等大、同圆，对光反应是否正常。此外，意识障碍的程度是提示颅内疾病轻重程度的重要指标，要随时注意意识状态的变化。

（2）饮食护理：根据病人不同的营养情况采取相应措施，保证病人的营养、水分的补充及维持电解质的平衡。为病人提供含丰富营养成分、清淡易消化的食物，并允许病人选择个人喜好的食物。对于能自行进食的病人给予合理膳食的指导。对不能自行进食的病人，如痴呆病人，护理人员应耐心喂饭。有意识障碍、吞咽功能障碍的病人不能强行进食以防误吸或噎食，可采取鼻饲营养或静脉输液等方法补充营养。颅压高并伴有呕吐的病人，可暂缓进食，因进食可加重呕吐，必要时可静脉输液保证入量，同时也要注意控制输液的速度和量，避免脑水肿加重。癫痫伴发精神障碍的病人应给予低盐饮食，避免过饱，诱发癫痫。有的病人表现为贪食，或者是忘记自己已经吃完饭又要求吃饭时，护理人员要设法转移病人的注意力，避免暴饮暴食，导致消化不良。

（3）睡眠护理：尽量减少或消除影响病人睡眠的各种因素，保证睡眠。帮助病人尽快适应新的生活环境，消除陌生感和不安全感。

（4）个人卫生护理：严重痴呆病人多数不知洗漱，帮助其洗脸或洗澡时，病人可表现为不合作，拒绝，这可能与老人的不安全感有关，或担心脱了衣服会被别人偷走等，这时可让病人熟悉的人帮助他，脱下的衣服要放在他能看到的地方。在给病人洗漱时，还要注意水温不要过热，以免发生烫伤。由于失用，有的痴呆病人拿着衣服不知如何穿，常会出现把裤子当衣服穿，或把鞋子戴在头上，把袜子当成手套等，此时应协助病人穿好衣物，尽管做起来很慢，也要训练病人保持穿衣的功能。

（5）排泄护理：痴呆病人常会有大小便失禁的现象，一方面当病人大小便在裤子里或床上时要及时清理干净；另一方面也要训练病人定时排便，知道有便意时如何表达，知道卫生间的地方。对于便秘、尿潴留的病人，鼓励能活动的病人多做适当的运动，以利于肠蠕动，为病人提供富含粗纤维的食物，刺激肠蠕动，定时督导排便，指导和训练病人养成定时排便的习惯；给予腹部按摩等，必要时与医生联系给予灌肠和导尿。

（6）安全护理：为病人提供安全的治疗环境，对意识障碍、重度痴呆、癫痫发作病人及年老病人，应设专人护理。对长期卧床的病人，应安装床挡或适当给予保护性约束，防止坠床。对意识模糊、行走不便及反应迟钝的病人，可适当限制其活动范围，活动时需有人陪伴。加强危险物品管理，减少环境中对病人有潜在危险的因素，清除环境中的障碍物。

2. *心理方面*

（1）认知功能障碍的护理：对于病人的记忆力减退、注意力集中困难及定向力障碍，可给予回忆疗法、记忆训练及现实定向训练，如给予提示性信息，如日历、动作提示、放置老照片的影集，反复向病人说明其所处的时间、地点及周围人物身份等。

（2）谵妄状态的护理：处于谵妄状态的病人，对周围环境的认知功能差，在幻觉、错觉及妄想的影响下，病人可表现情绪激动、恐惧，还可能因此而产生冲动或逃避的行为，并且会导致自伤、伤人的后果。为了防止发生意外，应有专人护理，随时注意加强防范。如病床要加床挡，控制病人的活动范围，病室内的设施要简单。当病人激动不安时，护士应该陪伴在病人的床边，耐心地予以安慰，帮助其稳定情绪。必要时可以用约束带暂时给予保护，按照医嘱给镇静剂协助病人安静下来。

(3) 癫痫大发作的护理：注意观察，出现先兆症状时，让病人立即平卧，避免摔伤。发作时，保持呼吸道通畅，迅速将牙垫放入病人的口腔内上下齿之间，防止抽搐时咬破唇舌。松解衣领和裤带，适当保护下颌和四肢，防止肢体过度伸张时，导致关节脱臼。但注意不要用力按压，防止发生骨折。抽搐停止后，将头转向一侧，以防口腔分泌物被吸入气管内。发作终止后，应让病人卧床休息，专人守护，观察意识恢复情况，防止出现癫痫持续状态。对发作后意识朦胧、兴奋躁动的病人，要注意保护，防止摔伤。对于抑郁状态的病人：①将其置于护理人员易观察及安全的环境中，避免单独居住、单独活动；②鼓励病人参加工娱疗活动；③严密观察病情变化，严防病人消极自杀。

(4) 对于兴奋状态的病人：①将病人安置于单间，房间内物品简化、安全、规范，减少不良刺激和环境中对病人潜在的危险因素；②要用耐心的态度、温和的语言，帮助病人控制情绪，鼓励其正确表达自己的想法和需要；③加强巡视，密切观察病情变化，必要时可采取保护性约束措施，防止病人在幻觉妄想支配下出现暴力行为。

(5) 与病人建立治疗性人际关系，主动发现病人的身心需要，并及时采取措施，尽可能地予以满足。同时鼓励病人表达自己的想法和需要，给予他们发泄情绪和悲伤的机会，从而减轻病人的焦虑、恐惧和抑郁等情感障碍的程度。

3. 社会方面

(1) 协助和鼓励病人提高生活自理能力，恢复社会功能。

(2) 帮助病人认识与发病有关的心理社会问题，根据病人自身的实际情况及疾病恢复情况，与病人共同制定具有可行性和可操作性的康复目标和措施。

(3) 指导家属学习和掌握疾病的一般知识，使家属能够识别早期症状，掌握复发先兆，及时为病人提供有效帮助，多关心病人生活，为病人创造恢复健康的良好环境；要妥善管理好药物，监护病人按时按量服药，了解用药后的一般不良反应及处理方法。

(4) 当精神症状减轻或者消失后，指导病人和家属了解疾病复发的先兆，掌握自护的方法，并定期复查。

任务五　护理评价

1. 生理方面

(1) 病人营养状况是否良好，睡眠是否充足，大小便情况是否正常。

(2) 是否发生感染等并发症。

2. 心理方面

(1) 病人的意识状态有无好转，记忆力、定向力有无改善，有无不良情绪。

(2) 是否了解一定的疾病知识。

3. 社会方面

(1) 病人能否主动料理自己的生活,生活是否有规律。

(2) 有无发生暴力行为,能否与他人进行有效交流。

思考题

1. 简述痴呆综合征的临床表现。
2. 简述 AD 的护理要点。
3. 简述血管性痴呆安全护理要点。

(晏庆昊　王晓敏　盛梅青)

模块六　精神活性物质所致精神障碍病人的护理

学习目标

识记：精神活性物质所致精神障碍的临床表现；精神活性物质所致精神障碍的护理要点。

理解：精神活性物质所致精神障碍的病因及发病机制。

学会运用：护理程序对精神活性物质所致精神障碍病人进行正确评估、制订护理计划并实施、评价。

重点：精神活性物质所致精神障碍的护理要点。

难点：对精神活性物质所致精神障碍病人进行正确评估、制订护理计划并实施和评价。

项目一　精神活性物质所致精神障碍

案例导入

李某，男性，48岁，工人。病人于20岁起因应酬而开始饮酒，随着时间的变迁病人饮酒量也逐渐增大，经常喝醉，性格逐渐变得暴躁，常因饮酒和家里吵闹，酒后打骂妻子，每日饮白酒(二锅头)250～500 g不等，近5年来晨起必饮，不饮酒就感觉心烦不安，心慌，手抖，出虚汗，饮酒后上述症状消失。近3～4年来睡眠差，饮食不规律，常因饮酒而影响工作。近10余天病人在家乱说胡话，翻东西，问其原因则说地上、床上有小虫子，要抓虫子，并说有人要害他，晚上不睡。父母二系三代无精神异常史。体格检查：醉酒步态，脉搏102次/分，双上肢震颤，肌张力稍高，共济失调。实验室检查：电解质：钾3.0 mmol/L，钠137 mmol/L，氯136 mmol/L；血糖6.8 mmol/L；谷丙转氨酶92 U/L，谷草转氨酶87 U/L，谷氨酸转肽酶357 U/L。精神检查：意识范围狭窄，接触被动，时间定向欠佳，反应较迟钝，有幻视、言语性幻听及大量被害妄想，记忆及智能检查不配合，情绪不稳，易激惹，情感反应焦虑，意志活动减退，无自知力。诊断为酒精所致精神障碍：①酒依赖综合征；②酒戒断综合征；③酒精所致的幻觉症；④酒精所致的妄想症；⑤酒精所致的震颤谵妄。

提问:该病人入院后护士应从哪些方面对病人进行评估?该病人目前存在哪些主要症状和护理问题?针对这些症状和问题给予哪些护理干预措施?

分析提示

李某入院后,护士应通过全面收集病人相关资料外,还应重点评估其饮酒情况;病人目前存在脾气暴躁、焦虑、伤人、毁物及肝功能受伤和饮酒后的不良反应;针对这些症状和问题要做好病情观察和疾病护理,控制饮酒量,重视戒断症状、逐渐戒酒,避免病人在精神症状支配下出现危险行为,注意康复教育,为病人提供专业安全的戒酒康复护理措施,做好出院指导和宣教,促进病人健康。

任务一 概　　述

常见的精神活性物质有酒类、阿片类、大麻、催眠药、抗焦虑药、麻醉药、兴奋剂、致幻剂和烟草等。使用精神活性物质后,会出现各种生理、心理症状,导致行为或反应方式的改变,使精神活动能力或社会功能明显下降,因此精神活性物质的使用已成为当今世界严重的医学问题和社会问题。据联合国 2003 年估计,大约有 2 亿人使用非法药物,其中 1.63 亿人使用大麻、0.34 亿人使用苯丙胺、800 万人使用摇头丸、0.14 亿人使用可卡因、0.15 亿人使用阿片类(0.1 亿人使用海洛因),已引起全世界的普遍关注。

(一) 基本概念

1. *精神活性物质*(psychoactive substances)　又称物质或成瘾物质(substances)、药物(drug),指能够影响人的情绪、行为、改变意识状态,并有致依赖作用的一类化学物质,人们使用这些物质的目的在于取得或保持某些特殊的心理、生理状态。毒品是社会学概念,指具有很强成瘾性并在社会上禁止使用的化学物质,在我国主要指阿片类、可卡因、大麻、兴奋剂等药物。

2. *依赖*(dependence)　指一组由反复使用精神活性物质引起的行为、认知和生理症状群,包括强烈的精神活性物质渴求,尽管明知对自身有害,但仍难以控制,持续使用;耐受性增加、戒断症状和强制性觅药行为。所谓强制性觅药行为是指使用者将寻找药物作为自己一切活动的中心,高于其他任何活动,如责任、义务、道德等。

3. *滥用*(abuse)　又称有害使用(harmful use),指一种有悖于社会常规或偏离医疗所需的间断或不间断地自行使用精神活性物质。滥用是一种不良适应方式,强调的是反复使用药物导致了明显的不良后果,如不能完成工作、学业,损害了躯体、心理健康,导致法律上的问题等,无明显的耐受性增加、戒断症状或强制性觅药行为。

4. *耐受性*(tolerance)　是指长期持续地使用某物质,若欲达到预期的效应,则需要明显增加该物质的剂量,若仅使用相同的剂量则效果明显降低。

5. 戒断状态(state of withdrawal)　指因减少或停用精神活性物质或使用拮抗剂所致的特殊的心理生理症状群，其机制是由于长期用药后，突然停药引起的适应性的反跳。症状与病程与所使用的精神活性物质的种类与剂量有关，一般表现为与所使用药物的药理作用相反的症状。

(二) 精神活性物质的分类

根据精神活性物质的药理特性，目前分为以下七大类。

1. 中枢神经系统抑制剂　如酒精、苯二氮䓬类、巴比妥类，能抑制中枢神经系统。

2. 中枢神经系统兴奋剂　如咖啡因、苯丙胺、可卡因，能兴奋中枢神经系统。

3. 大麻　大麻是世界上最古老、最有名的致幻剂，适量吸入或食用可使人欣快，增加剂量可使人进入梦幻，陷入深沉而爽快的睡眠之中。

4. 致幻剂　如麦角酰二乙酰胺(LSD)、仙人掌毒素等，能改变意识状态或感知觉。

5. 阿片类　包括天然、人工合成或半合成的阿片类物质，如海洛因、吗啡、哌替啶、美沙酮。

6. 挥发性溶剂　如丙酮、甲苯。

7. 烟草

任务二　病因与发病机制

精神活性物质所致精神障碍的原因不能用单一的模式解释，一般认为生物学因素、个体心理特征、社会环境等综合在一起，共同参与精神活性物质使用的整个过程。

(一) 生物学因素

现已发现，脑内存在对吗啡有特殊亲和力的吗啡受体，推测药物依赖性的迅速形成可能与外源性吗啡与吗啡受体的结合作用有关。另外，位于边缘系统的犒赏系统是导致药物依赖的结构基础，药物对犒赏系统的作用如产生欣快感，是产生精神依赖及觅药行为的根本动因。一些神经递质如五羟色胺、多巴胺、去甲肾上腺素等也参与了药物依赖的形成。酶的异常如乙醛脱氢酶(ALDH)缺乏，可使饮酒后乙醛在体内堆积而造成醉酒反应，反之则易于形成酒依赖。

此外，家系研究、双生子及寄养子研究均发现，遗传因素在药物依赖中起着重要作用。例如，酒精依赖多半具有家族史倾向，其遗传度为52%～63%。家系研究中嗜酒者子女的酒精中毒发生率比不嗜酒者的子女高4～5倍，说明酒精中毒者存在着遗传方面的缺陷。在双生子研究中，瑞典Kail发现同卵双生子的同病率明显高于双卵双生子，并且酒精中毒都比较严重。丹麦、美国等对寄养子的研究表明，后代嗜酒与血缘父母嗜酒密切相关，而与寄养父母嗜酒无关。遗传机制目前还不清楚，因为亲子两代除共有酒瘾外，都可能合并有人格异常及其他情况。

(二) 心理因素

研究发现吸毒者有明显的个性问题，如反社会性、情绪控制较差、易冲动性、适应不良、过度敏感、缺乏有效的防御机制、追求即刻满足等。显然人格障碍者易于成瘾，但人们很难从回顾性研究中获得可靠的结论。此外，还有许多药物依赖者处于未成年期或青春期，此期除生理发育变化较大外，其心理也处于不稳定期，容易受外界各种因素影响而产生对酒或药物的依赖。

现在多用行为学派理论阐述药物依赖的形成机制。对于药物依赖者来说，药物可被视为一种行为的强化因子，在不断得到用药快感的同时暂时摆脱了生活中的不愉快事件，减少了焦虑，因此分别获得了正性和负性两方面的学习强化作用。而中断用药所产生的戒断症状带来的痛苦体验与强烈的渴求感，也同样属于另一种负性的强化作用，最终使依赖行为成为顽固的、牢不可破的行为模式。

(三) 社会因素

社会环境、社会文化背景与生活状况对使用精神活性物质有很重要的影响。社会环境常决定药物的可获得性，同时社会环境急剧动荡是加剧或促进酗酒及吸毒流行的因素。社会文化背景常决定了某些毒品或药品的可接受性，如有的国家认为饮酒是生活需要，是文化的表现，致使酒依赖逐年上升。社会制度也决定了药物滥用和毒品流行的趋势，在旧中国鸦片成瘾者泛滥成灾，到新中国鸦片成瘾者基本绝迹的事实可以看到，社会因素在物质成瘾的形成与消除过程中起着重要作用。此外，家庭矛盾、单亲家庭、家庭成员吸毒、同伴使用药物等都是个体用药的危险因素。

任务三　临床表现

(一) 酒精所致精神障碍

酒精是亲神经物质，被吸收后广泛分布到身体的各器官系统。中枢神经系统是最敏感的器官，心血管系统、胃肠道、肝脏等也会受到明显影响。当少量饮酒时，可使人产生欣快、健谈、控制能力下降及轻度的行为障碍；一次大量饮酒可引起急性精神神经症状；长期饮用可以引起各种精神障碍，包括依赖、戒断综合征以及精神病性症状，并常出现躯体损害的症状和体征。酒精所致的精神障碍大体上分为急性和慢性酒中毒两大类。

1. 急性酒中毒

(1) 单纯性醉酒：单纯醉酒又称普通醉酒状态，是由一次大量饮酒引起的急性中毒。临床症状的严重程度与病人血液中酒精含量及酒精代谢速度有关。在酒醉初期，醉酒者的自我控制能力减退，出现兴奋话多、言行轻挑、不加思考、情绪不稳等类似轻躁狂兴奋期症状。随后可出现言语凌乱、步态不稳、困倦嗜睡等麻痹期症状。也有部分醉酒者情绪消沉、少语、疏泄性悲泣等。绝大多数醉酒者发生构音不清、共济失调，并伴有心率增快、呼吸急促、血压降低、皮肤血管扩张、呕吐、意识清晰度下降等，但记忆力和定向力多保持完整。若醉酒进一步发展，则出现意识障碍，如意识清晰度下降和(或)意识范围狭窄，乃至出现嗜睡、昏睡甚至昏迷。除重症外，这些症状均可自然恢复，无后遗症。

(2) 病理性醉酒：这是一种小量饮酒引起的精神病性发作。病人饮酒后急剧出现环境意识和自我意识障碍，多伴有片断恐怖性幻觉和被害妄想，临床上表现为高度兴奋、极度紧张惊恐。在幻觉妄想的支配下，病人常突然产生攻击性，往往是暴力行为，如毁物、自伤或攻击他人等。病理性醉酒发生突然，持续时间数分钟到数小时，多以深睡告终，醒后病人对发作过程多不能回忆。

(3) 复杂性醉酒：是介于单纯性醉酒和病理性醉酒之间的一种中间状态。一般病人均有脑器质性疾病或躯体疾病，如癫痫、颅脑外伤、脑血管病等。在此基础上，病人对酒精耐受力下降，小量饮酒后便发生急性中毒反应，出现明显的意识障碍，常伴错觉、幻觉、被害妄想，可出现攻击和破坏行为。发作常持续数小时，缓解后病人对经过部分或全部遗忘。

2. 慢性酒中毒　长期饮酒可导致精神和躯体方面的受损，同时影响社会功能。慢性酒精中毒临床表现及相关并发症如下。

(1) 酒依赖(alcohol dependence)：俗称“酒瘾”，是由于长期反复饮酒所致的对酒渴求的一种特殊心理状态。这种渴求导致的行为已极大地优先于其他重要活动。其特征有：①对饮酒的渴求、强迫饮酒、无法控制。②固定的饮酒模式，病人必须在固定的时间饮酒而不顾场合，以避免或缓解戒断症状。③饮酒高于一切活动，不顾事业、家庭和社交活动。④耐受性逐渐增加，饮酒量增多。⑤反复出现戒断症状，当病人减少饮酒量或延长饮酒间隔、体内酒精浓度下降时，就出现戒断症状，常见症状为手、足、四肢和躯干震颤，共济失调、情绪急躁，以及出汗、恶心、呕吐等。若饮酒及时，此戒断症状能迅速消失。此现象常发生在清晨，称为“晨饮”。⑥反复出现戒酒后重新饮酒，并会在较短的时间内再现原来的依赖状态。

(2) 戒断综合征：指长期大量饮酒者停用或减少饮酒后所引起的一系列躯体和精神症状，或社会功能受损。

1) 单纯性酒精戒断反应(uncomplicated alcohol withdrawal)：长期大量饮酒者停止或骤然减少饮酒量，数小时后出现自主神经功能亢进如出汗、心动过速与血压升高，手、舌或眼睑震颤，失眠，厌食，焦虑，头痛，恶心，呕吐，短暂的视、触、听幻觉或错觉。>95%的戒断反应为轻到中度，一般在戒酒后 8 h 内出现，24～72 h 达高峰，2 周后明显减轻。

2) 震颤谵妄(delirium tremens)：长期大量饮酒者如果突然停酒或减少酒量时，引发的一种历时短暂、并有躯体症状的急性意识模糊状态。经典的“三联征”包括伴有生动幻觉或错觉的谵妄、全身肌肉震颤和行为紊乱。幻觉以恐怖性幻视多见，如小动物、丑陋的面孔等，因而病人出现极度恐惧或冲动行为。常伴有自主神经功能亢进，昼轻夜重的规律。部分病人因高热、衰竭、感染、外伤而死亡，死亡率可达 5%～10%。震颤谵妄持续时间不等，一般 3～5 天，个别病人可持续半个月，恢复后部分或全部遗忘。

(3) 酒中毒性幻觉症(alcoholic hallucinosis)：长期饮酒引起的幻觉状态，一般在突然停饮或减少酒量之后 48 h 内发生，以幻视为主。常见原始性幻视以及评论性和命令性幻听，内容对病人不利。病程长短不定，可为数小时、数天或数周，但≤6个月。

（4）酒中毒性妄想症（alcoholic delusiveness）：慢性酒中毒病人，在意识清晰情况下出现嫉妒妄想与被害妄想，受其支配可出现攻击、凶杀等行为。酒中毒性妄想症起病缓慢，病程迁延，如长期坚持戒酒可逐渐恢复。

（5）酒中毒性脑病（alcoholic encephalopathy）：这是慢性酒中毒最为严重的精神病状态，是长期大量饮酒引起脑器质性损害的结果。临床以谵妄、记忆力缺损、痴呆和人格改变为主要特征，绝大部分病人不能完全恢复正常。

1）柯萨可夫精神病（Korsakov's psychosis）：又称柯萨可夫综合征。临床以近记忆缺损、虚构和错构、定向力损害为主要表现，还可表现为幼稚、欣快和感觉运动性失调。此症多数预后不良，仅少数可恢复正常，最终发展成痴呆。

2）韦尼克脑病（Wernicke's encephalopathy）：是慢性酒中毒常见的一种代谢性脑病，由于维生素 B_1 缺乏所致。表现为眼球震颤、眼球不能外展和明显的意识障碍，伴定向障碍、记忆障碍、震颤谵妄等，大量补充维生素 B_1 可使眼球的症状很快消失，但记忆障碍的恢复较为困难。一部分病人转为柯萨可夫综合征或痴呆。

3）酒中毒性痴呆（alcoholic dementia）：是慢性酒精中毒对大脑损害较重的表现形式。缓慢起病，表现为短期、长期记忆障碍，抽象思维及理解判断障碍，人格改变，部分病人有大脑皮质功能受损的表现，如失语、失认、失用等。严重者生活不能自理，预后差，多因严重躯体并发症而死亡。

（二）阿片类物质所致精神障碍

阿片类物质是指任何天然的、合成的，对机体产生类似吗啡效应的一类药物，包括阿片（opium）、阿片中提取的生物碱吗啡（morphine）、吗啡衍生物海洛因（heroin），以及人工合成的哌替啶、美沙酮等。这些药物通常也是主要的吸毒药品。阿片类药物具有特殊的改变心情、产生强烈快感的作用；镇痛、镇静作用；能抑制呼吸、咳嗽中枢及胃肠蠕动，同时能兴奋呕吐中枢和缩瞳作用；止泻、扩张皮肤血管、改变内分泌等作用。医疗上使用阿片类的目的是利用它们强有力的镇痛作用，但由于其致欣快和抗焦虑作用而被滥用。

1. *阿片类物质依赖*　常见为海洛因依赖，开始时将海洛因粉末加入香烟中抽吸，随后绝大多数吸毒者将海洛因粉末置于锡纸上加热烫吸，以及静脉注射或皮下注射。阿片类物质连续使用2周至1个月即可成瘾，具有强烈的精神依赖、躯体依赖及耐药性。一旦形成依赖，个体的心理特征、精神状态、社会功能出现特征性的变化，吸毒成为生活中唯一的目标，最终沦为没有人格、没有社会生产能力、违法犯罪的瘾君子。

（1）滥用者的体验及一般表现：初尝阿片类物质时许多人会有恶心、呕吐、头昏、全身乏力、焦虑等感觉。这种难受的感觉几次以后逐渐消退，而快感则逐渐显露，并成为强化效应而很快产生依赖等一系列症状。快感的出现及强烈程度因人而异。如静脉注射海洛因，注射后立即出现一种强烈的快感，随之而来的是似睡非睡的松弛状态，此时，一切烦恼、忧愁等一扫而光，继之出现精神振作，自我感觉良好，直至下次用药，这种状态通常可维持2～4 h。形成依赖后，每3～6 h需要重复用药才能维持身体的功能状态，以致耐受性不断增加。

(2) 精神症状：情绪低落、消沉、易激惹；服用药物后则情绪高涨、思维活跃。性格变化明显，自私、说谎、诡辩、缺乏责任感。另外还表现为记忆力下降、注意力不集中、主动性及创造性减低、失眠、睡眠质量差，昼夜节律颠倒，智能障碍不明显。

(3) 躯体症状：一般营养状况差、食欲丧失、体重下降、便秘、皮肤干燥、性欲减退，男性病人出现阳痿，女性病人出现月经紊乱、闭经。此外，还表现为头晕、冷汗、体温升高或降低、心悸、心动过速等。

(4) 神经系统症状：可见震颤，步态不稳，缩瞳，腱反射亢进等。

2. 戒断综合征　戒断综合征的严重程度与阿片类物质的种类、用药剂量和用药的持续时间等有关。症状一般在戒断后 8～12 h 出现，36～72 h 达高峰，持续 3～10 天后明显减轻或消失。最初表现哈欠、流涕、流泪、寒战、出汗等。随后陆续出现各种戒断症状，如厌食、恶心呕吐、腹泻、腹痛、瞳孔扩大、全身骨骼和肌肉酸痛和肌肉抽搐、心跳加速、呼吸急促、血压升高，以及失眠、抑郁，烦躁不安，意识障碍、嗜睡、谵妄，伴有鲜明生动的幻觉等。在戒断反应期间，病人可出现强烈的心理渴求和自主性行为，如抱怨、恳求、不择手段的求药行为。

3. 过量中毒　过量中毒者，多有意识不清、可达深度昏迷。呼吸极慢，甚至每分钟 2～4 次。皮肤冰凉、体温下降、血压下降。瞳孔缩小，当缺氧严重时，瞳孔可扩大，对光反射消失。肌肉松弛，下腭松弛，舌向后坠阻塞气道等。特征性表现是昏迷、呼吸抑制、针尖样瞳孔"三联征"。

4. 并发症　营养不良、便秘和感染性疾病较为常见。静脉注射阿片类物质引起的并发症多而严重，如肝炎、肺炎、梅毒、破伤风、皮肤脓肿、蜂窝织炎、血栓性静脉炎、败血症、细菌性心内膜炎、艾滋病等。孕妇滥用阿片类物质可发生死胎、早产、婴儿体重过低、新生儿死亡率高等。

5. 复吸　复吸是依赖者在经历主动或被动的躯体脱毒后重新开始吸毒的行为，往往发生在脱毒后 1～2 周。调查显示半年复吸率高达 95%，故依赖者的吸毒模式为：吸毒→脱毒→复吸→再脱毒→再复吸。这样反复循环，不断加重。

(三) 镇静催眠药物所致精神障碍

镇静催眠药物包括巴比妥类药物及非巴比妥类药物。巴比妥类，特别是短效巴比妥类药物，如司可巴比妥（速可眠）等为最易成瘾的催眠药物之一。非巴比妥类药物如水合氯醛、甲丙氯酯（眠尔通）等也易致成瘾。

1. 镇静催眠药物依赖　长期大量服用巴比妥类药物及其他镇静催眠药物者主要引起人格改变和智能障碍。人格改变主要表现为丧失进取心，对家庭、社会失去责任感，病人变得孤僻、意志消沉、自私、说谎，不择手段地偷药、骗药。智能障碍表现为病人创造能力和主动性降低，记忆力下降，注意力不集中，计算力和理解力均有损害。躯体可出现消瘦、乏力、食欲低下、皮肤无光泽、面色灰暗、多汗、性功能减退以及中毒性肝炎等。神经系统可见舌、手震颤，腱反射亢进，踝阵挛，锥体束征阳性等。

2. 戒断综合征　一般在停药 1～3 天后出现。轻者浑身难受、虚弱无力、头痛、失眠、心慌、眩晕等。重者出现全身肌肉抽搐、癫痫大发作、意识障碍、幻觉、兴奋、冲动等。

药物的镇静作用越强，戒断症状越重，一般出现2～3周后恢复。

3. 过量中毒　一次大量服用巴比妥类药物可引起急性中毒，主要表现为意识障碍和轻躁狂状态，伴有震颤、吐字不清、步态不稳等神经系统体征，严重者可死亡。

(四) 抗焦虑药物所致精神障碍

抗焦虑药物特别是苯二氮䓬类药物在临床上应用广泛，一旦使用不当，易产生依赖现象。

1. 抗焦虑药物依赖　长期大量使用抗焦虑药物可引起依赖，随着病人的服药量不断增大，人格会逐渐改变，轻者表现为易激惹、意志薄弱，重者说谎、欺骗、偷窃、缺乏责任感等。一般智能改变不明显。躯体状况变差，出现消瘦、面色苍白、无力、皮肤无光泽、性功能低下。神经系统可见肌张力低下、腱反射低或消失、步态不稳等。

2. 戒断综合征　停药1～3天出现明显的症状，常见失眠、焦虑、头疼痛、耳鸣、全身无力、出汗、震颤，严重者可见一过性幻觉、欣快、兴奋、不眠，癫痫大发作或谵妄等。与巴比妥类药物依赖的戒断症状相似。持续时间一般2～4周。

3. 过量中毒　一次大量服用可引起急性中毒，主要为意识障碍，严重者可死亡。

任务四　诊　　断

ICD-10精神活性物质所致精神障碍的诊断要点如下。

(1) 可在自我报告、尿样、血样等的客观分析或其他证据(病人的物品中混有药物样品、临床体征和症状以及知情第三者的报告)的基础上辨明所使用的精神活性物质，最好从一种以上的来源去寻找使用精神活性物质的有关确证。

(2) 出现躯体或心理症状，如中毒、依赖综合征、戒断综合征、精神病性症状及情感障碍、残留性或迟发性精神障碍等。

此外，如为多种精神活性物质所致精神障碍，则应分别作出诊断。

任务五　治　　疗

(一) 治疗原则

1. 脱毒治疗　是整个治疗计划的第一步，由于病人对于精神活性物质的强烈渴求，必须在隔离的环境中进行脱毒治疗，治疗期间应杜绝一切成瘾物质或酒的来源。

2. 综合性治疗及个体化治疗　治疗精神活性物质所致精神障碍需应用全程综合性治疗，包括药物治疗、心理治疗、康复治疗等。此外，还应根据个体的具体情况，制订切实可行的治疗方案。

3. 加强对家属及其相关人群的健康教育及社会干预　争取最大限度的社会支持来

加强脱毒者的康复，防止再次滥用精神活性物质；改善环境，消除各种不良因素，促进病人的职业康复和提高其社会适应能力。

(二) 酒精所致精神障碍的治疗

对于酒精所致精神障碍，尤其是慢性酒中毒的治疗多采用综合性疗法。

1. *戒酒* 戒酒是治疗能否成功的关键，临床应根据病人酒依赖和中毒的严重程度灵活掌握戒酒进度，轻者可尝试一次性戒断，对严重酒依赖者可采用递减法逐渐戒酒，以避免出现严重的戒断症状，以致危及生命。无论一次或分次戒酒，临床上均要密切观察与监护，尤其在戒酒开始的第 1 周，特别注意病人的体温、脉搏、血压、意识状态和定向力，及时处理可能发生的戒断反应。

目前尚无成熟的戒酒药物。纳洛酮和纳曲酮虽已在临床试用，但作为常规临床使用仍需进一步积累资料。

2. *对症治疗* 针对病人出现的焦虑、紧张和失眠症状，可用抗焦虑药，如地西泮(安定)、氯硝西泮、阿普唑仑等对症处理。若病人出现明显的兴奋躁动、幻觉妄想等，可给予小剂量抗精神病药，如氯丙嗪或氟哌啶醇肌内注射或口服治疗。对情绪抑郁者，可给予抗抑郁剂治疗。

3. *支持治疗* 多数病人有神经系统损害以及躯体营养状态较差，可给予神经营养剂，同时补充大量维生素，特别是 B 族维生素。改善病人的营养状态，维持水、电解质平衡。对合并有胃炎和肝功能异常的病人，一般常规使用治疗胃炎药和保肝药物。

4. *心理治疗* 临床实践证明，行为疗法对帮助病人戒酒有一定的作用。戒酒硫能抑制乙醛脱氢酶，使酒精代谢停留在乙醛阶段，造成乙醛在体内聚积。病人如在服药期间饮酒，可产生乙醛引起的恶心、头痛、焦虑、胸闷和心率加快等，使病人厌恶饮酒。该药有一定的毒性，不可长期使用。此外，国内外应用阿扑吗啡的厌恶疗法也取得了较为满意的效果。其他心理治疗方法，如支持心理治疗、认知心理治疗等也有助于戒酒和预防复发。

(三) 阿片类物质所致精神障碍的治疗

1. *过量中毒的处理* 阿片类物质急性过量中毒，首先保证足够的肺通气，必要时气管插管、气管切开或使用呼吸机；其次，给予缓慢静脉注射阿片类拮抗剂纳洛酮，剂量 0.8 mg/70 kg 体重，疗效迅速出现，表现呼吸增快、瞳孔扩大。必要时可数分钟后重复给药。

2. *脱毒治疗* 脱毒(detoxification)指通过躯体治疗减轻戒断症状，预防由于突然停药可能引起的躯体健康问题的过程。

(1) 替代治疗：理论基础是利用与毒品有相似作用的药物来替代毒品，以减轻戒断症状的严重程度，使病人能较好地耐受，然后在一定的时间(14～21 天)内将替代药物逐渐减少，最后停用。目前常用的替代药物有美沙酮和丁丙诺啡等，使用剂量视病人的情况而定，美沙酮首日剂量为 10～20 mg，24 h 的总剂量一般不超过 40 mg，然后根据病人的躯体反应逐渐减量，原则是只减不加，先快后慢，限时减完，一般在 2～3 周内完成整个治疗。

(2) 非替代治疗：①可乐宁(clonidine)。为 α_2 肾上腺素能受体激动剂，主要用于脱毒治疗的辅助治疗，可以抑制撤药后出现的流泪、流涕、打哈欠、骨肌肉酸痛、恶心、呕吐、厌食、出汗、寒战、心动过速等症状。不良反应为低血压、口干和嗜睡，剂量必须个体化。②中草药、针灸。与替代治疗相比，中药在缓解戒药后前 3 天的戒断症状方面较差，但能有效促进机体的康复、促进食欲，重要的是不存在撤药困难问题，针灸治疗也有一定的疗效。

3. *对症支持治疗* ①精神症状对症处理：用抗精神病药治疗幻觉、妄想；对有失眠、焦虑等情绪反应可用苯二氮䓬类药物或三环类药物等；对兴奋躁动、抽搐症状，可用地西泮 10～20 mg 静脉注射，或适当使用抗精神病药物，如氟哌啶醇、奋乃静等。②营养支持治疗：加强营养和各种维生素(B 族维生素、维生素 C、烟酸等)补充，还可用能量合剂促进大脑细胞代谢。

4. *预防复吸和康复治疗* 纳曲酮是阿片受体拮抗剂，可作为阿片类物质依赖者脱毒后预防复吸的一种药物。脱毒后的复吸者服用纳曲酮后，即使滥用阿片类物质也不会产生欣快作用，减轻对依赖物质的心理渴求，减少或消除正性强化作用。

此外，还应从社会和心理两方面，对脱毒者进行综合康复治疗。如改变环境，断绝毒品来源，给予行为治疗、认知治疗、家庭治疗、集体心理治疗等，对戒毒成功、避免复吸、促进康复有重要意义。

吸毒不仅是一个医学问题，而且是一个社会问题，仅靠医务人员不可能彻底解决，还需全社会乃至全球的共同努力。首先应切断毒品供应，禁止非法种植罂粟及阿片类物质的加工、生产、运输和出售，严格控制医用麻醉品，以杜绝毒品来源；其次加强宣传，提高人们对精神活性物质形成依赖的警惕性，自觉远离毒品。

(四) 镇静催眠药物及抗焦虑药物所致精神障碍的治疗

1. *急性中毒* 抢救巴比妥类药物中毒的关键在于洗胃和增加排泄。氟马西尼(安易醒)可用作安定类药物的过量中毒，效果显著。

2. *戒药治疗* 首先换用长效的同类药物替代，如苯二氮䓬类药物依赖可换用地西泮或氯硝西泮，然后逐渐减低替代药物剂量，在 2～4 周内撤完。并对症处理减药过程中常见的失眠、焦虑、抑郁等症状。

项目二 精神活性物质所致精神障碍病人的护理

【护理评估】

1. *健康史* 应用精神活性药物史、种类、用量、方式、间隔时间、持续时间。饮酒史、饮酒量、饮酒的种类、饮酒的模式，既往治疗用药及药物不良反应。

2. *生理评估* ①生命体征：体温、呼吸、脉搏、血压。②营养状况和体重：有无营养不良、极度消瘦等。③神经系统状况：注意腱反射、周围神经损伤情况，如感觉麻木等。④躯体戒断症状：有无打哈欠、流涕、发热、肌肉疼痛、腹痛、恶心呕吐、腹泻、震颤、共济失调、睡眠障碍等。⑤并发症：有无感染性疾病、消化道疾病、肝肾功能损害、心血管系统疾病、神经系统疾病等。⑥实验室及其他辅助检查：血、尿、便常规，血生化、心电图、脑电图检查结果。

3. 心理评估

(1) 有无知觉的改变，如出现幻听、幻视等症状；有无思维内容障碍及思维过程方面的改变，如酒精中毒性嫉妒妄想；有无智力与记忆损害，如遗忘、错构、虚构；有无注意力和定向力障碍；对疾病的认识，即有无自知力。

(2) 情感活动：酒戒断时有无恶劣情绪，如焦虑、抑郁、紧张、恐惧不安等；急性酒精中毒时，有无兴奋、吵闹、易激惹和情绪不稳。

(3) 意志行为活动：饮酒动机，如好奇心重应酬、生活苦闷、烦恼事多、想从饮酒中逃避等；是否改变了原有的生活方式，病人能否满足基本需求；在戒断中的防卫机制如何，有无抱怨、诉苦、争执等；有无在脱瘾治疗中不惜一切手段持续用药，如说谎、偷窃、收集、藏匿、攻击等行为。

(4) 有无人格不成熟或缺陷，如经受不住失败与挫折，呈破罐破摔的态度，容易冲动，不经考虑便行动，反社会倾向，是否缺乏自信及决策能力，自卑感强烈而隐蔽，内心孤独、退缩、不合群、冷酷、仇恨、缺乏爱心等。

4. 社会功能评估　病人社会交往能力及工作能力如何，与同事关系一般，家庭关系怎样？家庭成员及亲友对病人的支持及关心状况如何。

【常见护理诊断/合作性问题】

1. 生理方面

(1) 营养失调(低于机体需要量)：与消化系统功能障碍、缺乏食欲等有关。

(2) 睡眠状态改变：与情绪障碍导致入睡困难或戒断症状有关。

(3) 潜在并发症(有感染的危险)：与机体抵抗力下降、卫生习惯不良等有关。

(4) 意识障碍：与酒精或药物过量中毒、戒断反应等有关。

2. 心理方面

(1) 感知改变：与酒精或药物过量中毒、戒断反应等有关。

(2) 思维过程改变：与酒精或药物过量中毒、药物依赖导致中枢神经系统受损、戒断反应有关。

(3) 焦虑：与调适机制发生严重的困难，需要未获满足，或戒断症状等有关。

(4) 自我概念紊乱(低自尊、自暴自弃、自罪、自责等)：与缺乏正向反馈、家庭关系不良、社会支持缺乏等有关。

(5) 个人应对无效：与不适当的调适方法、认知歪曲、支持系统缺乏等有关。

3. 社会方面

(1) 生活自理能力缺陷：与躯体并发症、戒断症状等有关。

(2) 暴力危险(针对自己或针对他人):与酒精或药物中毒、戒断综合征,或个人应对机制无效有关。

(3) 有出走的危险:与认知障碍、自控能力降低有关。

(4) 社交障碍:与人格改变、行为退缩等有关。

【护理目标】

1. 生理方面

(1) 病人能维持正常的营养状态。

(2) 病人的睡眠状态紊乱得到改善。

(3) 病人未发生躯体感染性疾病。

(4) 急性中毒病人能保持生命体征的平稳,未发生并发症。

2. 心理方面

(1) 病人戒断症状控制,感知和思维过程逐渐恢复正常。

(2) 病人能积极控制不良情绪。

(3) 病人能纠正不正确的认知,出院后能认真执行戒毒、戒酒计划并主动配合。

(4) 病人能够建立正向的自我概念和积极的应对机制。

3. 社会方面

(1) 病人的生活自理能力逐步提高。

(2) 病人未发生暴力冲动行为和出走行为。

(3) 病人能建立正确的行为模式和有效的人际交往关系,主动承担社会责任。

(4) 病人能主动参与各种社会活动,有效利用社会支持资源。

【护理措施】

1. 生理方面　物质依赖者常常由于戒断反应、应用过量、中毒反应等导致较多躯体问题,包括营养不良、水电解质紊乱,感染或器官损害等,对躯体症状的处理应列为优先考虑。

(1) 生活护理

1) 饮食护理:精神活性物质依赖者饮食无规律,大多食欲下降,厌食,戒断反应重时甚至拒绝饮食。护理人员应观察病人每餐进食情况,给予易消化、营养丰富的饮食,以流质或半流质为宜,鼓励病人多饮水。对严重呕吐无法自行进食者,由护理人员协助喂食,必要时鼻饲或静脉给予营养支持。

2) 睡眠护理:精神活性物质依赖者在戒断后往往存在顽固性失眠,如不及时纠正,病人的注意力就会集中在躯体的不适感上,易诱发复吸或对镇静催眠药物依赖的可能性。在药物调整基础上,应采取措施协助病人改善睡眠状况,如指导病人建立规律的作息时间,白天参加各种工娱活动;改善睡眠的环境,要保持宁静、舒适、光线适中、空气清新;睡前不宜太饿或太饱、不宜大量饮水、避免剧烈运动、过度兴奋或其他刺激,放松心情,控制情绪,不让焦虑和恼怒等杂念烦扰,以免肌肉紧张或大脑活动频繁,不能入睡;听一些轻柔的音乐，睡前用温水洗澡，注意足部保暖等，并严密观察记录病人的睡眠时间。

3）个人卫生护理：加强口腔护理、皮肤护理、排泄护理，保持床单位清洁、干燥、舒适。戒毒病人对疼痛异常敏感，护理时应注意操作轻柔，尽可能少碰触病人皮肤。对奇痒难忍的症状，除给予药物缓解外，护理人员应给予心理支持，鼓励病人坚定治疗的信心。

（2）安全护理

1）对于有精神症状的病人，护理人员必须以平静、理解的态度给予保证及介绍环境，以减轻病人恐惧。根据病情设立专人护理，给予隔离或保护性约束，防止病人自伤或伤人。

2）此类病人多伴有人格障碍，表现易激惹、冲动，甚至违反规章制度、不服从治疗，可给予行为治疗，接触中也应注意方式方法，既要坚持原则，又要正确疏导，避免直接冲突，

3）病人入院3～5天后，大多数戒断反应严重，难以克制生理上的痛苦和心理上的依赖，要求提前出院，或想逃跑，因此要密切关注他们言谈举止，分析掌握心理活动，保证病区的安全。

（3）对症护理

1）过量中毒护理：首先要确认是何种药物，再给予适当的处理方法，如洗胃、给予拮抗剂等。密切观察病人的生命体征变化，保持水、电解质及能量代谢的平衡。保持呼吸道通畅，做好口腔护理及皮肤护理，预防并发症。

2）戒断症状护理：密切观察戒断症状的出现，适时用药。一般情况脱瘾者的流泪、流涕、呵欠之后相继出现全身症状，以全身酸痛、心悸、胸闷、发热、发冷、出汗居多，护理时要密切观察，尽早准确发现症状，防止戒毒者夸大症状，以求最好的给药时间，减轻病人痛苦。病人在戒断反应期间应卧床休息，避免剧烈活动，减少体力消耗，站立时要缓慢，不应突然改变体位。

3）用药护理：在逐渐减药过程中，要认真观察病人各种不良反应，其中生理状况危机的处理应优先考虑，配合医生做好危重病人的抢救和护理。同时在病房内备好抢救药品及器材。

4）躯体合并症护理：物质依赖病人多患有不同类型的躯体疾病，如心血管疾病、肝功能异常等消化系统疾病、神经系统损害，以及传染性疾病等。除做好生活护理外，对心血管系统疾患病人，应密切监测血压、脉搏；对肝功能异常及其他消化系统疾患的病人，要从饮食上加以重视，减少刺激性食物对消化系统的损害；对神经系统存在不同程度损害，如手指颤抖、共济失调的病人，应加强照顾，防止发生跌倒或其他意外；对于患有传染性疾病的病人应注意操作中严格无菌规程，防止交叉感染。

2. 心理方面

（1）建立良好的治疗性护患关系：尊重病人，接纳病人，采取接受的态度，耐心倾听病人叙述不适的感受，并很自然传递出愿意帮助病人的愿望。

（2）矫正不良行为：对病人的不良行为决不迁就，努力规范病人的行为，如严加防范

病人的觅酒或觅药行为。

(3) 运用良好的应对方式:指出病人不良的应对方式,如当谈论到不愉快的事件时,选择愤怒、扔东西、酗酒等错误的应对方式难以奏效,无法解决问题等。同病人一起分析、识别及运用更有效的正确应对方式,来对待和处理心理问题。

(4) 建立正性的自我概念:帮助病人重新认识自己,对病人好的品质、行为给予肯定,让病人改变对自己负向的评价,以积极的态度看待自己,提高自尊。

(5) 加强认知干预:针对具体情况,向病人及其家属提供有关精神活性物质滥用和成瘾的知识,让病人能主动认识物质滥用的危害,自觉配合戒除毒品。

(6) 鼓励病人参加有益的活动:如编织、绘画、下棋、运动、音乐等,以转移对物质的渴求心理。

(7) 帮助病人认识复吸的高危因素及采取处理的方法:如回避与以往滥用药物相关的人、地点、事物。

3. 社会方面

(1) 提高家庭、社会支持:家庭成员提供可靠的支持对物质依赖者的康复非常重要,但家人常会对病人的行为感到沮丧失望,所以必须由有经验的工作人员做家庭咨询,以协助家属了解疾病知识,强化家庭功能,给予病人重要的社会支持。此外,在社区建立活动站,可以让吸毒人员拥有一个既可以学到有用知识,又能够开展健康有益的娱乐活动的场所,有利于为病人创造无歧视的社会康复环境。

(2) 自助团体:自助团体是帮助物质依赖者及其家属的另一种方法。“匿名戒酒会”(AA)是自助团体的标准模式,它是完全由戒酒者所组成的一个组织,他们认为互相的支持可以提供彼此戒酒的力量。

(3) 过渡性安置机构:许多社区有暂时性的安置计划,例如酒瘾或药瘾的“中途之家”。这些机构提供病人在戒断期到完全康复返回社区的过渡期有个生活的地方。在这些机构中通常会提供个体的和团体的咨询,指导病人有关成瘾和康复方面的问题,这种计划的活动可以帮助病人调整自己慢慢适应社区生活。

【护理评价】

1. 生理方面

(1) 病人营养状态、睡眠状况等是否得到改善。

(2) 病人有无发生躯体感染性疾病及其他并发症。

(3) 急性中毒病人生命体征是否平稳,是否发生并发症。

2. 心理方面

(1) 病人的戒断症状是否得到控制,感知和思维过程是否恢复正常。

(2) 病人能否控制不良情绪,纠正不正确的认知,认真执行戒毒、戒酒计划。

(3) 病人是否建立正向的自我概念和积极的应对机制。

3. 社会方面

(1) 病人的生活自理能力有无提高。

(2) 病人有无发生冲动行为、自杀行为和出走行为。

(3) 病人是否可以与他人有效沟通，建立有效的人际关系，并主动承担社会责任。

(4) 病人能否主动参与各种活动，利用社会支持资源。

思考题

1. 科萨科夫综合征的主要临床表现是什?
2. 精神活性物质依赖有哪些常见症状?
3. 如何对慢性酒依赖病人进行治疗?

(席巧真　王　萍)

模块七　精神分裂症病人的护理

学习目标

识记：精神分裂症临床表现及分型与护理要点。
理解：精神分裂症的治疗要点。
学会应用：应用所学知识学会对精神分裂症临床表现的识别。
重点：精神分裂症临床表现与护理要点。
难点：精神分裂症各型的临床表现与护理要点；精神分裂症的治疗要点。

项目一　概　　述

精神分裂症(schizophrenia)是一组病因未明的精神障碍，具有思维、情感、行为等多方面的障碍，以精神活动和环境不协调为特征。通常意识清晰，智能尚好，部分病人可出现认知功能损害。多起病于青壮年，常缓慢起病，病程迁延，有慢性化倾向和衰退的可能，但部分病人可保持痊愈或基本痊愈状态。

任务一　病因及发病机制

精神分裂症的病因目前还不十分清楚，可能与遗传、心理社会等多种因素有关。

1. 遗传因素　国内外有关精神分裂症的家系调查，发现本病病人近亲中的患病率要比一般人群高数倍，且血缘关系越近，发病率越高。双生子研究发现同卵双生的发病率是异卵双生的4～6倍。寄养子研究发现精神分裂症母亲所生子女从小寄养出去，生活于正常家庭环境中，成年后仍有较高的患病率，提示遗传因素在本病发病中的主要作用。

2. 神经病理学及大脑结构的异常　选取典型病例进行尸解研究，发现恒定在中前颞叶(海马、嗅外皮质、海马旁回)存在脑组织萎缩，类似的表现也存在于额叶。CT发现精神分裂症病人出现脑室的扩大和沟回的增宽，这些变化在精神障碍的早期甚至治疗开始之前就已经存在。

3. *神经生化方面的异常*　精神分裂症神经生化基础方面的研究，主要有以下3个方面的假说。

(1) 多巴胺(DA)假说：20世纪60年代提出了精神分裂症的多巴胺假说，即认为精神分裂症病人中枢DA功能亢进。该假说有不少支持的证据。长期使用可卡因或苯丙胺，会在一个无任何精神病遗传背景的人身上产生幻觉和妄想。苯丙胺和可卡因的主要神经药理学作用是可以升高大脑神经突触间多巴胺的水平。而阻断多巴胺 D_2 受体的药物可用于治疗精神分裂症的阳性症状。经典抗精神病药物均是通过阻断DA受体发挥治疗作用的。研究还进一步证实传统抗精神病药物的效价与 D_2 受体的亲和力有关。

(2) 氨基酸类神经递质假说：中枢谷氨酸功能不足可能是精神分裂症的病因之一。谷氨酸是皮层神经元重要的兴奋性递质。使用放射配基结合法及磁共振波谱技术，发现与正常人群相比，精神分裂症病人大脑某些区域谷氨酸受体亚型的结合力有显著变化，谷氨酸受体拮抗剂如苯环己哌啶(PCP)可在受试者身上引起幻觉及妄想，但同时也会导致情感淡漠、退缩等阴性症状。抗精神病药物的作用机制之一就是增加中枢谷氨酸功能。

(3) 5-羟色胺(5-HT)假说：早在1954年Wolley等就提出精神分裂症可能与5-HT代谢障碍有关的假说。最近10年来，非典型(新型)抗精神病药在临床上的广泛应用，再次使5-HT在精神分裂症病理生理机制中的作用受到重视。

4. *子宫内感染与产伤*　研究发现，母孕期曾患病毒感染者及产科并发症高的新生儿，成年后发生精神分裂症的比例高于对照组。

5. *神经发育病因学假说*　D. Weinberger和R. Murray提出了精神分裂症的神经发育假说：由于遗传的因素和母孕期或围产期损伤，在胚胎期大脑发育过程就出现了某种神经病理改变，主要是新皮质形成期神经细胞从大脑深部向皮层迁移过程中出现了紊乱，导致心理整合功能异常。其即刻效应并不显著，但随着进入青春期或成年早期，在外界环境因素的不良刺激下，会不可避免地出现精神分裂症的症状。

6. *社会心理因素*　尽管有越来越多的证据表明生物学因素、特别是遗传因素在精神分裂症的发病中占有重要地位，但心理社会因素在其病因学中仍可能具有一定的作用。除了前述的精神分裂症与社会阶层、经济状况有关外，临床上发现，大多数精神分裂症病人的病前性格多表现为内向、孤僻、敏感多疑，很多病人病前6个月可追溯到相应的生活事件。

任务二　临床表现

(一) 感知觉障碍

精神分裂症最突出的感知觉障碍是幻觉，以幻听最为常见。在意识清楚的情况下反复出现持续性的、顽固的幻听，是精神分裂症重要的症状。精神分裂症病人听到的内容多半是争论性的，如 2 个声音议论病人的好坏；或评论性的，声音不断对病人的所作所为评头论足。如一位 50 多岁的女病人出门买菜，声音讲“大破鞋又出门了”，病人听后十分气愤，掉头回家，声音马上又说“装蒜”；幻听也可以是命令性的，此种幻听最应该引起工作人员注意，如不许病人吃饭、喝水，让病人跳楼等。幻听还可以以思维鸣响的方式表现出来，即病人所进行的思考，都被一种声音读了出来。

其他类型的幻觉虽然少见，但也可在精神分裂症病人身上见到。如一位病人拒绝进食，因为她看家里盘子装有碎玻璃（幻视）；一位病人感到有人拿手术刀切割自己的身体，并有电流烧灼伤口的感觉（幻触）等。精神分裂症的幻觉体验可以非常具体、生动，也可以是朦胧模糊，但多会给病人的思维、行动带来显著的影响，病人会在幻觉的支配下做出违背本性、不合常理的举动，而且通常病人是很难违抗幻听命令的。如有的病人在幻听的影响下辱骂甚至殴打亲人，有的病人为了躲避幻听的“骚扰”而频频上访，要求有关部门拆除安装在自己脑子里的“播音器”。曾有一位老年妇女，因为总是听到声音讲水里有毒，为了喝上“干净”的水，提着暖瓶走了 20 多里路，用时 4 h。具有幻听的病人在病房中常常表现为自言自语，自笑，或侧耳倾听，或者对空谩骂、表情愤怒，甚至有冲动行为等。对护士来说，评估和判断病人幻听的性质、幻听对病人及其他人的影响，掌握病人受症状支配导致的行为表现，并采取积极的护理措施是极其重要的。

（二）思维障碍

1. 思维形式障碍

（1）思维贫乏：主要特点是思想内容空虚，概念和词汇贫乏，缺乏主动言语，对一般询问往往无明确应答性反应，在回答问题时异常简短，或仅简单地答以“是”“否”“不知道”“没什么”等。同时病人在每次应答问题时总要延迟很长时间。病人叙述“脑子空虚既没有什么可想的，也没有什么可说的。”但病人对此默然处之。思维贫乏往往与情感淡漠、意志缺乏相伴随出现，构成精神分裂症的三项基本症状。

（2）思维散漫：病人思维活动表现为联想松弛，内容散漫，缺乏主题，一个问题与另一个问题间缺乏联系；说话东拉西扯，没有什么主题思想。回答问题不切题，以致检查者感到交谈困难。严重时可发展为破裂性思维。

（3）思维破裂：病人在意识清楚的情况下，思维联想过程破裂，缺乏内在意义上的连贯性和应有的逻辑性。病人的言谈或书写中，虽然单独语句在结构和文法上正确，但主题与主题之间，缺乏内在意义上的联系。因而旁人无法理解其用意所在。如问病人：“你叫什么名字？”答：“你上课，水流哗啦啦地响，人们都兴高采烈，我的眼睛不好，可能是感染了，有 2 个问题不懂，我想参加运动会……”病人对此丝毫不察觉他的错误，或者甚至给予更荒谬的解释。严重时，言语支离破碎，甚至个别词语之间也缺乏联系，成了词的杂乱堆积，称“语词杂拌”（word salad）。

（4）思维中断：病人无意识障碍，又无明显的外界干扰等原因，思维过程在短暂时间内突然中断，或言语突然停顿。这种思维中断并不受病人意愿的支配，可伴有明显的不自主感。有时病人感到思考的过程中突然出现一些与主题无关的意外联想，即思维插入。部分病人可对这些不自主的思潮过程作出妄想性的解释。

（5）象征性思维：病人以一些很普通的概念、语句或动作来表示某些特殊的、除病人自己以外旁人无法理解的意义。如一位女性精神分裂症病人入院时穿红毛衣、红裤子，不肯换衣服。睡觉时拆掉病房暖气片的木架，抱着暖气片睡，并以红毛线将自己与暖气片系结起来。病人病情好转后的解释是："红色代表共产党，暖气片是指工人阶级。拆掉木架子，是知识分子不应该摆架子。抱着暖气片睡表示知识分子和工人阶级团结起来。"

（6）模仿言语：病人模仿周围人的话，周围人说什么，病人就重复说什么。如医生问："你叫什么名字？"病人同样说："你叫什么名字？"又问："你今年多大了？"病人模仿说："你今年多大了？"上述症状常与刻板动作、模仿动作同时存在。

有经验的精神科医生通过与病人的一般性交谈，仅凭直觉就可以做出倾向精神分裂症的判断。这种直觉具体说来就是同精神分裂症病人交谈"费劲"。确实，同精神分裂症病人交谈，即使为了收集一般资料，也需要较多的耐心和较高的技巧；而要想同病人做深入的交谈，往往会十分困难。读病人书写的文字材料，往往不知所云。由于原发的精神活动损害，精神分裂症病人在交谈中忽视常规的修辞、逻辑法则，在言语的流畅性和叙事的完整性方面往往出现问题。病人在交谈时经常游移于主题之外，尤其是在回答医生的问题时，句句说不到点子上，但句句似乎又都沾点儿边，令听者抓不住要点（思维散漫）。病情严重者言语支离破碎，根本无法交谈（思维破裂）。有的病人说话绕圈子，不正面回答问题，或者对事物作一些不必要的、过度具体化的描述，令人费解，明明可以用一个大家都懂的通俗的名称，却偏偏不必要地使用具体概念加以解释，如病人在被问到"做什么工作"时，答"我在单位做数数的工作"，实际上病人在单位做会计。与上述情况相反，有的病人不恰当地使用符号、公式、自造的字（词语新作）、示意图表达十分简单的含义。如一位女病人画了一大张图，有不相交的曲线、带泪珠的英文"love"等，只为了表示"男友与我分手了"。病人言谈令人难以理解的另一个原因是逻辑关系混乱。如一位女病人说："我脑子里乱哄哄的，都是因为我太聪明了。我的血液里全是聪明，又浓又稠。我必须生个孩子，把我的聪明分给他一半，我才能好。要不然我就得喝美年达汽水，把我的聪明冲淡一点……我想喝美年达汽水。"这里也有概念含义上的混乱，如病人把抽象的"聪明"视为可被"汽水稀释"的具体物质。

2. 思维内容障碍

（1）妄想：妄想是精神分裂症最常见的症状之一。在部分病例中，妄想可非常突出。最多见的妄想是被害妄想与关系妄想，可见于各个年龄层。涉及的对象从最初与病人有过矛盾的某个人渐渐扩展到同事、朋友、亲人，直至陌生人。他人的一颦一笑、一举一动都暗有所指，寒暄问候、家常聊天都别有深意。严重者甚至连报章杂志、广播电视的内容都认为与己有关。精神分裂症妄想的主要特点是：①内容离奇，逻辑荒谬，发生突然；②妄想所涉及的范围有不断扩大和泛化趋势，或具有特殊意义；③病人对妄想的内容多不愿主动暴露，并往往企图隐蔽它。病人不愿意回答与妄想有关的问题，包括对自己的亲人。妄想的荒谬性往往显而易见。也许在疾病的初期，病人对自己的某些明显不合常理的想法还持将信将疑的态度，但随着疾病的进展，病人逐渐与病态的信念融为一体。

妄想的内容与病人的生活经历、教育背景有一定程度的联系。如一位在化工行业工作的工程师认为自己喝水的杯子被人做了手脚，每天都会释放出定量的毒药，造成自己慢性中毒；一位老护士认为自己在上次住院时被人注射了艾滋病病毒；一位没有文化的家庭妇女称自己丢了块价值"5万元"的罗马表，是让邻居偷走送给了国家领导人。

(2) 被动体验：正常人对自己的精神和躯体活动有着充分的自主性，即能够自由支配自己的思维和运动，并在整个过程中时刻体验到这种主观上的支配感。但在精神分裂症病人中，常常会出现精神与躯体活动自主性方面的问题。病人丧失了支配感，相反，感到自己的躯体运动、思维活动、情感活动、冲动都是受人控制的，有一种被强加的被动体验，常常描述思考和行动身不由己。

被动体验常常会与被害妄想联系起来。病人对这种完全陌生的被动体验赋予种种妄想性的解释，如"受到某种射线影响""被骗服了某种药物""身上被安装了先进仪器"等等。

(三) 情感障碍

主要表现为情感迟钝或平淡。情感平淡并不仅仅以表情呆板、缺乏变化为表现，病人同时还有自发动作减少、缺乏体态语言，在谈话中很少或几乎根本不使用任何辅助表达思想的手势和肢体姿势，讲话语调很单调、缺乏抑扬顿挫，同人交谈时很少与对方有眼神接触，多茫然凝视前方；病人丧失了幽默感及对幽默的反应，检查者的诙谐很难引起病人会心的微笑；病人对亲人感情冷淡，亲人的伤病痛苦对病人来说无关痛痒。一位住院的女性精神分裂症病人，每到探视日，只关心七旬老母给自己带来什么零食。一次老母在来院途中跌了一跤，待老母到后，病人接过零食便大吃起来，对母亲脸上、身上的伤痕不闻不问。少数病人有情感倒错。但抑郁与焦虑情绪在精神分裂症病人中也并不少见。

(四) 意志与行为障碍

1. 意志减退　病人在坚持工作、完成学业、料理家务方面有很大困难，往往对自己的前途毫不关心、没有任何打算，或者虽有计划，却从不施行。活动减少，可以连续坐几个小时而没有任何自发活动。有的病人自称"我就喜欢在床上躺着。"病人忽视自己的仪表，不知料理个人卫生。

2. 紧张综合征　以病人全身肌张力增高而得名，包括紧张性木僵和紧张性兴奋两种状态，两者可交替出现，是精神分裂症紧张型的典型表现。木僵时以缄默、随意运动减少或缺失以及精神运动无反应为特征。严重时病人保持一个固定姿势，不语不动、不进饮食、不自动排便，对任何刺激均不起反应。在木僵病人中，可出现蜡样屈曲(waxyflexibility)，特征是病人的肢体可任人摆布，即使被摆成不舒服的姿势，也较长时间似蜡塑一样维持不变。如将病人的头部抬高，好像枕着枕头，病人也能保持这样的姿势一段时间，称为"空气枕头"。木僵病人有时可以突然出现冲动行为，即紧张性兴奋。

任务三　临床分型

可根据精神分裂症的临床特征将其划分为几个亚型。各型的划分并非绝对的，也并非一成不变，病人可以从一个类型转变为另一个类型，也可以同时具有几种类型的特征。这种划分的依据偏重于精神病理学，介绍如下：

1. 偏执型(paranoidtype) 是精神分裂症最常见的一个类型。其临床表现以相对稳定的妄想为主，往往伴有幻觉(特别是幻听)。情感、意志、言语、行为障碍不突出。起病多在30岁以后。这类病人较少出现显著的人格改变和衰退，但幻觉妄想症状长期保留。

2. 青春型(hebephrenictype) 多于青春期发病，起病较急，病情进展快，多在2周之内达到高峰。以情感改变为突出表现，情感肤浅、不协调，有时面带微笑，却给人傻气的感觉；有时又态度高傲，显得不可一世；或喜怒无常、扮鬼脸、恶作剧，不分场合与对象，开一些幼稚的玩笑。思维破裂，言语内容松散、不连贯，令人费解，有时会伴有片断的幻觉、妄想。行为不可预测，缺乏目的。病情进展迅速，预后欠佳。

3. 紧张型(catatonictype) 以明显的精神运动紊乱为主要的表现。可交替现紧张性木僵与紧张性兴奋，或自动性顺从与违拗。典型表现是病人出现紧张综合征。紧张型目前在临床上有减少趋势。

4. 单纯型(simplextype) 起病缓慢，持续发展。早期多表现类似“神经衰弱”的症状，如主观的疲劳感、失眠、工作效率下降等，逐渐出现日益加重的孤僻退缩、情感淡漠、懒散、丧失兴趣、社交活动贫乏、生活毫无目的。疾病初期，常不引起重视，甚至会误认为病人“不求上进”“性格不够开朗”或“受到打击后意志消沉”等等，往往在病程多年后才就诊。治疗效果较差。

5. 未分化型(undifferentiatedtype) 有相当数量的病人无法被归入上述分型中的任一类别，病人的临床表现同时具备一种以上亚型的特点，但没有明显的分组特征，又称混合型。

6. 残留型 还有部分病人的临床表现过去符合精神分裂症诊断标准，至少2年一直未完全缓解。目前病情虽有好转，但残留个别阳性症状或个别阴性症状，称之为残留型。

7. 精神分裂症后抑郁 部分病人症状部分控制或病情基本稳定后，出现抑郁状态，称为精神分裂症后抑郁。抑郁既可以是疾病本身的组成部分，也可以是病人在症状控制后出现的心理反应，或是抗精神病药物治疗所引起。因存在自杀的危险性，工作人员应予重视。

任务四 诊 断

1. 症状标准 具备下述(1)～(4)中的任何一组(如不甚明确常需2个或多个症状)或(5)～(9)至少两组症状群中的十分明确的症状。

(1) 思维鸣响、思维插入、思维被撤走及思维广播。

(2) 明确涉及躯体或四肢运动，或特殊思维、行动或感觉的被影响、被控制或被动妄想、妄想性知觉。

(3) 对病人的行为进行跟踪性评论，或彼此对病人加以讨论的幻听，或来源于身体某一部分的其他类型的幻听。

(4) 与文化不相称且根本不可能的其他类型的持续性妄想，如具有某种宗教或政治身份，或超人的力量和能力。

(5) 伴转瞬即逝或未充分形成的无明显情感内容的妄想，或伴有持久的超价观念，或连续数周或数月每日均出现的任何感官的幻觉。

(6) 思潮断裂或无关的插入语，导致言语不连贯，或不中肯或语词新作。

(7) 紧张性行为，如兴奋、摆姿势，或蜡样屈曲、违拗、缄默及木僵。

(8) 阴性症状，如显著情感淡漠、言语贫乏、情感迟钝或不协调，常导致社会退缩及社会功能下降，但需澄清这些症状并非由抑郁症或神经阻滞剂治疗所致。

(9) 个人行为的某些方面发生显著而持久的总体性质的改变，表现为丧失兴趣、缺乏目的、懒散、自我专注及社会退缩。

2. 病程标准　特征性症状在至少 1 个月或以上时期的大部分时间内肯定存在以上 1～4 症状至少 1 个，或 5～10 至少 2 组症状群中的十分明确的症状。

3. 排除标准

(1) 存在广泛情感症状(抑郁、躁狂)时，就不应作出精神分裂症的诊断，除非分裂症的症状早于情感症状出现。

(2) 分裂症的症状和情感症状一起出现，程度均衡，应诊断分裂情感性障碍。

(3) 严重脑病、癫痫、药物中毒或药物戒断状态应排除。

4. 鉴别诊断

(1) 神经衰弱：病人的自知力是完全存在的，病人自己完全了解自己病情的变化和处境，甚至还对自己的病情做出过重的评价，情感反应强烈，积极要求治疗。

(2) 强迫性神经症：病人能认识到强迫症状源于自身，严重干扰自己的日常生活、学习和工作。为此感到十分苦恼，并企图加以排除和对抗，迫切要求治疗。

(3) 抑郁症：病人的情绪是发自内心的，并非受幻觉和妄想的影响，常伴有自卑、自责等，内心体验深刻，思维常是迟钝的，整个精神活动是协调的，可以伴有幻觉和妄想，但经过治疗，很快可以消失的。

(4) 躁狂症：情感反应活跃、甚至高涨、生动、有感染力，情感表现无论悲喜哀乐均与思维内容相一致与周围环境的接触、与周围人接触主动、洞察反应敏捷，动作增加，思维奔逸。

(5) 偏执型精神分裂症：妄想常较荒谬、离奇、泛化，常伴有幻觉。此外，情感反应不协调，起病年龄较早。与精神分裂症最大的不同是无精神衰退。

(6) 反应性精神病：在持久的精神刺激下，也可以出现以妄想为主要表现的偏执状态。主动讲述自己的不幸遭遇，以求周围人的支持和同情，病态体验在逻辑推理上接近正常人，并且情感反应鲜明强烈。此外，病人接受心理治疗的态度是主动的，精神症状随着精神刺激的解除可逐渐减轻、消失。

任务五 治 疗

精神分裂症的治疗中，抗精神病药物起着重要的作用，但支持性心理治疗、认知心理治疗、心理社会康复措施在预防复发和提高病人的社会适应能力中起到举足轻重的作用。精神分裂症的治疗是以降低复发率，最大限度地改善病人的社会功能和提高生活质量为目的。

1. 药物治疗

(1) 治疗原则：早发现、早诊断、早治疗、降低未治率；足量、足疗程，提高治疗依从性；尽量单一用药，提高用药安全性；以促进病人回归社会为治疗最终目标。

(2) 全病程治疗：精神分裂症药物治疗应系统而规范，强调早期、足量、足疗程的"全病程治疗"。一旦明确诊断应及早开始用药。治疗应从低剂量开始，逐渐加量达到治疗剂量，高剂量时密切注意不良反应，门诊病人用药剂量通常低于住院病人，一般情况下不能突然停药。一般急性期治疗为期 2 个月，第 1 次发作维持治疗 1～2 年，第 2 次或多次复发者维持治疗时间应更长一些，甚至是终生服药。不管是急性期还是维持治疗，原则上单一用药，作用机制相似的药物原则上不宜合用。维持治疗的剂量应个体化，一般为急性治疗期剂量的 1/2～2/3。维持治疗对于减少复发或再住院具有肯定的作用。

对于出现抑郁情绪、躁狂状态、睡眠障碍的病人可酌情选用抗抑郁剂、心境稳定剂、镇静催眠药，有锥体外系反应可合用盐酸苯海索(安坦)。

(3) 抗精神病药物种类

1) 经典抗精神病药物：经典药物又称神经阻滞剂，主要通过阻断 D2 受体起到抗幻觉妄想的作用，按临床特点分为低效价和高效价两类。前者以氯丙嗪为代表，镇静作用强，抗胆碱能作用明显，对心血管和肝功能的影响较大，锥体外系不良反应较小，治疗剂量比较大；后者以氟哌啶醇为代表，抗幻觉妄想作用突出，镇静作用很弱，心血管及肝脏毒性小，但锥体外系不良反应较大。此类药物能够有效地控制急性期症状，减少精神分裂症复发或恶化，但也存在一定的局限性：①不能改善认知功能；②对阴性症状及伴发抑郁症状疗效不确切；③引发椎体外系和迟发性运动障碍的比例高，常导致病人服药依从性差。

2) 非经典抗精神病药物：通过平衡阻滞 5－HT 与 D2 受体，起到治疗作用，不但对幻觉妄想等阳性症状有效，对情感平淡、意志减退等阴性症状也有一定疗效。代表药物有利培酮、奥氮平、奎硫平、氯氮平等。此外该类药物中绝大多数药物的不良反应相对较少，特别是锥体外系不良反应、过度镇静作用等均明显轻于经典抗精神病药物，因此增加了病人对药物的依从性，提高了生活质量。这对于减少精神分裂症的复发、减少再入院率有重要帮助。

2. 电抽搐治疗　对精神分裂症的兴奋躁动，特别是出现冲动伤人，木僵或亚木僵、拒食、出走、精神分裂症疾病过程中或病后较为严重的抑郁情绪病人，抗精神病药物治疗无效或对药物不能耐受者等适合接受电抽搐治疗。在药物治疗的基础上合并电抽搐治疗，可以缩短对病人阳性症状的治疗时间，减少病人的住院期，对病人尽快出院和康复有利。电抽搐治疗能缓解 5%～10%难治性精神分裂症病人的症状，但要注意的是电抽搐治疗会引起短暂的记忆损害。

3. *心理社会康复* 心理治疗必须成为精神分裂症治疗的一部分。心理治疗不但可以改善病人的精神症状、提高自知力、增强治疗的依从性，也可改善家庭成员间的关系，促进病人与社会的接触。行为治疗有助于纠正病人的某些功能缺陷，提高人际交往技巧。家庭治疗使家庭成员发现存在已久的沟通方面的问题，有助于宣泄不良情绪，简化交流方式。

仅仅让病人消除精神症状是不够的。临床症状消失，自知力恢复，仅达到临床痊愈的标准。理想状态是，病人恢复了由于疾病所致的精力与体力下降，达到并保持良好的健康状态，恢复原有的工作或学习能力，重建恰当稳定的人际关系，这样才算达到全面的社会康复。

对临床痊愈的病人，应当鼓励其参加社会活动和从事力所能及的工作。对慢性精神分裂症有退缩表现的病人，可进行日常生活能力、人际交往技能的训练和职业劳动训练，使病人尽可能保留一部分社会生活功能，减轻残疾程度。应对病人的亲属进行健康教育，让其了解有关精神分裂症的基本知识，以期增加对病人的理解、支持，减少可能为病人带来的压力如过多的指责、过高的期望。

应当向社会公众普及精神卫生知识，使社会对精神病病人多一些宽容和关怀，少一些歧视和孤立。精神分裂症在初次发病缓解后可有不同的病程变化。大约 1/3 的病人可获临床痊愈，即不再存有精神病理症状。但即使在这些“康复者”中，由于精神分裂症深刻地影响了病人的正常生活和体验，病人在病愈后也会发现自我感受与过去有所改变。另一些病人可呈发作性病程，其发作期与间歇期长短不一，复发的次数也不尽相同，复发与社会心理因素有关。

任务六 预　　后

总体上讲，在第 1 次发作的精神分裂症病人中，有 75%可以治愈，约 20%可保持终生健康。因此精神分裂症的预后并不像人们所想象的那样悲观。由于现代治疗学的不断进步，大约 60%的病人可以达到社会性缓解，即具备一定的社会功能。

对于某一具体的病人，在患病初期确定预后比较困难。有利于预后的一些因素是：起病年龄较晚，急性起病，明显的情感症状，人格正常，病前社交与适应能力良好，病情发作与心因关系密切。通常女性的预后要好于男性。一些病人在反复发作后可出现人格改变、社会功能下降，临床上呈现不同程度的残疾状态。残疾状态较轻时，病人尚保留一定的社会适应能力和工作能力。另有一小部分病人病程为渐进性发展，或每次发作都造成人格的进一步衰退和瓦解。病情的不断加重最终导致病人长期住院或反复入院治疗。

项目二　偏执型精神分裂症病人的护理

案例导入 1

陈女士，45 岁，大专文化，已婚。以“凭空闻声、怀疑被害 2 年，加重 1 个月”为主诉入院。病人于 2 年前无明显诱因渐起出现睡眠差，表现为入睡困难，乱语，自诉听到脑子里一个自称为“大领导”的人给她讲话，说她有罪，正在对她实施监控。于是病人认为单位领导捉弄她，周围人都在串通起来欺骗她、要害她；走在路上常感到有人在跟踪她，说街上汽车要撞她，吃饭时怀疑有人在里面下毒。家人曾带病人到医院住院治疗 4 个月，于 2013 年 6 月好转出院。出院后病人服药不规律，近 1 个月来拒绝服药，病情加重，表现同前，说能凭空听到有人在说她的坏话，并多次在公共场所吵闹，要求为她“洗脱罪名”。认为家人不理解她，扬言要去跳楼自杀。家属否认二系三代有精神异常史。

躯体检查与神经系统检查未发现异常。精神检查：自动步入病房，仪态整齐，意识清楚，表现情绪低落，焦虑，称“我活不下去了，有一大批人包括心理医生一直在遥控我，叫我去死，我很难受、很痛苦，我没有罪”。认为自己没有病，不应该住院。

诊断：偏执型精神分裂症。

提问：该病人入院后床位护士应从哪些方面对病人进行评估？病人目前存在的主要护理问题是什么？如何为该病人做好护理？

分析提示

陈女士入院后，护士应通过全面收集病人相关资料，包括健康史、生理、心理、社会功能等方面进行评估，同时要重点评估其有无消极自杀行为；病人目前存在的主要护理问题是猜疑、被害妄想、焦虑、消极自杀、睡眠差；针对该病人的病情应做好病情观察和疾病护理，重视心理和安全护理特别是预防自杀自伤行为，帮助病人缓解精神症状。

任务一　护 理 评 估

1. *健康史*　病人病史 2 年余，曾住院治疗 1 次以好转出院，治疗后服药无规律，病情复发，不能坚持工作。家族成员中否认有精神障碍病人。

2. *生理评估*　病人生命体征正常；睡眠差，食欲、大小便正常。病人衣着整洁，生活自理。查体无特殊的阳性体征。辅助检查无阳性发现。

3. *心理评估*　病人病前性格内向、随和，交际一般。个人无特殊嗜好及爱好。病人认为自己没有病，对疾病没有认识，对住院治疗不合作。病人存在言语性幻听、被害妄想，被监视感。病人情绪不稳定、焦虑，有时坐立难安，情感反应与周围环境欠协调。

4. 社会功能评估　病人社会交往能力正常，工作能力一般，与同事关系一般，家庭关系和睦。家属常来探视，家庭经济状况良好。

任务二　常见护理诊断/合作性问题

1. 有自杀的危险　与精神症状有关。
2. 焦虑　与无价值感、自责等因素有关。
3. 思维过程的改变　与妄想有关。
4. 睡眠形态紊乱　与幻觉、妄想、睡眠规律紊乱等有关。

任务三　护理目标

(1) 病人住院期间不发生自杀、冲动行为。

(2) 病人睡眠得到改善，能按时入睡，保证睡眠每日 7～8 h，并学会一些应对失眠的方法。

(3) 病人的症状得到最大程度的减轻，日常生活尽可能不被精神症状所困扰。

任务四　护理措施

1. 自杀危险的护理

(1) 该病人自杀危险因素评估结果为中度危险，安排病人住在易观察的病房看护，24 h 在护士视线范围内活动。

(2) 与病人建立良好的信任关系，注意沟通的方式，交谈时态度诚恳亲切，鼓励病人说出内心的想法，疏导病人的不良情绪。

(3) 严格执行安全检查制度，做好药品及危险物品保管工作，外出检查时密切观察，确保安全。

(4) 做好探视家属告知，不得将危险品交给病人。

(5) 严密观察病人的言语、情绪及行为表现，发现异常迹象时，及时采取有效的预防措施，必要时给予约束性保护，并按约束护理常规护理。病情变化时要严格做好交接班。

2. 焦虑的护理

(1) 提供支持性心理护理，耐心倾听病人的诉说，了解病人的感受和体验，对病人的痛苦给予理解。

(2) 鼓励病人表达自己的情绪和不愉快的感受，协助其识别和接收负性情绪及相关行为。

(3) 病人因幻觉而出现焦虑不安时，护士应主动询问并提供帮助。帮助病人学会放松技巧，教给病人应用意向引导、深呼吸等技巧逐步放松肌肉。

3. 幻觉状态的护理

(1) 护士要加强护患交流，建立治疗性信任关系，了解病人言语、情绪和行为表现，以掌握幻觉出现的次数、内容、时间和规律，并评估幻觉对病人行为的影响。

(2) 在护理过程中要注意使用恰当的方法，在疾病早期不轻易批评病人的幻觉或向病人说明幻觉的不真实性，鼓励病人说出幻觉的内容，从而预防意外的发生。

(3) 在病情好转期，试着与病人讨论幻觉在其生活上所带来的困扰，鼓励病人表达内心感受，帮助病人辨别病态的体验，区分现实与虚幻，增进现实感，并促使病人逐渐学会自我控制，对抗幻觉的发生。向病人讲解关于幻觉的基本知识，并指导病人学会应对幻觉的方法，如通过看电视或听音乐，做手工等转移注意力，可通过大声阅读、打枕头等方式来宣泄情绪；同时可以寻求医护人员的帮助。

(4) 鼓励病人参加集体活动，淡化不良刺激因素对其影响，安排合理工娱活动，转移其注意力，缓解其负性情绪。

4. 妄想状态的护理

(1) 护士要关心、体谅、尊重病人，让病人感到护士的亲切及病区的安全、温暖。在疾病早期尽量不触及病人的妄想内容。若病人自行谈及妄想内容时，护士做好倾听，不要急于纠正或与其争辩，也不要在病人面前低声交谈，防止强化妄想内容，增加对护士的敌意，妨碍良好护患关系的建立。

(2) 护士要了解病人妄想产生的原因，让病人依据原因的重要性排序，然后与病人共同讨论其他可能的解释方法。随着治疗的进行，病人对妄想的病理信念开始动摇时，应抓住时机与病人进行治疗性沟通，启发病人进一步认识病态思维，帮助分析病情，批判症状，讨论妄想对生活的不良影响，使其逐步恢复自知力。

5. 服药护理

(1) 发药时确认病人将药物服下，提防病人藏药、弃药。

(2) 密切观察病人服药后的反应：发现不良反应时，应及时报告医生并采取相应的护理措施对症处理。

(3) 如果病人在服药期间出现不良反应，易产生沮丧、悲观等负性情绪体验，此时护士要密切观察病人的言谈举止，严防意外事件的发生。同时给予病人积极的心理护理、消除不安和恐慌。

6. 睡眠护理

(1) 创造良好的睡眠环境，保持环境安静，温湿度适宜，护士巡视病房时做到“四轻”，即说话轻、走路轻、操作轻、关门轻。

(2) 鼓励病人白天多参加工娱活动，减少白天的睡眠时间；晚上睡觉前可以用热水泡脚，促进血液循环；晚上睡前避免饮茶、咖啡、兴奋性饮料等。

（3）护士夜间巡视时要认真仔细，防止病人蒙头睡觉和假睡；如果睡眠差经诱导后无效，可报告医生，遵医嘱予以药物治疗。

7．健康宣教　向病人及其家属讲解有关精神分裂症的相关知识和药物治疗的重要性，使病人了解疾病的预后与药物治疗的关系，引导病人把病情好转与服用抗精神病药联系起来，使其领悟药物治疗带来的好处，增强战胜疾病的信心。

任务五　护理评价

（1）病人有无意外事件和并发症的发生。

（2）病人是否学会促进睡眠的方法，做到可以有效保证睡眠的正常需求。

（3）病人是否精神症状得到最大缓解，自知力恢复情况。

项目三　青春型精神分裂症病人的护理

案例导入 2

王某，男性，18 岁，高三学生，学习成绩良好，4 个月前无明显原因出现失眠、上课时注意力不集中，要求家长及同学给他介绍女朋友，3 个月前发展到不去学校读书，在街上闲逛，住院前 2 个月常半夜大声唱歌、自言自语、扮鬼脸、作怪相、对着镜子痴笑，有时赤身裸体、行为轻佻，自打耳光、哭笑无常、讲话前言不搭后语，甚至无故打骂父母及亲属。以往身体健康。病前性格：胆怯内向，喜独处，不苟言笑，无恋爱史。其母曾因"精神分裂症"住院。

躯体检查与神经系统检查未发现异常。精神检查：自动步入病房，意识清，蓬头垢面，不断傻笑，有时载歌载舞，但歌曲内容支离破碎，舞步杂乱无章。言语散乱如"今天的清醒，我要传给女朋友，也就是爱吃甘蔗的人，种子就会发芽，黄桃就是炎黄子孙，21 世纪走的时候，我把甘蔗种到黄山上去"。无自知力。诊断：青春型精神分裂症。

提问：该病人入院后床位护士应从哪些方面对病人进行评估？病人目前存在的主要护理问题是什么？如何为该病人做好护理？

分析提示

王某入院后，护士应通过全面收集病人相关资料，包括健康史、生理、心理、社会功能等方面进行评估；病人目前存在的主要护理问题是思维障碍引起行为紊乱、不合作并有暴力倾向等；对其应做好病情观察和疾病护理，特别病人有暴力行为，工作人员要做好安全护理及心理护理，帮助病人缓解精神症状。

任务一　护理评估

1. 健康史　病人病史4个月;其母曾因“精神分裂症”住院治疗。

2. 生理评估　病人生命体征正常;睡眠可,食欲、大小便正常。病人蓬头垢面,衣冠不整,生活自理差。查体无特殊的阳性体征。辅助检查无阳性发现。

3. 心理评估　病人病前性格胆怯内向,喜独处,不苟言笑,无恋爱史。个人无特殊嗜好及爱好。病人认为自己没有病,对疾病没有认识,对住院治疗不合作。病人表现自语自笑,行为轻佻,言语杂乱,自打耳光,甚至有打父母的行为。情感反应与周围环境欠协调。

4. 社会功能评估　病人社会交往能力正常,学习成绩良好,与同学关系一般,家庭关系尚好。家属常来探视,家庭经济状况一般。

任务二　常见护理诊断/合作性问题

1. 有对他人/自己施行暴力行为的危险　与精神运动性兴奋及自知力缺乏等有关。
2. 卫生/穿着/进食自理缺陷　与行为异常、无力照顾自己有关。
3. 自我认同紊乱　与思维障碍有关。
4. 不依从行为　与自知力缺乏有关。

任务三　护理目标

(1) 病人住院期间不发生自伤或伤人行为。
(2) 病人能料理个人卫生、穿着及按时进食。
(3) 病人能认识和分析自己的病态行为,对自己的行为负责。

任务四　护理措施

1. 有对他人/自己施行暴力行为的危险

(1) 预防病人的暴力行为:①评估病人暴力行为发生的诱因和先兆:病人不肯住院治疗,在病房内提出不合理要求并且行为轻佻、哭笑无常,很容易出现伤人或被他人伤害。护理人员要了解病人在入院前发生暴力行为的原因并评估这些原因是否依然存在,或是否有新的诱因出现,设法消除或减少这些因素。护理人员还需要早期发现暴力行为的先兆,如病人情绪激动、质疑、挑剔、无理要求增多、骂人、动作多而快等,以便及时并采取预防措施，稳定病人的情绪，避免暴力行为发生。②在病人入院早期，尽可能地满足其合理要求，对于不合理、无法满足的要求尽可能做好解释劝说，避免直接、简单方法拒绝，以免激惹病人。③保证药物治疗的顺利进行并仔细观察药物疗效及不良反应，有异常情况及时处理。④安全管理：保持环境安静与整洁，避免嘈杂与拥挤。管理好各种危险品，避免被冲动病人拿作攻击的工具。⑤病人教育：教会病人沟通的方法和正确表达愤怒情绪的方式。

（2）暴力行为发生时的处理：①寻求帮助；②控制局面，暴力行为发生时，应尽快控制局面，确保其他病人的安全；③解除武装；④必要时进行隔离与保护性约束。

2. 卫生/穿着/进食自理缺陷

（1）为病人提供足够的食物和水，根据病人的具体情况，定时进食进水；必要时可安排单独餐，食物形式可多样化，如提供可直接手拿着吃的食物等。

（2）病人因受症状影响，对自己的行为缺乏判断，可能出现一些不恰当的言行，如行为轻佻、喜好接近异性、乱脱衣等。护理人员应鼓励病人自行完成一些有关个人卫生、衣着的活动，对其不恰当的言行给予适当的引导和限制。

3. 自我认同紊乱

（1）建立良好的护患关系，重建病人对他人及外界的信任感，采取诚恳、尊重、信任的态度与病人接触，是病人感觉被接收、被尊重，并采用短暂、多次的形式与病人接触。开始可采用一对一方式与病人接触，建立良好护患关系后，再渐次建立病人与他人的信任感，以增加其对外界环境的信任。护理人员不要轻易对病人承诺，以免破坏病人的信任感。与病人交谈尽量简明扼要、清晰，避免猜疑。尽可能避免与病人产生不必要的身体接触。

（2）鼓励病人用可控制和可接收的方式表达和宣泄激动与愤怒，对其打抱不平的行为必须婉言谢绝，引导纠正病人的不适当行为，使之符合社会规范。

（3）引导病人参加活动，鼓励其看书、阅报、做手工等，以转移其注意力，使其接纳并适应病房生活。

4. 不依从行为

（1）护士主动体贴、关心病人，是病人感到自己被接纳被尊重。

（2）选择适当的时机向病人宣教有关知识，帮助病人了解自己的疾病，向病人说明不配合治疗带来的严重后果。

（3）护士严格执行操作规程，发药到手，看服到口，服药后要检查病人口腔、水杯，避免藏药；但要注意采取适当的方式，尊重病人的人格。

（4）拒绝服药的病人，应耐心劝导，必要时采取注射或长效针剂方式。

（5）鼓励病人表达自己对治疗的感受和想法。

任务五 护理评价

（1）病人住院期间有无意外事件和并发症发生。

（2）病人是否学会控制情绪的方法。

（3）病人能否料理个人卫生、穿着及进食。

（4）病人是否能认识和分析自己的病态行为，了解所患疾病及所用药物的相关知识。

项目四　紧张型精神分裂症病人的护理

案例导入3

赵女士，24岁，无业，大专学历，未婚，以“疑人害、孤僻、拒食7个月，加剧2周”为主诉入院。病人缘自7个月前某晚上被一“酒鬼”从身后拍了一下背部，吓得夜间无法入睡，次日出现多疑，觉得有人在跟踪她，没安全感，认为有人会害她，会针对她，对她不利，听到同事在耳旁说话；而后变得越来越孤僻，话少，不与人交流，发呆，动作缓慢，拒食，曾到某医院内科就诊，输液1周后能正常进食，但精神状况未见好转。2周前出现不语不动，常发呆，有时自哭、自笑，偶尔发脾气，甚至打人，再次出现拒食，消瘦，家人即送来住院治疗。病人由家属推轮椅送入院，表现双眼紧闭，头歪着斜靠在轮椅上，不语，不动，呼之不应。

查体见病人消瘦体型，身高1.60 m、体重39.5 kg。骶尾部有1 cm×5 cm的皮肤发红，右手背肿胀明显，四肢僵硬，被动活动时有违拗动作，但牙关紧闭，时见唾液从口角流出。被动配合入院处置，个人生活卫生需他人协助料理。小便每日3～4次，大便每1～5天1次，睡眠正常。生命体征正常。病前性格：内向、温和。躯体检查与神经系统检查未发现异常。病人父亲有“精神障碍”病史，自杀身亡。

诊断：①紧张型精神分裂症；②中度营养不良。

提问：该病人入院后床位护士应从哪些方面对病人进行评估？病人目前存在的主要护理问题是什么？如何为做好护理？

分析提示

护士应通过健康史、生理、心理、社会功能等方面进行评估；主要护理问题是呈木僵状态和营养不良；护理上要做好基础护理，防止压疮的发生，同时要注意病情的观察，防止其突然转为兴奋状态，还要重视心理护理，帮助病人缓解精神症状。

任务一　护理评估

1. *健康史*　病人病史7个月；其父有“精神障碍”病史，自杀身亡。

2. *生理功能方面*　病人消瘦体型，体重仅39.5 kg。不语，无需求表达，大便每1～5日1次，有时需要用开塞露通便；小便每日3～4次，有时尿于床上，有时需要搀扶坐于马桶上听流水声很久才会解出，入院骶尾部受压部位皮肤发红及手背肿胀，睡眠尚可。时有唾液从口角流出。生活不能自理，个人卫生需他人协助。

3. 心理功能方面　病前性格内向、温和。不语，不动，呼之不应。面部无表情；对治疗护理被动合作。家属与病人互动时，可见病人内心较痛苦（眼角有眼泪）。无自知力。

4. 社会功能方面　适龄上学，大专文化，毕业后从事会计工作，能胜任，交际能力可。与周围人相处关系尚可，家庭关系和睦。此次发病后便未再工作，赋闲在家。住院期间均由其母亲及妹妹照顾，时有教友来帮忙。家庭经济状况较差。

任务二　常见护理诊断/合作性问题

1. 营养失调　低于机体需要量，与不能自行进食有关。
2. 自理缺陷　与缄默状态有关。
3. 皮肤完整性受损　与长期卧床，抵抗力下降有关。
4. 思维过程改变　与精神症状有关。
5. 废用综合征　与长期卧床有关。
6. 便秘　与精神运动抑制有关

任务三　护 理 目 标

（1）住院期间病人体重逐渐增加至标准体重范围。

（2）病人保持衣物整洁，无异味，在一定程度上可生活自理或协助下完成；皮肤保持完整。

（3）病人能用他人可以理解的语言或非语言方式与人沟通，并表达内心感受，并愿意参与社交活动。

任务四　护 理 措 施

1. 安全护理　将病人安置于安静舒适，便于观察照顾的房间内，最好是单人房间。给予睡多功能床，严格执行安全检查制度，告知病人及其家属勿将刀、剪、绳、玻璃器皿等危险品带入病室，防止病人突然兴奋或起床时发生意外事故。严密观察病情，保护病人安全，防止病人冲动伤人或被其他病人伤害，并详细记录，认真做好三交班。

2. 基础护理

（1）饮食护理：每日多次耐心给予喂食。提供营养丰富易宜消化的食物及含钾高的食物，如肉汤、蛋、牛奶、藕粉、豆浆、米汤、新鲜水果及蔬菜汁、香蕉、橘子等，以满足身体需要的合理营养膳食。维持水、电解质平衡，并做好进食记录，重点交接班。做好体重的监测及记录。

(2) 皮肤护理：木僵病人长期卧床不动，易导致肢体局部长时间受压，血运循环受阻而出现压疮。因此给予上防褥气垫床，要每隔 2 h 翻身，擦背，保持皮肤清洁、干燥，保持床铺干燥、整洁，做到“六勤”，防止压疮形成。

(3) 大小便护理：定时搀扶病人如厕解二便，训练病人有规律排便，排尿，按摩下腹部，促进肠蠕动，可指压足三里、天枢等穴位，必要时遵医嘱给药，以利排便。定期将病人抱至卫生间协助其解小便，给予听流水声、按摩膀胱、冲洗会阴等对症处理促进排尿。必要时给予穿纸尿裤。

(4) 口腔护理：及时清除口腔分泌物，用生理盐水或清水每日进行 2 次口腔护理，保持清洁，避免发生口腔感染和溃疡，避免发生吸入性肺炎和坠积性肺炎，必要时准备吸痰等。

3. 心理护理　由于病人无意识障碍，各种反射存在，木僵解除后病人可回忆起木僵期间发生的事情，所以护理过程中应该实行保护性医疗制度。正确对待病人的病态行为，接触病人时态度和蔼，语言亲切，多关心、多体贴，使其充分感受到尊重和理解；在进行各种护理操作前，给予必要的解释。避免在病人面前谈论病情以及不利于病人的事情，及时、耐心地做好心理疏导。

4. 功能锻炼　为了避免因长期卧床，机体缺乏锻炼而导致肌肉萎缩等。应定时按摩肢体、关节，充分调动病人主观能动性，指导病人主动运动。

5. 服药护理　严格执行给药制度，发药到手，看服到口，服药后检查口腔，避免药物滞留于口腔内。注意观察药物的疗效和不良反应，有异常及时处理。

6. 健康教育　根据病人的具体情况和特点，给予不同的启发和支持，指导家属多关心病人，特别是在自知力恢复时，应该让病人了解疾病及治疗过程，有助于减轻顾虑，增强治愈疾病的信心。

任务五　护理评价

(1) 住院期间病人体重是否增加至标准体重范围。

(2) 病人皮肤是否保持完整，基本生活情况(饮食、睡眠、卫生等)是否得到恢复。

(3) 病人的沟通能力和社会交往能力的恢复情况。

(4) 病人是否了解所患疾病及所用药物的相关知识。

项目五　单纯型精神分裂症病人的护理

案例导入 4

李某,男性,16 岁,学生,以"自语、凭空闻声、行为异常 2 年"为主诉入院。据家属介绍病史,病人于 2 年前出现自言自语,内容听不清,凭空闻声,能听到有 1 个女人和他说话,行为异常,不做作业、不去上学,变得很胆小,很在意别人说他,认为有人会算计他,曾多次门诊就诊,但均未坚持服药。近段时间病人症状进一步加重,整天自言自语无法停止,常自笑,孤僻,被动,生活懒散,个人卫生需要家长督促;进食量减少,家属担心其病情进一步恶化,要求住院治疗。病人病前性格:内向,不善交际。在校期间成绩中等偏下。入院时生命体征正常,睡眠及二便正常。

躯体检查与神经系统检查未发现异常。精神检查:意识清晰,定向力完整,接触差,多问少答,存幻听,听到 1 个女生和他说话,神情疲倦,大多时候趴在桌子上,口中不停喃喃自语,情绪稳定,无自知力,不愿意住院治疗。

诊断:单纯型精神分裂症。

提问:该病人入院后责任护士应从哪些方面对病人进行评估?病人目前存在的主要护理问题是什么?针对其异常行为可以给予哪些方面的护理干预措施?

分析提示

护士应通过收集病人健康史、生理、心理、社会功能等方面进行评估;主要护理问题是行为退缩、孤僻、生活懒散、被动;护理上要做好基础护理、病情观察,要做好安全管理,防止外走行为,同时做好心理护理,帮助病人尽早康复。

任务一　护 理 评 估

1. 健康史　病人病史 2 年,无家族史。

2. 生理功能方面　病人生命体征正常;睡眠及大小便正常。进食量减少,生活懒散,个人卫生需要家长督促;查体无特殊的阳性体征。辅助检查无阳性发现。

3. 心理功能方面　病前性格内向,不善交际,无特殊爱好。对入院处置被动合作。接触差,多问少答,存在幻听,听到一个女生和他说话;神情疲倦,大多时候趴在桌子上,口中不停喃喃自语,情绪稳定,无自知力,不愿意住院治疗。

4. 社会功能方面　适龄上学,在校期间成绩中等偏下,发病后就未再去学校上学。家庭关系和睦。家庭经济状况一般。

任务二 常见护理诊断/合作性问题

1. 有外走的危险 与自知力缺乏及不愿意住院治疗有关。
2. 营养失调:低于机体需要量 与精神症状、生活懒散有关。
3. 思维过程改变 与幻听有关。
4. 沐浴/卫生自理缺陷 与精神症状丰富、精神衰退有关。
5. 行为孤僻被动、社会交往障碍 与幻觉、情感障碍等有关。

任务三 护理目标

(1) 病人能尽快熟悉环境,愿意配合治疗护理,主动服药,住院期间未发生外走行为。

(2) 病人症状得到最大程度减轻,日常生活尽可能不被精神症状所困扰。

(3) 病人生活基本能够自理,能按时进食、沐浴、料理个人卫生。

(4) 病人能与医护人员交谈,并愿意参与社交活动。

任务四 护理措施

1. 安全护理

(1) 病房安全管理:做好安全检查工作,保证病人安全,禁止将危险物品带入病房,以防发生病人外走、自伤、毁物等意外。危险物品包括:玻璃制品、绳索物品(鞋带、腰带等)、刀具(水果刀、削皮刀、剪刀等)、打火机等。在病人入院、外出活动、探视返回时进行检查,并向病人家属做好宣教工作。严格执行安全检查制度,如病房门窗、锁、桌椅等物品损坏时,及时进行维修。对于医生、护士办公室、病人活动室等地,人走锁门,防止医疗器械成为危险物品。

(2) 严密观察,掌握病情:病人不愿意住院治疗,护士应做到合理到位的风险评估。严格遵守分级护理制度,每 15~30 min 巡视病房 1 次,对病人的病情做到心中有数,24 h 不离视线。加强晨晚间护理、午间及夜间护士人手少时间段的巡视,确保病人安全。

2. 基础护理

(1) 饮食护理:采用集体进餐,定时进食,安排固定座位;专人看护,耐心等待,不可催促;保证病人营养和水分的摄入,以维持水、电解质平衡,做好进食记录。

(2) 日常生活护理:向病人宣传个人卫生和防病知识,督促病人每日晨起洗漱、饭前便后洗手、晚间洗漱;定时洗澡,洗澡时专人看护,确保病人身体清洁;每周督促病人剪指甲;定时更换床单、衣物;保持无异味。

3. 药物护理

(1) 确保药物服下:护理人员发药过程中,应一人发药,一人检查病人口腔,避免藏药、拒服药行为,确保药物服下。必要时与医生协商,改用其他方式给药,如肌内注射长效针等。

(2) 注意观察病人服药后的反应及药物疗效:药物的不良反应会影响病人的服药依从性、生活质量及身体健康。而该病人可能缺乏主诉,故护理人员要密切观察病人用药后的效果,及时发现药物的不良反应,并予以及时恰当的处理。

(3) 提高病人的服药依从性:护理人员应帮助病人认识疾病发生的原因及服药对康复的作用,向病人及其家属解释有关精神分裂症的药物治疗知识,使其认识疾病的预后与药物的关系,引导病人把病情好转与服用抗精神病药物联系起来,是病人领悟到药物治疗带来的好处,从而真正认识到药物的重要性。同病人一起讨论评价维持治疗的重要作用,消除病人对药物的错误认识和对不良反应的曲解,提高病人的服药依从性。

4. 心理护理

(1) 建立良好的护患关系:护理人员应主动、耐心、热情地接待病人,介绍病房环境、生活制度,使病人感到温暖,消除顾虑,取得信任。从关心病人的日常生活入手,主动询问病人的饮食起居,经常与病人交谈,态度诚恳耐心,使病人感到被关心、被重视。尊重病人的人格,体谅其病态行为,对病人的精神症状予以理解接纳,不能嘲笑、歧视病人,日常生活中尽量满足病人的合理要求并给病人更多的选择,使其有被尊重感。

(2) 正确应用沟通技巧:护理人员耐心倾听病人的诉说,鼓励其用语言表达内心感受而非冲动行为,并作出行为约定。对病人的谈话要有反应,适当地运用共情,才能更好地理解帮助病人。与病人谈话结束时,用简短的话语反馈病人所要表达的意思,并给予简单的分析指导,不要说教、指责和否定。

5. 预防复发及健康教育　精神分裂症的复发率很高,且复发次数越多,疾病所造成的精神损害也越严重,给病人、家庭、社会造成的负担也就越大。在病人疾病恢复期要进行相关的健康教育,具体内容包括:

(1) 彻底治疗:要听从医生的意见,足疗程治疗。

(2) 坚持服药:是目前认为减少复发的最有效办法。

(3) 正确对待自己的疾病:罹患精神分裂症后,要有乐观注意精神,要树立战胜疾病的信心。

(4) 保持和谐的家庭关系和良好的家庭氛围,多与家人沟通,适当地做家务劳动。

(5) 注意复发的早期症状,如失眠、早醒等睡眠障碍,头痛、幻听、疲乏、心悸、烦躁易怒等症状时,及时到医院就诊,听从医生指导。

(6) 养成规律的生活和卫生习惯,多参加社交活动,提高社会适应能力。

任务五　护理评价

（1）病人有无外走行为发生，是否配合治疗及护理。
（2）病人精神症状是否得到最大缓解，自知力恢复情况。
（3）病人日常生活是否能够自理，是否能按时进食、沐浴、料理个人卫生。
（4）病人的生活技能和社会交往技能恢复情况。

项目六　未分化型精神分裂症病人的护理

案例导入 5

刘某，男性，19 岁，高中文化，学生。代主诉：乱语、痴笑、出走、乱花钱 6 个月，加重 1 周，疑有同学害自己，烦躁。病人 6 个月前，无明显诱因在学校逐渐出现坐卧不安，常在老师上课时偷偷溜掉，经常迟到与早退，与同学之间关系渐渐疏远，不与同学交往，学习能力与成绩明显下降。反复向父母要钱，不如愿就发脾气，一旦拿到钱后就乱花，买小学生的书包自己背，并反复买书包，见什么买什么，如随身听、高级卫生纸、名牌服装等；坐豪华汽车到处旅游。病中不伴有兴奋话多、爱管闲事和夸大等。有行为怪异，病人将擦大便的纸扔在宿舍里；有时哈哈大笑，但不谈自笑的原因。且爱独自照镜子，一次在街上行走时，突然将停在路边的汽车玻璃砸破，并与司机争吵，然后逃走。回家后不与父亲说话，和母亲说话时只说要钱之事，不给钱就破口大骂，有时冲动会轻轻地打母亲。近 1 周来，上述症状加重，不到学校上课，四处走动，每天向母亲要钱，不在学校食堂吃饭，常到附近小饭店吃饭，认为有人跟踪、监视自己。有时在学校突然乱跑，认为同学中有人在谋害自己，常一个人对着窗外大骂，但没有具体被骂的对象。还常说电视剧演的内容是自己。家属难以管理，遂送入院治疗。病人近 1 周来睡眠差，夜眠 4～5 h，食欲、大小便正常。病前性格：内向，少语，不喜结交朋友，好强，小心眼。父母两系三代内无精神障碍者。入院后体检、神经系统及实验室检查无阳性发现。精神检查：病人被强迫送入病房，年貌相符，衣着欠整洁，更衣被动合作，接触较差。入院后表现意识清晰，情绪不稳定，易激动，认为自己没有病，不应该住院。不与周围人交往，常一个人躺在床上，日常生活需要督促。自诉凭空听到有人跟他讲话。

诊断：未分化型精神分裂症。

提问：该病人入院后责任护士应从哪些方面对病人进行评估？病人目前存在的主要护理问题是什么？针对其异常行为可以给予哪些方面的护理干预措施？

分析提示

护士应通过全面收集病人的健康史、生理、心理、社会功能等方面资料进行评估；病人目前存在的主要护理问题是猜疑、行为紊乱、不合作及睡眠差等；对于该病人护理时需重视心理和基础护理，使其安心住院，加强病情观察，做好安全管理，使精神症状尽快得到缓解。

任务一 护理评估

1. *健康史* 病人病史6个月;无家族史。

2. *生理功能方面* 病人生命体征正常;睡眠差,夜眠4～5 h;饮食及大小便正常。病人衣着欠整洁,生活自理,但懒散;查体无特殊的阳性体征。辅助检查无阳性发现。

3. *心理功能方面* 病前性格内向,少语,不喜结交朋友,好强,小心眼。对入院处置被动合作。接触较差,回答问题时语量少、语音低沉。不愿谈及自己的想法,常吞吞吐吐;存在幻听,听到一群男女和他说话,有的说他对,有的说他不对;有时受说话内容指使而四处走动;病人存在关系妄想、被害妄想,怪异行为。病人情感反应与周围环境不协调;意志活动减退,行为被动退缩。认为自己没有病,不愿意住院治疗。

4. *社会功能方面* 适龄上学,在校期间成绩中等,发病后就未再去学校上学。家庭关系和睦。家庭经济状况一般。

任务二 常见护理诊断/合作性问题

1. *有暴力行为的危险* 与幻听、被害妄想有关。

2. *思维过程改变* 与妄想有关。

3. *睡眠形态紊乱* 与精神症状有关。

4. *不依从行为* 与自知力缺乏有关。

任务三 护理目标

(1) 病人住院期间不发生冲动伤人、自伤及毁物行为,能合理控制情绪。

(2) 病人住院期间能认识到自己的精神症状,必要时能主动寻求医护人员的帮助。

(3) 住院1周内睡眠改善,每晚达到7～8 h。

(4) 病人住院期间能配合治疗护理。

任务四 护理措施

1. *安全护理*

(1) 评估病人暴力行为危险的严重程度,根据结果制定措施。

(2) 将病人安置在重病室,加强巡视,重点交班。病人的活动范围要始终在护士视线范围之内。

(3) 加强物品的安全检查,工作人员要随手锁好门窗,定期或不定期安全检查,及时去除不安全因素。

(4) 护理时避免刺激性言语,发现病人情绪不稳时,安置病人于安静环境并满足其合理需求。必要时使用保护性约束,并按约束护理常规护理。

2. 症状护理

(1) 护理人员应关心病人的生活,取得病人的信任。在症状活跃期,不可贸然触及病人的妄想内容,若病人叙述妄想内容时,要耐心倾听、接纳病人,掌握病人妄想的内容,在病情好转时及时进行治疗性沟通,帮助病人逐渐恢复自知力。

(2) 要注意观察病人表情、言语、情绪和行为的表现,根据幻觉出现的内容、次数和时间,及时阻止病人在幻觉支配下产生的伤人毁物等行为。为缓解症状,可根据病人的爱好安排其参加工娱活动,以分散其注意力。

3. 基础护理

(1) 睡眠护理:为病人创造良好的睡眠环境,鼓励白天多参加工娱活动减少睡眠时间;晚上睡前热水泡脚或者喝一杯热牛奶等促进睡眠。注意观察病人睡眠情况,防止病人蒙头睡觉和假睡。必要时遵医嘱给予药物辅助睡眠。

(2) 日常生活护理:白天减少卧床时间,督促病人每日晨起、晚间洗漱,饭前便后洗手;定时洗澡,洗澡时专人看护,确保病人身体清洁;每周督促病人剪指甲;定时更换床单、衣物;保持无异味。

4. 药物护理 护士严格执行操作规程,发药到手,看服到口,服药后检查口腔、水杯,但要注意采取适当的方式,尊重病人的人格。要保证药物治疗的顺利进行并仔细观察药物的疗效及不良反应,有异常情况及时处理。

5. 心理护理

(1) 注意倾听,在倾听时应帮助病人创造一个舒适、开放、宽松的环境,以耐心细致的服务态度,和颜悦色地与病人交谈,给其以良好的心理影响,从而使病人安静、情绪稳定,乐于合作,安心配合治疗护理。在倾听时不要轻易打断病人的谈话,对于病人的妄想内容不要急于否定,以免产生不信任及怀疑。

(2) 给病人以解释,让其清楚地知道自己所面临问题的性质和解决方法。解释要通俗易懂,而且不要操之过急,有时需要反复多次才能奏效。

(3) 给病人以保证,通过保证消除其疑惑和错误的信念,以减轻病人的精神痛苦及压力。在保证时,护士的言语应坚定有力,但不能把没有把握的事随意向病人保证。

(4) 在心理护理过程中要以病人为中心,要以其的心理需要为前提,尊重病人的人格,避免心理受到刺激,善于发现其中的心理危机,做好病人的疏导工作。

6. 健康教育

(1) 对病人及其家属进行有关疾病的教育。使病人认识到继续维持抗精神病药物治疗,对防止病情复发的重要性。按时门诊复查,服从治疗,坚持服药。并对病人及其家属解释药物可能出现的不良反应,以便在出现问题时做出简单的医学处理;必要时寻求医护人员的帮助。

（2）指导或帮助病人掌握解决有关社会环境压力的方法。争取社会的支持，以减少或消除复发因素。

（3）鼓励病人参加综合康复活动，加强工娱治疗，达到巩固疗效，逐步与社会现实接近，力争达到回归社会的目的。

任务五　护理评价

（1）病人住院期间是否发生冲动伤人、自伤及毁物行为，是否能合理控制情绪。

（2）病人住院期间是否认识到自己的精神症状。

（3）住院1周后病人的睡眠是否改善，是否能达到每晚7～8 h。

（4）病人住院期间对治疗护理是否配合。

项目七　精神分裂症后抑郁病人的护理

案例导入6

郭某，女性，24岁，未婚，大学学历。平素身体健康。病前性格：喜沉思，寡交友，不苟言笑，好强。无恋爱史。其母曾因“精神分裂症”住院，父患“神经衰弱”常就诊于精神科门诊。病人中学、大学期间学习成绩良好，系班中优秀生。2年前大学四年级时无明显原因出现失眠、上课时注意力不集中，主动要家长给介绍男朋友，发展到不去读书、实习，在街上闲游，常半夜高歌、自言自语、扮丑脸、做怪动作、照镜子、痴笑，有时头插鲜花，甚至赤身裸体、将家中玻璃窗打碎、喝痰盂中小便、自打耳光、哭笑无常、讲话前言不对后语，无故咒骂老母，言语粗鲁。曾住院治疗2次，症状缓解，自知力部分恢复。期间在一家公司做文员，工作能力一般，与同事关系一般。3个月前病人出现情绪低落，食欲差，有时失眠，并割腕企图自杀，及时被家人发现送医经抢救后脱险。5天前病人又表现沮丧，觉得活着没有意思，夜眠差，仅3～4 h。食欲差，仅进食原来饭量的一半；常说心烦，为小事与家人争吵；做事无精打采，没有兴趣，时常流泪；开煤气企图自杀，家人无法管理遂送病人住院治疗。

躯体检查和神经系统检查未发现异常。精神检查：意识清，定向完整，接触尚可，语速稍慢。病人表情忧愁，情绪低落，沮丧，觉得自己有精神病，吃药后脑子变得很慢，反应也很迟钝；认为自己曾经是优等生，现在却事事不如别人，没有前途没有希望，还拖累家人，不如死了算了。有部分自知力。

诊断：精神分裂症后抑郁。

提问：该病人入院后责任护士应从哪些方面对病人进行评估？病人目前存在的主要护理

问题是什么？针对其自杀行为可以给予哪些方面的护理干预措施？

分析提示

护士应通过全面收集病人相关资料，包括健康史、生理、心理、社会功能等方面进行评估，同时注意评估其有无自杀行为；病人目前存在的主要护理问题是情绪低落、并割腕企图自杀，食欲差、失眠；护理措施：做好安全管理和病情观察，严防自杀自伤行为；重视心理护理和健康教育，多鼓励病人，帮助缓解精神症状。

任务一 护理评估

1. *健康史* 病人病史2年，曾住院治疗2次，症状缓解，自知力部分恢复。其母曾因“精神分裂症”住院，父患“神经衰弱”常就诊于精神科门诊。

2. *生理功能方面* 病人生命体征正常；睡眠差，夜眠3～4 h；饮食及大小便正常。病人衣着整洁，生活自理；查体无特殊的阳性体征。辅助检查无阳性发现。

3. *心理功能方面* 病前性格喜沉思，少有朋友，不苟言笑，好强。对入院处置被动合作。接触尚可，语速稍慢。病人表情忧愁，情绪低落，沮丧，认为自己原来很优秀，现在却有精神病，不如别人，还拖累家人，觉得愧对家人。有过2次自杀未遂行为。

4. *社会功能方面* 病人社会交往能力一般，工作能力一般，与同事关系一般。家庭关系和睦，经济状况良好。

任务二 常见护理诊断/合作性问题

1. *有自杀的危险* 与自我评价低、悲观沮丧有关。
2. *睡眠形态紊乱* 与情绪低落有关。
3. *营养失调，低于机体需要量* 与抑郁导致食欲下降及对家人愧疚有关。
4. *自我认同紊乱* 与抑郁情绪、无价值感有关。

任务三 护理目标

(1) 病人住院期间不发生自伤、自杀行为。
(2) 住院1周内睡眠改善，夜眠7～8 h。
(3) 病人住院期间食量恢复到正常水平。

（4）病人出院前能对自己有正确的评价，并能积极展望未来。

任务四　护理措施

1. 安全护理

（1）评估病人自杀行为危险的严重程度，根据结果制订措施。

（2）将病人安置在重病室，病人的活动范围要始终在护士视线范围之内。病室应安静，设施安全，光线明亮，空气流通，整洁舒适。

（3）密切观察病人自杀的先兆症状：病人焦虑不安、失眠，或者在某一地点徘徊、抑郁、拒食、卧床不起等要予以重视；此时要避免病人单独活动，可陪伴病人参加各种娱乐活动。接触病人时，适时给予心理上的支持，多鼓励病人。

（4）严格执行护理巡视制度。护理人员要有高度的责任感，对有危险倾向的病人做到心中有数，重点巡视。尤其是在夜间、凌晨、午饭、饭前和交接班及节假日等病房医务人员少的情况下，护理人员要特别注意防范。

（5）加强对病房设施的安全检查，有问题及时维修，严格做好危险品的检查和管理工作，杜绝不安全因素。

2. 心理护理

（1）与病人建立治疗性信任关系。多与病人沟通交流，解除病人的疑虑，目的是使病人放弃自杀打算，勇敢地面对生活，帮助病人掌握解决问题的方法，提高病人的自信心和自尊感。

（2）住院期间尽量安排家属及朋友与病人接触，减少病人与他人隔离的感觉。指导家属与病人共同参与治疗和护理，期间要严密观察病人病情变化。

（3）及时帮助病人解决心理压力，随时进行心理咨询，让其充分表达内心想法或进行自我批评，增加发泄、内疚等情感机会，同时护理人员要给予真诚的关怀和同情。

（4）根据病人的病情和具体情况，适时与病人讨论自杀的问题，如计划、时间、地点、如何获得自杀工具等，并讨论如何面对挫折和表达愤怒的方式，这种坦率的交谈可大大降低病人自杀的危险性。

3. 生活护理

（1）饮食护理：了解病人的饮食习惯，尽量满足其口味，以促进和提高食欲；安排病人与其他病人一起集体进餐，专人看护，或采用少量多餐的方式，餐间可以增加病人爱吃的点心、水果、牛奶等，提高进食效果。

（2）睡眠护理：营造安静舒适的睡眠环境；夜间护理操作集中进行；鼓励病人减少日间卧床时间，增加活动。了解病人入睡困难或早醒的原因，设法诱导入眠；必要时遵医嘱给予药物辅助睡眠，注意观察药物的效果。护理人员还要在生活上多给予病人关心和照顾。

4. 药物护理　保证病人遵医嘱按时服药，确保各种治疗的顺利进行。护士严格执行药物治疗操作规程，发药到手，看服到口，服药后应仔细检查口腔，严防病人藏药或蓄积药物一次吞服而发生意外。同时仔细观察药物的疗效及不良反应，有异常情况及时处理。

5. 健康教育

(1) 向病人解释心情低落、悲观绝望是由于抑郁发作所致，指导病人正确表达内心体验和感受；介绍患同种疾病已痊愈的病人，以现身说法消除病人的悲观情绪，树立战胜疾病的信心；教会病人采用以下方法减少负性情绪：①参加病人喜爱的活动，如读书、绘画、书法等；②音乐放松疗法；③向医护人员倾诉，寻求心理支持；④适当的体育活动。

(2) 教会病人运用恰当的沟通交流技巧，获得家属、朋友的理解或寻求专业人员的帮助。

(3) 讲解疾病的发病因素、临床表现、治疗方法等相关知识，让病人及其家属了解疾病，同时树立战胜疾病的信心。

(4) 帮助病人树立正确的人生观，培养健康的人格；教会病人心理防御机制，掌握心理健康的标准。

(5) 与病人一起分析压力源，评估病人对压力的承受能力和应对能力，协助病人找出不合理的认知，改变其对压力的片面认识与感受，寻求有效的调适方法。

(6) 引导病人认识自己的疾病，审视自我存在的价值，以欣赏的态度看待自己的长处和短处。

(7) 向病人及其家属宣教如何早期识别自杀意图的先兆，针对病人个体分析早期征象，指出病人的自杀危险因素所在。告知家属在早期干预无效的情况下，要尽快寻求专业人员的帮助。

任务五　护理评价

(1) 病人住院期间是否出现自伤、自杀行为。

(2) 住院 1 周后睡眠是否改善，是否达到夜眠 7～8 h。

(3) 病人 1 周后饮食量是否恢复到正常水平。

(4) 病人出院时能否对自己有相对正确的评价。

思考题

1. 简述精神分裂症的常见症状。
2. 简述对有暴力行为的精神分裂症病人的护理。
3. 各个类型的精神分裂症的护理措施要点。

（徐秀瑛　孔庆芳）

模块八　心境障碍病人的护理

学习目标

识记：心境障碍的概念；抑郁症的概念和临床表现和护理。

理解：心境障碍的主要临床表现及护理、病因与发病机制。

学会应用：根据描述病情、识别症状。

重点：心境障碍的主要临床表现及护理。

难点：抑郁症的概念和临床表现和护理。

项目一　心 境 障 碍

案例导入 1

男性，25 岁，初中文化程度。近 1 个月来自觉精力充沛，聪明，什么事都一学就会，感到有能力做领导。整天忙碌，跑来跑去，到商场买了数千元自己不需要的东西，拿回家后送给一些不熟悉的小区居民。食欲增加，每天吃 5 顿，睡眠减少，睡眠仅 3 h，却依然精神抖擞。自称具有顶尖科学家水平，可以拿到诺贝尔奖。发病以来体重下降 6 kg。

进一步询问病史，据家属回忆，半年前有过情绪低落，在家不愿出门，说话少，不愿做事，病假 2 个月后上班，以后正常。个性直爽，爱交际。既往体健，体格检查无异常，头部 MRI 无异常。精神检查：接触主动，谈笑风生，边唱边舞，对医院提出 10 条“建设性意见”……

提问：该病人入院后床位护士应从哪些方面对病人进行评估？病人目前存在的主要护理问题是什么？如何为该病人做好护理？

分析提示

病人入院后，护士应通过全面收集病人相关资料，包括健康史、生理、心理、社会功能等方面进行评估；病人目前存在的主要护理问题是心境障碍引起行为紊乱、不合作并有生理变化等；对其应做好病情观察和疾病护理，特别病人有生理变化，工作人员要做好生活护理及心理护理，帮助病人缓解精神症状。

心境障碍(mood disorder)又称情感性精神障碍(affective disorder),是以显著而持久的心境或情感改变为主要特征的一组精神障碍。主要表现为情感高涨或低落,伴有相应的认知和行为改变,可伴有精神病性症状,如幻觉、妄想等。本组疾病具有反复发作的倾向,间歇期完全缓解,部分可有残留症状或转为慢性。

根据1982年国内在12个地区开展的精神障碍的流行病学调查,心境障碍终生患病率为0.076 96%(29/38 136),时点患病率为0.037%(14/38 136);抑郁性神经症的患病率为0.311%,而且农村(0.412%)高于城市(0.209%)。1992年又对上述的部分地区(全国七地区)进行了复查,发现心境障碍的终生患病率为0.083%(16/19 223),时点患病率为0.052%(10/19 223),比10年前有一定的上升。西方国家心境障碍的终生患病率为3%~25%,远远高于中国报道的数字。可能与人群生物学特点,社会文化背景、诊断分类标准不同有关。

2004年世界精神卫生调查委员会(WMH)的调查报道了,心境障碍的年患病率为0.8%~9.6%,其中美国最高,尼日利亚最低,中国北京为2.5%,上海为1.7%。同时,有很大比例的精神障碍病人没有接受治疗:美国有近1/3的重度病人未得到治疗,而在中国的数据超过50%,这项研究目前还在进行中。

任务一　病因和发病机制

目前病因未明,现有的研究发现可能涉及遗传、神经生化、神经内分泌、神经电生理、神经影像及社会心理因素等方面。

(一) 遗传因素

1. 家系调查　中、重度心境障碍在人群中的患病率为1%~2%,心境障碍先证者的一级亲属患病率可达到一般人口的30倍,血缘关系越近,患病率越高。

2. 双生子研究　单卵双生子同病率(69%~95%)显著高于双卵双生子的同病率(12%~38%)。病人的子女即使在出生后不久即寄养于正常人家中,日后患病率仍很高。

3. 分子遗传学　不少学者探讨了与双向障碍可能有关的标记基因,但尚无确切可重复验证的结果,双向障碍的易感基因尚需进一步研究。目前,有关双向障碍遗传方式倾向为多基因遗传。

(二) 神经生化因素

近年来,大量的科研资料提示中枢单胺类神经递质的变化和相应受体功能的改变可能与心境障碍的发生有关。

1. 5-羟色胺(5-HT)假说　心境障碍病人存在中枢神经递质代谢异常和相应受体功能改变,大脑神经突触间隙5-羟色胺等神经递质含量异常。5-羟色胺功能活动缺乏可能是双向障碍的基础,是易患双向障碍的素质标志。

2. 去甲肾上腺素(NE) 有研究报道,抑郁发作时病人的肾上腺素能受体敏感性升高,而抗抑郁药可降低受体敏感性,抑制其对 NE 的再摄取。因此,NE 功能活动降低可能与抑郁发作有关,NE 功能活动增强可能与躁狂发作有关。

3. 多巴胺(DA) 研究发现,抑郁发作病人脑内的 DA 功能活动降低,而躁狂发作时 DA 功能增高。

4. γ-氨基丁酸(GABA) GABA 是中枢神经系统抑制性神经递质,有研究发现双相心境障碍病人在血浆和脑脊液中的水平降低。

5. 第二信使系统功能失调 第二信使是细胞外信息与细胞内效应之间不可缺少的中介物,环磷腺苷(cAMP)和磷脂肌醇(CPI)作为第二信使,参与神经递质的信号传导。研究提示双相心境障碍病人的 cAMP 和 CPI 代谢异常。

(三) 神经内分泌因素

研究资料证明,神经内分泌功能与心境障碍的发病关系密切。

其中,最重要的是下丘脑-垂体-肾上腺轴(HPA)和下丘脑-垂体-甲状腺轴(HPT)的改变。抑郁病人的血浆皮质醇增加、尿游离皮质醇排出量升高。地塞米松抑制试验(DST)可反映 HPA 轴功能是否正常,抑郁病人口服地塞米松后可见皮质醇抑制现象。促甲状腺素释放激素兴奋试验(TPH - ST)是检验 HPT 轴功能的方法,抑郁病人多呈迟钝反应。

(四) 神经电生理研究

有学者认为睡眠脑电图可作为抑郁发作的生物学指标,具有诊断意义,抑郁病人的睡眠脑电图有以下改变:总睡眠时间减少,觉醒次数增多;快速眼动睡眠(REM)潜伏期缩短,抑郁程度越重,REM 潜伏期越短,且可预测治疗反应。还有研究发现 30%左右的心境障碍病人的脑电图(EEG)异常,抑郁发作时多倾向于低 α 频率,而躁狂发作时多为高 α 频率或出现高幅慢波。此外,抑郁发作时,脑诱发电位(BEP)的波幅较小,且与抑郁的严重程度相关。

(五) 神经影像学研究

大多数 CT 研究发现心境障碍病人脑室较正常对照组为大,脑室扩大的发生率为 12.5%～42%。单相抑郁与双相抑郁 CT 异常率差异无显著。也有研究发现抑郁发作病人左额叶局部脑血流量(rCBF)降低,降低程度与抑郁的严重程度呈正相关。还有对抑郁病人的基础与威斯康辛卡片分类试验(WCST)认知激活脑血流灌注进行研究,提示脑血流灌注显像可提高对抑郁发作的诊断可信度。

(六) 社会心理因素

社会心理因素在心境障碍发病中的作用越来越受到重视,常作为一种促发因素。不良的生活事件和环境应激事件可以诱发心境障碍的发作,如失业、失恋、家庭关系不好、长时期高度紧张的生活状态等。在首次发作前出现应激事件的概率更高,无论单相或双相障碍都是如此。遗传因素在心境障碍发病中可能导致一种易感素质,而具有该易感素质的人在一定的环境因素促发下发病。

任务二　临床表现

心境障碍的基本表现为抑郁发作和躁狂发作两种完全相反的临床状态。而抑郁发作和躁狂发作的症状学诊断也就构成了心境障碍疾病分类学诊断的主要依据。

(一) 抑郁发作(depressive episode)

抑郁发作的主要特点是“三低”，即心境低落、思维迟缓、言语动作减少，还可以伴有躯体症状。

1. *心境低落*　表现为显著而持久的情绪低落、兴趣缺乏、乐趣丧失为核心症状，抑郁的程度不同，可从轻度心境不佳到忧伤、无助、抑郁悲观、绝望。病人感到心情沉重，生活没意思，高兴不起来，郁郁寡欢，度日如年，痛苦难熬，不能自拔。有些病人也可出现焦虑、易激惹、紧张不安，特别是更年期和老年抑郁病人更加明显。

自我评价过低：是对自我、既往和未来的歪曲认知。病人往往过分贬低自己的能力、才智，以批判、消极和否定的态度看待自己的现在、过去和将来，把自己说得一无是处，前途一片黑暗。强烈的自责、内疚、无用感、无价值感、无助感，严重时可出现自罪、疑病妄想，还可能出现关系妄想、被害妄想等。部分病人会出现幻觉，以幻听常见。

2. *思维迟缓*　是抑郁发作典型症状之一。病人的联想困难、反应迟钝、思路闭塞、注意力困难、记忆力减退等，表现为语音低、言语缓慢、思考问题感到困难等。但有些病人则表现为不安、焦虑、紧张和激越。

3. *言语动作减少*　丧失兴趣或不能体验乐趣是抑郁病人常见症状之一。病人丧失既往生活、工作的热忱和乐趣，对任何事兴趣索然。常闭门独居，疏远亲友，回避社交。病人常主诉“没有感情了”“麻木了”“高兴不起来了”。

精力丧失：无任何原因主观感到精力不足。疲乏无力，洗漱、衣着等生活小事困难费劲，力不从心。病人常用“精神崩溃”“泄气的皮球”来描述自己的状况。因此，生活被动、疏懒，蓬头垢面，不修边幅。

消极悲观：内心十分痛苦、悲观、绝望，感到生活是负担，不值得留恋，以死解脱，可产生强烈的自杀观念和行为。抑郁发作病人最终会有10％～15％死于自杀。

4. *伴随症状*　抑郁病人常有食欲减退、体重减轻、睡眠障碍、性功能减退和心境昼夜波动等躯体症状是很常见的，可伴有精神病性症状等。

(1) 食欲减退、体重减轻：多数病人都有食欲不振，胃纳差症状，美食不再具有诱惑力，病人不思茶饭或食之无味，常伴有体重减轻。

(2) 睡眠障碍：80％的抑郁病人有不同形式的睡眠障碍，其中以入睡困难最为多见，而以早醒(通常比平时早2～3 h醒来，醒后不能入睡，会陷入沉思悲哀中)最具有特征性，被称为抑郁障碍的生物学指标。

(3) 性功能减退：疾病早期即可出现性欲减低，男性可能出现阳痿，女病人有性快感缺失。

(4) 昼夜变化：病人心境有昼重夜轻的变化。清晨或上午陷入心境低潮，下午或傍晚逐渐好转，此时能进行简短交谈和进餐。昼夜变化发生率约50%。

(5) 精神病性症状：部分病人可出现自责自罪妄想或伴有幻听、关系妄想、被害妄想等。

(6) 自知力不全：大部分抑郁病人自知力比较完整，主动求治；但存在明显自杀倾向的病人自知力可能有所扭曲，甚至缺乏对自己当前状态的清醒认识，以致失去求治愿望；伴有精神病性症状者的自知力不完整，甚至完全丧失自知力的比例较高。

(二) 躁狂发作(manic episode)

躁狂发作的典型表现是“三高”症状，即心境高涨、思维奔逸和意志活动增多，也会有伴随症状。躁狂的临床症状相对稳定，缺乏抑郁发作的昼夜节律。

1. 心境高涨　病人表现为轻松、愉快、热情、乐观、兴高采烈、无忧无虑。心境高涨往往生动、鲜明，与内心体验和周围环境相协调，具有感染力。病人常自称是“乐天派”“高兴极了”“生活充满阳光，绚丽多彩”。症状轻时可能不被视为异常，但了解他/她的人则可以看出这种表现的异常性。有时病人也可以以易激惹情绪为主，尤其当有人指责他的狂妄自大或不切实际的想法时。表现为听不得一点反对意见，因细小琐事而大发雷霆，严重者可出现破坏或攻击行为。病人常常在患病早期表现为愉快而在后期则转换为易激惹。

2. 思维奔逸　是指思维联想速度的加快。病人言语增多，高谈阔论，滔滔不绝，话题常随境转移，可出现观念飘忽，音联意联现象。病人常有“脑子开了窍”“变聪明了”“舌头跟思想赛跑”的体验。在心境高涨的基础上可以出现自我感觉良好，言辞夸大，说话漫无边际，认为自己才华出众，权位显赫，神通广大等，并可达到妄想的程度。有时可产生被害体验或妄想，但其内容一般并不荒谬，持续时间也较短暂。

3. 意志行为增多　病人活动增多，喜交往，爱凑热闹，主动与人亲近，与不相识的人一见如故，好管闲事，打抱不平，整日忙碌，但做事虎头蛇尾，一事无成。尽管自己感觉什么都能干成，脑子灵光至极，但由于不能专心于某一事物之上，因此成事不足而败事有余。兴之所至狂购乱买，每月工资几天一扫而光，病人虽终日多说，多动，甚至声嘶力竭，却毫无倦意，精力显得异常旺盛。

4. 伴随症状

(1) 睡眠障碍：病人常伴有睡眠需要量减少，睡眠减少，但精力充沛。

(2) 食欲改变：病人可出现明显的食欲增加，但由于活动过多，一般没有明显的体重增加。也有的由于活动过度，摄入量不足，反而会导致虚脱、衰竭，尤其是老年或体弱病人。

(3) 性欲改变：病人性欲亢进，偶尔可出现兴之所至的性行为，有时则可在不适当的场合出现与人过分亲热、拥抱、接吻，却不顾别人的感受。

(4) 精神病性症状：如前述的夸大妄想外，有的病人还会出现其他精神病性症状，如幻听、关系妄想、被害妄想等。

(5) 其他症状：病人会出现自主神经功能紊乱的各种表现，如面色红润、双眼有神、心率加快以及交感神经亢进的症状(便秘等)，有的病人会有焦虑等。

(6) 自知力：轻度躁狂病人能保持一定自知力，而躁狂发作病人一般自知力不全。

(三) 混合发作(mixed episode)

指躁狂发作状和抑郁发作状在一次发作中同时出现，临床上较为少见。通常是在躁狂与抑郁快速转相时发生。例如，一个躁狂发作的病人突然转为抑郁，几小时后又再复躁狂，使人得到“混合”的印象。但这种混合状态一般持续时间较短，多数较快转入躁狂相或抑郁相。混合发作时躁狂发作状和抑郁发作状均不典型，容易误诊为分裂心境障碍或精神分裂症。

(四) 环性心境障碍(cyclothymia)

是指心境高涨与低落反复交替出现，但程度均较轻，不符合躁狂发作或抑郁发作时的诊断标准。轻度躁狂发作时表现为十分愉悦、活跃和积极，且在社会生活中会做出一些承诺；但转变为抑郁时，不再乐观自信，而成为痛苦的“失败者”。随后，可能回到情绪相对正常的时期，或者又转变为轻度的情绪高涨。一般心境相对正常的间歇期可长达数月。其主要特征是持续性心境不稳定，这种心境的波动与生活应激无明显关系，与病人的人格特征有密切关系，过去有人称为“环性人格”。

(五) 恶劣心境(dysthymic)

指一种以持久的心境低落状态为主的轻度抑郁，从不出现躁狂。常伴有焦虑、躯体不适感和睡眠障碍，但无明显的精神运动性抑制或精神病性症状，工作、学习、生活和社会功能不受严重影响，常有自知力，有求治要求。病人在大多数时间里，感到心情沉重、沮丧；对工作兴趣下降，无热情，缺乏信心；对未来悲观失望，常有精神不振、疲乏、效率降低等体验，严重时也会有轻生的念头。

抑郁常持续 2 年以上，期间无长时间的完全缓解，如有缓解，一般不超过 2 个月。此类抑郁发作与生活事件和性格都有较大关系，也有人称为“神经症性抑郁”。躯体症状诉说也较常见。睡眠障碍以入睡困难、噩梦、睡眠较浅为特点，常伴有头痛、背痛、四肢痛等慢性疼痛症状，还有自主神经功能失调症状，如胃部不适、腹泻或便秘等。但无明显早醒、昼夜节律改变及体重减轻等生物学方面改变的症状。

任务三　诊　　断

心境障碍的诊断主要根据病史、临床症状、病程及体格检查和实验室检查，典型的病例一般诊断不困难。目前国际上比较通用的是 ICD－10，但是任何一种诊断标准都有其局限性。因此，密切的临床观察，把握疾病横断面的主要症状及纵向病程的特点，进行科学分析是临床诊断的可靠基础。

ICD－10 的心境障碍的诊断标准如下。

(一) 抑郁发作

根据抑郁发作的严重程度，可以分为轻度、中度、重度 3 种形式。

抑郁发作的典型症状包括：心境低落、兴趣和愉快感丧失、精力下降或疲劳感增多。其他常见症状包括：集中注意和注意的能力降低，自我评价和自信心降低，自罪观念和无价值感，认为前途暗淡悲观，自伤或自杀的观念或行为，睡眠障碍，食欲下降。

1. 轻度抑郁发作　至少存在 2 条典型症状，再加上至少 2 条其他症状，发作持续至少 2 周，而且病人的日常工作和社交活动有一定困难，病人的社会功能受到一定影响。

2. 中度抑郁发作　至少存在 2 条典型症状，再加上至少 3 条(最好 4 条)其他症状，发作持续至少 2 周，而且病人的日常工作和社交活动有相当困难。

3. 重度抑郁发作，不伴精神病性症状　存在全部 3 条典型症状，再加上至少 4 条其他症状，其中某些症状应达到严重的程度。在症状极为严重或起病非常急骤时，依据不足 2 周的病程做出诊断也是合理的。除了在极有限的范围内，病人几乎不可能继续进行社交、工作或家务活动。

部分病人存在幻觉、妄想或抑郁性木僵。一般是指自罪妄想，幻听(指责性的声音)，幻嗅(污物腐肉的气味)，严重的精神运动迟滞可发展为木僵。此时应该诊断为：重度抑郁发作，伴精神病性症状。

(二) 躁狂发作

划分出 3 种严重程度，共有的基本特征是心境高涨，躯体和精神活动的量和速度均增加。

1. 轻躁狂　存在持续的(至少连续几天)心境高涨、精力和活动增高，常有显著的感觉良好，觉得身体和精神活动富有效率。社交活动增多，说话滔滔不绝，与人过分熟悉，性欲增强，睡眠需要减少等表现，但其程度尚不至于造成工作严重受损或引起社会拒绝。

2. 躁狂发作，不伴精神病性症状　心境的高涨与个体所处的环境不协调，表现可以从无忧无虑的高兴到几乎不可控制的兴奋。同时伴有精力增加和活动过多，言语迫促，以及睡眠需要减少。正常的社会意志消失，注意不能持久，并有显著的随境转移。自我评价膨胀，表露夸大或过分乐观的观念。发作至少持续 1 周，严重程度达到完全扰乱日常工作和社会活动。

3. 躁狂发作，伴精神病性症状　这是一种更为严重的躁狂的表现形式，膨胀的自我评价和夸大观念达到妄想程度，易激惹和多疑可发展成被害妄想。并由严重而持久的躯体活动与兴奋，导致产生攻击性或暴力行为。对饮食及个人卫生的忽视，可造成脱水和自我忽视的危险状态。

(三) 双相障碍

反复(至少 2 次)出现心境和活动水平明显紊乱的发作，紊乱有时表现为心境高涨、精力和活动增加(躁狂或轻躁狂)，有时表现为心境低落、精力降低和活动减少(抑郁)。发作间期通常完全缓解。躁狂发作起病突然，持续时间 2 周至 4、5 个月不等(中位数约 4 个月)；抑郁持续时间长一些(中位数约 6 个月)。

根据目前的不同情况，可以诊断为：双相障碍，目前为轻度或中度抑郁症；双相障碍，目前为不伴精神病性症状的重度抑郁发作；双相障碍，目前为伴精神病性症状的重度抑郁发作；双相障碍，目前为轻躁狂；双相障碍，目前为不伴精神病性症状的躁狂发作；双相障碍，目前为伴精神病性症状的躁狂发作；双相障碍，目前为混合状态。

(四) 持续性心境障碍

表现为持续性并常有起伏的心境障碍，每次发作极少严重到足以描述为轻躁狂，甚至不足以达到轻度抑郁程度。但它们一次持续数年甚至占据一生中的大部分时间，因而造成相当程度的主观痛苦和功能障碍。

1. 环性心境　心境持续性的不稳定，包括众多轻度低落和轻度高涨的时期。这种不稳定一般开始于成年早期，呈慢性病程。病人通常认为心境的起伏与生活事件无关。如果没有相当长时间的观察或对个体的行为较充分的了解，很难做出诊断。

2. 恶劣心境　是指慢性的心境低落，无论从严重程度还是持续时间，均不符合轻度或中度复发性抑郁障碍的标准。通常开始于成年早期，持续数年，甚至终身。病人的多数时间感到疲倦、抑郁、无乐趣、负担很重，表现为郁闷沉思、抱怨颇多、睡眠不佳、自感能力不足，但是能够应付日常生活中的基本事务。

任务四　鉴别诊断

(一) 精神分裂症

精神分裂症的早期常常可出现精神运动性兴奋，或出现抑郁发作状，或在精神分裂症恢复期出现抑郁，类似于躁狂或抑郁发作，要注意与其鉴别。要点为：①精神分裂症出现的精神运动性兴奋或抑郁发作状，其情感症状并非原发症状，而是以思维障碍和情感淡漠为原发症状；心境障碍则以情感高涨或低落为原发症状。②精神分裂症病人的思维、情感和意志行为等精神活动是不协调的，常表现言语零乱、思维不连贯、情感不协调，行为怪异；急性躁狂发作可表现为易激惹，亦可出现不协调的精神运动性兴奋，若病人过去有类似的发作而缓解良好，或用情绪稳定剂治疗有效，应考虑诊断为躁狂发作。③精神分裂症的病程多数为发作进展或持续进展，缓解期常有残留精神症状或人格的缺陷；而心境障碍是间歇发作性病程，间歇期基本正常。④病前性格、家族遗传史、预后和药物治疗的反映等均有助于鉴别。

(二) 继发性心境障碍

脑器质性疾病、躯体疾病、某些药物和精神活性物质等均可引起继发性心境障碍。与原发性心境障碍的鉴别要点：①前者有明确的器质性疾病，或有服用某种药物或使用精神活性物质史，体格检查有阳性体征，实验室及其他辅助检查有相应指标的改变。②前者可出现意识障碍、遗忘综合征及智能障碍，后者除谵妄性躁狂发作外，无意识障碍、记忆障碍及智能障碍。③器质性和药源性心境障碍的症状随原发疾病的病情消长而波动，原发疾病好转，或在有关药物停用后，情感症状相应好转或消失。④某些器质性疾病所致躁狂发作，其心境高涨的症状不明显，而表现为易激惹、焦虑和紧张，如甲状腺功能亢进；或表现为欣快、易激惹、情绪不稳，如脑动脉硬化时，均与躁狂发作有别。⑤前者既往无心境障碍的发作史，而后者可有类似的发作史。

(三) 创伤后应激障碍

常伴有抑郁，应与抑郁发作鉴别。鉴别要点是：①前者常在严重的、灾难性的、对生命有威胁的创伤性事件如被强奸、地震、被虐待后出现，以焦虑、痛苦、易激惹为主，情绪波动性大，无昼重夜轻的节律改变；后者可有促发的生活事件，临床上以心境抑郁为主要表现，且有昼重夜轻的节律改变。②前者精神运动性迟缓不明显，睡眠障碍多为入睡困难，有与创伤有关的噩梦、梦魇，特别是从睡梦中醒来尖叫；而抑郁发作有明显的精神运动性迟缓，睡眠障碍多为早醒。③前者常重新体验到创伤事件，有反复的闯入性回忆、易惊。

(四) 抑郁发作与恶劣心境障碍

国内外随访研究表明两者之间无本质的区别，同一病人在不同的发作中可一次表现为典型的抑郁发作，而另一次可为恶劣心境障碍，只是症状的严重程度不同，或病期的差异。但有人认为两者之间仍有区别，主要鉴别点：①前者以内因为主，家族遗传史较明显；后者发病以心因为主，家族遗传史不明显。②前者临床上精神运动性迟缓症状明显，有明显的生物学特征性症状，如食欲减退、体重下降、性欲降低、早醒及昼重夜轻的节律改变；后者均不明显。③前者可伴有精神病性症状，后者无。④前者多为自限性病程，后者病期冗长，至少持续 2 年，且间歇期短。⑤前者病前可为循环性格或不一定，后者为多愁善感，郁郁寡欢，较内向。

任务五　治　疗

(一) 抑郁发作的治疗

1. *治疗原则*　抗抑郁药是当前治疗各种抑郁障碍的主要药物，能有效解除抑郁心境及伴随的焦虑、紧张和躯体症状，有效率 60%～80%。

目前提倡全程治疗，可以分为 3 期。

(1) 急性期治疗：控制症状、尽量达到临床痊愈。一般药物治疗 2～4 周起效，若使用治疗剂量 4～6 周仍无明显疗效应考虑换药。

(2) 巩固期治疗：至少 4～6 个月，防止症状复燃。

(3) 维持期治疗：目的是防止症状复发。维持治疗结束，病情稳定，可以缓慢减药直至停止治疗。有关维持治疗时间的意见不统一。多数学者认为首次抑郁发作维持治疗为 3～4 个月；有 2 次以上复发，维持治疗时间至少 2～3 年；多次复发则建议长期维持治疗。

2. *常用的抗抑郁药*　选择性 5-羟色胺(5-HT)再摄取抑制剂(SSRIs)，去甲肾上腺素(NE)和5-羟色胺(5-HT)双重摄取抑制剂(SNRIs),去甲肾上腺素(NE)和特异性5-羟色胺(5-HT)能抗抑郁药(NaSSAs),三环类及四环类抗抑郁药,单胺氧化酶抑制剂(MAOI),其他抗抑郁药等。

3. 电抽搐治疗(ECT)和改良电抽搐治疗(MECT) 对于有严重消极自杀言行或抑郁性木僵的病人,电抽搐治疗应是首选的治疗;对使用抗抑郁药治疗无效的病人也可采用电抽搐治疗。电抽搐治疗见效快,疗效好。6~10次为1个疗程。电抽搐治疗后仍需用药物维持治疗。

改良电抽搐治疗(无抽搐电休克治疗)适用范围较广,除可用于有严重消极自杀、抑郁性木僵等病人外,还可适用于患有躯体疾病又不适于抗抑郁药的病人、有骨折史和骨质疏松者、年老体弱病人,甚至部分心血管疾病者也可适用。

4. 心理治疗 对有明显心理社会因素作用的抑郁症病人,在药物治疗的同时常需合并心理治疗。支持性心理治疗,通过倾听、解释、指导、鼓励和安慰等帮助病人正确认识和对待自身疾病,主动配合治疗。认知治疗、行为治疗、人际心理治疗、婚姻及家庭治疗等一系列的治疗技术,能帮助病人识别和改变认知歪曲,矫正病人适应不良性行为,改善病人人际交往能力和心理适应功能,从而减轻或缓解病人的抑郁症状,调动病人的积极性,纠正其不良人格,提高病人解决问题的能力和应对处理应激的能力,节省病人的医疗费用,促进康复,预防复发。

(二) 躁狂发作的治疗

主要使用心境稳定剂。心境稳定剂是指对躁狂或抑郁发作具有治疗和预防复发的作用,且不会引起躁狂与抑郁转相,或导致发作变频繁的药物。①药物治疗:目前,比较公认的心境稳定剂包括碳酸锂及抗癫痫药丙戊酸盐、卡马西平。其他一些抗癫痫药,如拉莫三嗪、托吡酯、加巴喷丁,以及第2代抗精神病药物,如氯氮平、奥氮平、利培酮与喹硫平等,可能也具有一定的心境稳定剂作用。②电抽搐治疗和改良电抽搐治疗。

(三) 双相障碍的治疗原则

1. 个体化治疗原则 需要考虑病人性别、年龄、主要症状、躯体情况、是否合并使用药物、首发或复发、既往治疗史等多方面因素,选择合适的药物,从较低剂量起始,根据病人反应确定。治疗过程中需要密切观察治疗反应、不良反应以及可能出现的药物相互作用等及时调整,提高病人的耐受性和依从性。

2. 综合治疗原则 药物治疗、物理治疗、心理治疗和危机干预等措施的综合运用,以提高疗效、改善依从性、预防复发和自杀、改善社会功能和生活质量。

3. 长期治疗原则 由于双相障碍几乎终身以循环方式反复发作,其发作的频率远较抑郁障碍为高,因此应坚持长期治疗原则。急性期治疗目的是控制症状、缩短病程,疗程:一般6~8周;巩固期治疗目的是防止症状复燃、促使社会功能的恢复,疗程:抑郁发作4~6个月,躁狂发作2~3个月,药物剂量一般维持原剂量不变;维持期治疗目的在于防止复发、维持良好社会功能,提高生活质量。维持治疗应持续多久尚无定论,2次发作者,可在病情稳定达到既往发作2~3个循环的间歇期或维持治疗2~3年后,严密观察疗效，病情稳定的情况下递减药物剂量，直至停药。在停药期间如有复发迹象，及时恢复原治疗方案，缓解后给予更长时间的维持治疗。

任务六　病程和预后

(一) 抑郁发作

抑郁发作大多数也表现为急性或亚急性起病，好发季节为秋冬季。单相抑郁发病年龄较双相障碍晚，每次发作持续时间比躁狂发作长，平均病程 6～8 个月。病程的长短与年龄、病情严重程度以及发病次数有关。一般认为发作次数越多，病情越严重，伴有精神病性症状，年龄越大，病程持续时间就越长，缓解期也相应缩短。

大多数经过治疗恢复的抑郁发作病人，1 年内复发的比例有 30%；有过 1 次抑郁发作的病人，其中 50%的病人会再发；有过 2 次抑郁发作的病人，今后再次发作的可能性为 70%；有 3 次抑郁发作病人，几乎 100%会复发。

(二) 躁狂发作

无论是单次躁狂发作，还是复发性躁狂发作，大多数为急性或亚急性起病，好发季节为春末夏初。躁狂发作的发病年龄一般在 30 岁左右，早发病的可以在 5～6 岁，晚发病的可以在 50 岁以后，但 90%以上的病例起病于 50 岁以前。

躁狂发作的自然病程，一般认为持续数周到 6 个月，平均为 3 个月左右，有的病例只持续数天。有人认为反复发作的躁狂发作，每次发作持续时间几乎相仿，多次发作后可成慢性，有少数病人残留轻度情感症状，社会功能也未完全恢复至病前水平。现代治疗最终能使 50%的病人完全恢复。在最初的 3 次发作，每次发作间歇期会越来越短，以后发作间歇期持续时间不再改变。对每次发作而言，显著和完全缓解率为 70%～80%。

(三) 预后

心境障碍是发作性病程，发作间歇期缓解正常，如能积极治疗，可以维持病情稳定，预后一般较好。但是，如不进行有效的治疗和维持治疗，复发率高。长期反复发作造成疾病发作越来越频繁，正常间歇期缩短，快速循环，难以治疗，残留症状，慢性状态，人格改变，社会功能损害。因此，必需树立长期治疗的理念、综合治疗的治疗理念，防止病情复发。

预后良好的因素包括：病前性格良好，社会适应能力良好，急性起病，病程短，发病前存在明显的心理社会应激或躯体疾病，发病年龄晚，获得早期治疗，治疗效果好，家庭和社会支持系统好，无反复发作史，无精神障碍家族史，没有合并人格障碍、焦虑障碍、药物依赖、精神活性物质依赖、躯体疾病等。反之预后不佳。

项目二　心境障碍病人的护理

案例导入 2

女性，30 岁，本次病程 3 个月。木讷，说话逐渐减少，活动也比以前减少，不愿出门，在家唉声叹气，有时独自流泪，家人问及时偶尔低声回答，说脑子没用了，想事情想不出来了，病治不好了，自己做错事，有罪，应该死掉。对以前喜欢看的电视连续剧也不感兴趣了。称胃口差，每天只吃一顿，体重下降 5 kg，睡眠减少，凌晨 3～4 点钟即醒来。由家属搀扶入院，低着头，愁眉不展，多问少答，声音低沉缓慢，或点头、摇头示意。谈到病情时，流着泪说："我该死，我不应该拿国家的工资，我应该死"。

诊断：抑郁发作。

提问：该病人入院后护理人员应从哪些方面对病人进行评估？病人目前存在的主要护理问题是什么？针对这些症状可以给予哪些方面的护理干预措施？

分析提示

病人入院后，护理人员应进行生理情况、精神症状和社会心理方面的评估，以及病人有无自伤、自杀的危险进行评估。病人目前存在的主要护理问题是情绪低落、自罪，并有自杀的风险；护理上应提供安全的治疗环境，最好采取防消极护理、治疗护理及心理护理等措施。

对于心境障碍病人的护理，应综合考虑病人生理情况、精神症状以及社会心理等多方面因素，系统分析，进行护理评估，做出护理诊断，制订护理目标，开展有针对性的护理措施，最后使护理评价的有效性等。这样的护理程序一方面可以保证病人安全及各方面需求的满足，另一方面当病人出现冲动伤人、自伤自杀等危险行为时，也能够及时采取应急措施。

任务一　护 理 评 估

对心境障碍病人进行评估时，除了从现病史、既往史、个人发育史、家族史等方面进行评估外，更可以从生理功能、心理功能和社会功能等多方面去了解和评估病人病前个性特点、病前生活事件、病人应对挫折和压力的心理行为方式和效果；病人所面临的困境和出现的问题，对治疗的态度；还应对病人的家庭、生活环境、可利用的社会支持系统等情况进行全面分析，特别是对病人的危险行为如冲动伤人、自伤自杀等需要重点评估。

(一) 抑郁发作的护理评估

1. 生理情况　评估病人的营养状态、睡眠状况、排泄情况、卫生习惯、身体特征等。评估方法:观察病人有无饮食减少所致的营养不良、水和电解质紊乱,体重有无变化;病人睡眠状况有何异常;病人大小便的次数、性质和量的情况;病人生活自理程度,衣着是否整洁,身上有无异味等;以及自伤、自杀所致的躯体损伤。

2. 精神症状　评估病人的思维联想及内容改变情况,病人的语速是否过于缓慢,能否有效沟通,注意力是否集中,以及对疾病有无自知力;评估病人的情绪状态,是否情绪低落、自我评价过低、悲观厌世,情绪的波动有无规律;重点评估病人有无自杀企图和行为,特别要注意评估病人有无自杀先兆症状(如沉默少语、烦躁不安、失眠、拒食等)。

3. 社会心理方面　评估病人的家庭环境、经济状况、人际关系、社交能力、工作情况以及社会支持系统等。

(二) 躁狂发作的护理评估

1. 生理情况　评估病人的营养状态,体重改变情况,睡眠状况,排泄情况,活动情况,生活自理程度。特别注意躁狂发作病人有无脱水、外伤等情况。

2. 精神症状　评估病人的思维联想和内容改变情况,有无幻觉、妄想及其对病人的影响,病人对疾病有无自知力,评估病人对住院的态度和合作程度;评估病人的情绪状态,是否情绪高涨、自我评价过高、易激惹以及情绪变化的情况;重点评估病人有无外跑、冲动、伤人、毁物等行为。

3. 社会心理方面　评估病人的家庭环境、经济状况、人际关系、社交能力、工作情况以及社会支持系统等。

任务二　护理诊断

(一) 抑郁发作的护理诊断

1. 生理情况

(1) 病人营养失调,低于机体需要量:与抑郁导致食欲下降、自罪妄想等有关。

(2) 睡眠型态紊乱,早醒、入睡困难:与情绪低落等因素有关。

(3) 便秘与尿潴留:日常活动减少、胃肠蠕动减慢、药物不良反应有关。

(4) 生活自理能力下降:与精神运动迟滞、兴趣减低、无力照顾自己有关。

2. 精神症状

(1) 病人的思维联想障碍:与情绪低落有关。

(2) 自我贬低、无价值感:与抑郁情绪、自我评价过低有关。

(3) 焦虑:与内疚、自责、疑病等因素有关。

(4) 存在自伤、自杀的危险:与抑郁情绪、自我评价低、悲观绝望等有关。

3. 社会心理方面

(1) 个人应对无效:与情绪抑郁、无助感、精力不足等有关。

(2) 自我保护能力下降:与精神运动抑制、行为反应迟缓有关。

(二) 躁狂发作的护理诊断

1. 生理情况

(1) 病人营养失调,低于机体需要量:与兴奋消耗过多、进食无规律有关。

(2) 睡眠型态紊乱,入睡困难、睡眠需求减少:与精神运动性兴奋有关。

(3) 便秘:与生活起居无规律、饮水量不足等有关。

(4) 生活自理能力下降:与兴奋活动有关。

2. 精神症状

(1) 病人思维联想过程障碍:与躁狂有关。

(2) 感知觉改变:与躁狂有关。

(3) 存在暴力行为的危险,冲动伤人等:与易激惹、情感控制力下降等有关。

3. 社会心理方面

(1) 个人应对无效:与好管闲事、情绪不稳定、易激惹有关。

(2) 自我保护能力下降:与精神运动兴奋、行为反应过于快速有关。

任务三　护理目标

(一) 抑郁发作的护理目标

1. 生理情况　病人摄入营养均衡的食物,未发生体重下降;病人在不服用药物时,每晚睡眠时间达 6～8 h,对睡眠有自我满足感;尽早发现便秘与尿潴留的征兆,对腹胀、大便干结、排尿困难等不适,病人能及时叙说;病人能够自理日常生活,保持床单位的整洁。

2. 精神症状　病人的抑郁情绪得到缓解,对治疗有信心;在住院期间,病人不伤害自己。

3. 社会心理方面　病人能用语言表达对于自我过去和未来的正向观点,出院前自我评价改善;愿意并适当与他人交往;能叙述疾病相关知识,用适当方式宣泄内心的情感,恰当地表达个人需要,有适当的处置方式。

(二) 躁狂症的护理目标

1. 生理情况　病人的生活起居有规律,饮水充足;睡眠恢复正常;便秘缓解或消失;病人的活动量正常,机体消耗与营养摄入达到基本平衡;在护理人员的帮助下,病人的生活自理能力显著改善。

2. 精神症状　情绪高涨、思维奔逸等症状得到基本控制;在护理人员的帮助下,病人能控制自己的情绪,学会用恰当的方式表达内心体验;不发生伤害他人或自杀的行为。

3. *社会心理方面* 建立良好的护患关系并帮助病人建立良好的人际关系;病人了解躁狂发作的相关知识,能恰当表达自己的需求,有适当的处事方式。

任务四 护 理 措 施

护理措施必须遵循个体化的原则。因为每一个心境障碍病人都有各自的临床特点,都是独特的个体,尽管他们的医学诊断相同、护理诊断也可能相同,但每个病人的护理措施却不尽相同。

(一) 抑郁发作的护理措施

1. *生理护理* 为病人提供合适的治疗环境,维持正常的营养、睡眠、排泄和生活自理等。

(1) 提供安全的治疗环境:病房光线明亮、空气流通、整洁舒适,可以提高病人的情绪,增强生活自信心。做好安全检查,防止在入院时、会客或外出返回时将危险品带入病房。

(2) 饮食护理:加强饮食调理,保证营养供给,并选择易消化、高蛋白的食物。抑郁的病人大多有营养不良,是与情绪低落、自责自罪导致食欲下降,甚至拒食有关。因此,护理人员首先要了解病人不愿进食的原因,给予耐心解释,制订出相应的护理对策,如选择病人平时喜爱的食物、陪伴病人用餐、少量多餐等。若病人坚持不肯进食,则必须采取措施如喂食、鼻饲、静脉输液等,以维持其身体日常需要。

(3) 睡眠护理:抑郁病人常出现早醒、睡眠浅、入睡困难等。白天尽量避免卧床,护理人员应以坚定的语气鼓励病人,或陪伴病人,白天从事工娱活动,如做手工、下棋、唱歌、跳舞等。向病人讲解生理睡眠的重要性及睡眠与疾病的关系。晚上入睡前热水泡脚,保证安静的睡眠环境,避免看过于兴奋、激动的电视节目。遵医嘱给予必要的安眠药物等。由于抑郁发作有昼重夜轻的特点,早醒时往往为病人一天中抑郁情绪最重的时候,很多意外事件,如自伤、自杀等,在该时段发生,因此,清晨应加强护理巡视,对早醒者应予以安抚、防范。

(4) 排泄护理:抑郁病人由于情绪低落、进食少、活动少,常出现便秘、腹胀、尿潴留等情况。护理人员应鼓励病人多喝水、常活动、多吃新鲜蔬菜和水果,并每天观察病人的排泄情况,发现异常及时处理。对 3 天无大便者,遵医嘱给予相应的缓泻剂或者灌肠;发现病人尿潴留时,应及时查明原因,采取针对性的措施,给予诱导排尿,让病人听流水声、下腹部放热水袋、按摩膀胱等,以及遵医嘱给药、导尿。

(5) 生活护理:抑郁病人由于情绪低落、自责自罪等导致生活被动、个人卫生疏懒,护理人员应耐心引导、督促,必要时协助病人料理个人卫生,如沐浴、更换衣裤、仪表仪容等。有些严重的卧床不动的抑郁病人,需注意有压疮发生的可能,应帮助病人翻身、被动运动、躯体卫生、大小便料理等。

2. 治疗护理

(1) 药物治疗护理:护理人员应确保病人每次将药物全部服下,保证药物治疗的效果。还要将所服药物剂量、常见的不良反应及处理措施告知病人,同时密切观察病人服药后的情况。出现药物不良反应,及时处理。

(2) 自伤、自杀病人的护理:这是护理临床工作的重点。需要熟悉抑郁病人的病情,既往自伤、自杀的形式、程度等。护理人员应随时注意病房的安全检查,了解病人自杀意志的情况及可能采取的方法。经常与病人一起交流,敢于针对其自伤、自杀问题进行交谈,鼓励病人表达内心感受,如不良的情绪、消极厌世的想法、自伤自杀的冲动想法。及早辨别自伤自杀的企图,采取有效的措施,防止意外发生。对于特别严重的病人,需要专人看护,同时鼓励病人参加集体活动,避免独自相处。

3. 心理护理

(1) 建立良好的护患关系:护理人员要以真诚、支持和理解的态度对待病人。抑郁病人往往因思维迟缓而言语减少和语速缓慢,在沟通的过程中,应允许病人有足够反应和思考的时间,并耐心倾听,不要表现出不耐烦甚至嫌弃的表情和行为。与病人交谈时,应避免使用简单生硬的语言,更要避免使用直接训斥性的语言,以免加重病人的自卑感。也不要过分认同病人的悲观感受,避免强化病人的抑郁情绪。交谈中应尽量选择病人感兴趣的或较为关心的话题,鼓励和引导他们回忆以往愉快的经历和体验,用讨论的方式抒发和激励他们对美好生活的向往,同时注意尊重病人的隐私权。

在与病人语言交流的同时,应重视非语言沟通的作用。有时静静地陪伴、关切爱护的目光注视、轻轻地抚摸等非言语性沟通方式,配合简单、中性、缓慢的语言,往往能够使严重的抑郁症病人从中感到关心和支持。通过这些活动逐渐引导病人注意外界,同时利用治疗性的沟通技巧,协助病人表达其自身的感受。

(2) 改善抑郁情绪:护理人员在照顾抑郁病人时,首先自身要具备稳定、温和、接受的态度,要有耐心和信心。抑郁病人往往情绪低落、对任何事物都失去兴趣,甚至有自责、自罪感,意志活动减退等症状,因此护理人员在与病人相处时会倍感困难。这就要求护理人员以平常心态接受病人,必须有耐心并相信病人可能改变。

抑郁病人的认知方式总是呈现一种"负性的定式",对自己或外界事物常不自觉地持否定的看法,称为负性思考。护理人员必须协助病人确认这些负性思考,然后设法打断这种负性循环。可以帮助病人回顾自身的优点、长处、成就来增加病人对自身或外界的正向认识;还可以协助病人检视自己的认知、逻辑与结论的正确性,修正不合实际的目标,协助病人完成某些建设性的工作和参与社交活动,减少病人的负向评价,并提供正向加强自尊的机会。

(3) 增加自信心:护理人员可以与病人讨论其抑郁体验,帮助其分析、认识精神症状,减少病人由于缺乏对疾病的认识而出现的焦虑、抑郁情绪,反复向病人表达其症状和疾病是可以治愈的,以增加病人树立战胜疾病的自信心。同时训练病人学习新的心理应付方式,在护理过程中,要创造一个积极的人际交往机会,协助病人改善以往消极被动的交往方式,逐步建立积极健康的人际交往方式,增加人际交往技巧。另外,还应改善病人处处需要别人关照和协助的心理，并通过学习和行为矫正训练的方式，建立新的应对技巧，为病人今后重新融入社会，独立处理各种事务打下良好基础。

4. 社会方面的护理

(1) 日常家庭生活护理：护理人员应了解病人的情趣爱好，鼓励其参加有趣味的活动，帮助病人与周围人交往，关注病人的进步并给予表扬。还可以帮病人拟定一个简单的作息时间表，内容包括起居、梳理、洗漱、沐浴，每天让病人自行完成作息时间表所规定的内容，同时给予积极的鼓励和支持。充分利用家庭资源，增进家属对疾病的认识，引导家属共同面对病人问题，调整家庭的适应能力。

(2) 健康教育：指导病人和家属学习有关疾病知识及如何预防复发的常识，为病人创造良好的家庭环境和人际互动关系。指导家属帮助病人管理药物并监护病人按时服药，密切观察病人的病情变化和药物不良反应，以保护病人不受到自伤、自杀行为的伤害。

(二) 躁狂发作的护理措施

1. 生理护理

(1) 提供安静的治疗环境：提供一个安全和安静的病房环境。躁狂病人往往躁动不安，很容易受周围环境刺激的影响，因此室内物品应陈设简单、整洁易用、颜色淡雅，可以帮助病人稳定情绪。

(2) 饮食护理：躁狂病人由于兴奋、整日忙碌、体力消耗大而忽略了最基本的生理需求。因此护理人员必须为病人提供营养丰富、易消化的食物和充足的饮水，以维持病人所需的营养与水分。集体环境无法安心饮食时，可以考虑安排病人单独用餐，以防周围环境对病人的影响。

(3) 睡眠护理：躁狂病人活动过度，睡眠需要减少，对环境很敏感，往往出现入睡困难，因此护理人员应为病人提供安静的睡眠环境，适当安抚病人，遵医嘱给予药物治疗。白天合理安排病人的活动时间，使病人能够得到适当的休息。

(4) 生活护理：鼓励病人自行料理个人卫生、着装适宜，也是护理人员需要注意的事情。对于异常的打扮给予指正，教导病人更好地体现个人修养。

2. 治疗护理

(1) 药物治疗护理：药物是治疗躁狂病人的有效方法。病人往往不承认有病，拒绝服药，因此在用药的过程中，护理人员应密切观察病人的合作性、药物的耐受性和不良反应，特别是对应用锂盐治疗的病人要更加关注，注意血锂浓度的监测，熟悉锂盐中毒的症状和处理方法。对于恢复期的病人，护理人员应明确告知维持用药对巩固疗效、减少复发的意义，并了解病人不能坚持服药的原因，与病人一起寻找解决的方法。

(2) 冲动伤人病人的护理：部分躁狂病人以愤怒、易激惹、敌意为特征，甚至出现破坏攻击、冲动伤人行为。护理人员对每个新入院病人应详细评估既往有否冲动伤人行为史及其原因，病人还应善于发现冲动伤人行为的先兆，当病人出现无理要求增多、情绪激动、挑剔、有意违背正常秩序、辱骂性语言、动作多而快等，应及时采取预防措施，设法稳定病人情绪，避免冲动伤人行为的发生。对处在疾病急性发作期的病人，应尽可能地满足其大部分合理的要求，对于不合理、无法满足的要求也应尽量避免采用简单、直接的方法拒绝，而给予婉转地解释，以避免激惹病人。当面对病人的冲动伤人行为时，护理人员应沉着冷静、避免言语刺激，采取相应措施，降低病人的兴奋性，控制冲动伤人行为的程度和范围，必要时实施隔离或约束保护病人。

3. 心理护理

(1) 建立良好的护患关系：尊重、关心病人是建立良好关系的基础。护理人员应以平静、温和、诚恳、稳重和坚定的态度接待病人。躁狂病人常常兴奋好动，语言增多，所诉说的诸多感受，往往并非是真正的内心感受和体验，而是用否认的意念来逃避真正的想法。因此，建立良好的护患关系有利于护患间的沟通和交流，让病人表达内心的真实想法，以利病情的缓解。

(2) 增加自信心：护理人员应协助躁狂病人认识自己的疾病，同时学习新的相关知识。引导病人参与有兴趣的活动、简单的手工作业和整理室内环境，给予适当的肯定，以增强病人的自尊，树立自信心。尽量多与病人交流，让病人描述内心的想法，帮助病人逐渐认识自己的疾病，学会应对方法。

4. 社会方面的护理

(1) 日常生活护理：指导病人参与有益的活动，以发泄过剩的精力。躁狂病人往往自觉精力旺盛、不知疲倦、急躁不安、易激惹等，容易使发生破坏性行为，损坏周围的物品。护理人员应根据病人病情及场地设施等，安排既消耗精力又无竞争性的活动项目，如参加工娱活动、跑步、擦地板等；也可鼓励病人把自己的生活“写”或“画”出来，这类静态活动既减少了活动量，又可发泄内心感受。

(2) 健康教育：指导躁狂病人及其家属掌握症状复发的先兆，预防复发。鼓励家属参与病人治疗的全过程；教会家属为病人创造良好的家庭环境，锻炼病人的生活和工作能力；指导家属学会识别、判断疾病症状的方法；使家属了解督促和协助病人坚持用药、定期门诊复查的重要性。

任务五　护理评价

护理评价虽然是护理程序的最后一个步骤，但始终贯穿于整个护理过程。护理人员可以从情绪、行为以及认知等角度评估护理措施是否有效，是否需要调整。帮助病人面对现实，解决内在冲突，增强处理焦虑和心理压力的能力，增加自信心和自我价值感，重建和维持人际关系和社会生活等。包括以下几个方面：

1. 生理情况　病人是否维持饮食营养、水分、排泄、休息和个人卫生等方面的适当生理功能。其中的睡眠是否改善，主要观察能否在 30 min 内入睡，以及在不服用药物的情况下保持睡眠时间 6～8 h。

2. 精神症状　病人的情感症状是否逐步得到控制，能否够控制和舒缓自己的抑郁或高涨的情绪，能否认识和分析自己的病态行为，对自己的行为负责，是否造成自己或他人或周围物品的损害。

3. *社会心理方面* 病人能否自行料理自己的日常生活，能否恰当地与他人交往，能否体现一定的社会功能；家属是否对疾病的简单知识及如何应对疾病有所了解，掌握一定的照顾病人的方法。

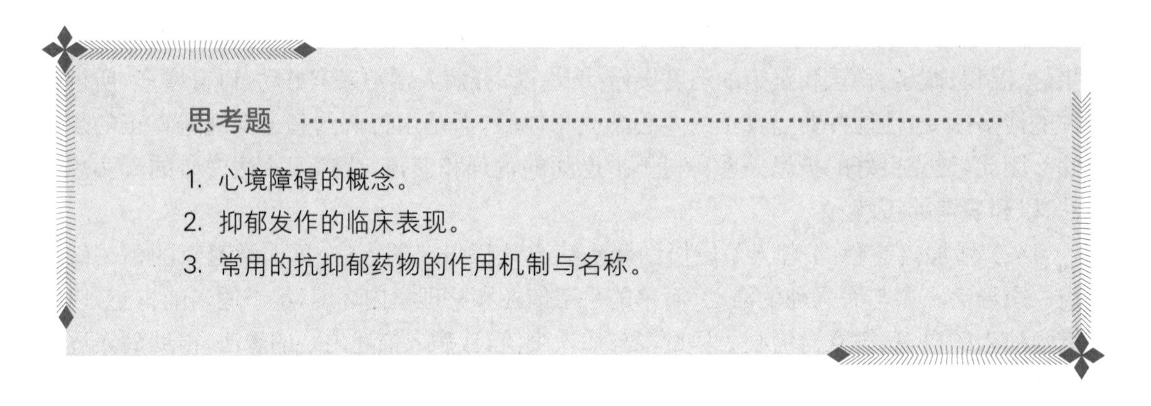

思考题

1. 心境障碍的概念。
2. 抑郁发作的临床表现。
3. 常用的抗抑郁药物的作用机制与名称。

（潘令仪　李　萍）

模块九　神经症性障碍病人的护理

学习目标

识记：神经症性障碍的共同特征，其他焦虑障碍、恐怖性焦虑障碍、强迫性障碍、疑病症的临床特点。

理解：神经症性障碍病人的分类及各类疾病的护理诊断和护理要点。

学会应用：护理程序对神经症病人进行正确评估、制订护理计划并实施、评价。

重点：各类神经症性障碍病人的临床特点、护理诊断和护理要点。

难点：神经症性障碍的共同特征、分类以及各种类型的临床特点。

项目一　神经症性障碍

神经症性障碍，中国精神障碍与分类诊断标准(CCMD－3)中称神经症，在国际疾病分类第10版(ICD－10精神与行为障碍分类)编码中已经不再有神经症这一术语，代之以“神经症性障碍”，虽然保留了神经症的基本框架和内容，但是用“神经症性障碍”一词取代原来的神经症。它是一组精神障碍的总称，CCMD－3中对神经症是这样定义的：“神经症是一组主要表现为焦虑、抑郁、恐惧、强迫、疑病症状，或神经衰弱症状的精神障碍。包括焦虑症、强迫症、恐怖症、躯体形式障碍、神经衰弱等。

本障碍有一定人格基础，起病常受心理社会(环境)因素的影响。症状没有可确定的器质性病变作基础，与病人的现实处境不相符合，但病人对症状的存在感到痛苦和无能为力，自知力完整或基本完整，病程多迁延。各种神经症症状或其组合可见于感染、中毒、内脏、内分泌或代谢和脑器质性疾病，称神经症样综合征。”各国学者理解神经症病因学观点不一致，我国学者仍认为神经症是一客观存在的临床实体，在CCMD－3中将神经症分为：焦虑症、恐怖症、强迫症、神经衰弱、躯体形式障碍、其他或待分类的神经症。其共同点是：①起病常与个性特点和心理社会因素有关；②存在一定的人格基础，常常自感难以控制本应可以控制的意识或行为；③症状没有相应的器质性病变基础；④社会功能相对完好，一般意识清楚，与现实接触良好，无严重的行为紊乱；⑤一般没有明显或较长的精神病性症状；⑥病程较长，自知力完整，能主动求医治疗。

本章内容是采用ICD-10的诊断去描述的。神经症性障碍是世界公认的一组患病率较高的疾病，据报道年患病率为2.4%～12%。1982年我国12个地区的精神疾病流行病学调查，神经症性障碍总的时点患病率为22.21%。而2003年有相关研究报告神经症性障碍患病率达38.38%，其他焦虑障碍为8.3%、强迫性障碍为1.04%、疑病症为2.58%、神经衰弱为4.67%。神经症性障碍病人女性患病率明显高于男性。以40～44岁患病率最高，文化程度低、收入低、家庭气氛不和睦、移居者中患病率较高。

项目二　恐怖性焦虑障碍病人的护理

案例导入1

病人，女性，20岁。病人性格内向胆小，因被犬咬后渐出现看到犬就紧张害怕，心慌，呼吸困难。后发展为听到犬吠，或看到关于犬的图片，也出现上述症状。渐出现睡眠差，入睡困难，甚至对一些养犬的朋友也不与其来往。

提问：目前存在的最主要的护理诊断？在病情评估时还需要着重了解病人哪方面的内容？在心理护理中，重点做好那些护理措施？

分析提示

结合病人的情绪状态进行分析。关注个人成长的评估，护理的重点是提高病人对情绪的应对技巧，建立健康的行为方式。

任务一　概　述

恐怖性焦虑障碍又称恐惧性神经症或恐惧症，是指病人对外界某些处境、物体，或与人交往时，产生异乎寻常的恐惧与紧张不安，可致脸红、气促、出汗、心悸、血压变化、恶心、无力甚至昏厥等显著的焦虑和自主神经症状，因而出现回避反应。病人明知这种恐惧反应是过分的或不合理的，但仍不能防止恐惧发作，难以控制，于是极力避免导致恐惧的客观事物或情境，或是带着畏惧去忍受，因而影响其正常活动。

任务二　病因与发病机制

1. *遗传因素*　广场恐怖，又称场所恐怖、旷野恐怖、幽室恐怖，具有家族遗传倾向，尤其影响到女性亲属，对此原因尚不清楚。有关研究结果同样提示广场恐怖可能与遗传有关，且与惊恐障碍存在一定联系。某些特定的恐怖性焦虑障碍具有明显的遗传倾向。

2. 生化因素　某些研究发现，社交恐怖病人出现恐怖症状时血浆肾上腺素水平升高。可乐定激发实验引起的生长激素反应迟钝，提示本病病人可能有去甲肾上腺素功能失调。

3. 心理社会因素　19世纪初，美国心理学家用条件反射理论来解释恐怖症的发生机制，认为恐怖症状的扩展和持续是由于症状的反复出现使焦虑情绪条件化，而回避行为则阻碍了条件化的消退。这也是行为治疗的理论基础。

任务三　临床表现

1. 广场恐怖(agoraphobia)　是恐怖性焦虑障碍中最常见的一种，约占60%。多起病于25岁左右，35岁左右是另一发病高峰，女性多于男性。主要表现为对某些特定环境的恐惧，如广场、密闭的环境和拥挤的公共场所等。病人害怕离家或独处，害怕进入商店、剧场、车站、隧道或乘坐公共交通工具，因为病人担心在这些场所出现恐惧感，得不到帮助，无法逃避，因而回避这些环境，甚至根本不敢出门，焦虑和回避行为的程度可有很大差异。恐惧发作时还常伴有抑郁、强迫、社交焦虑、人格解体等症状，若不有效治疗，症状虽可波动，但一般会转入慢性。

2. 社交恐怖(social phobia)　多在17～30岁期间发病，男女发病率几乎相同；常无明显诱因突然起病，中心症状围绕着害怕在小团体中被人审视，一旦发现别人注意就不自然，不敢抬头、不敢与人对视，甚至觉得无地自容，不敢在公共场合演讲，集会不敢坐在前面，回避社交，在极端情形下可导致社会隔离。常见的恐惧对象为异性、严厉的上司和未婚夫(妻)的父母等或是熟人。可伴有自我评价低和害怕批评，可有脸红、手抖、恶心或尿急等症状，症状可发展到惊恐发作的程度。临床表现可孤立限于如公共场合进食、公开讲话，或遇到异性，也可泛化到涉及家庭以外的所有情境。部分病人常可能伴有突出的广场恐惧和抑郁障碍；部分病人可能通过物质滥用来缓解焦虑而最终导致物质依赖，特别是酒依赖。

3. 特定的(孤立的)恐惧　又称单纯恐怖症(simple phobia)。病人的恐惧局限于特定的情境，如害怕接近特定的动物或昆虫，害怕高处、雷鸣、黑暗、飞行、封闭空间、在厕所大小便、进食某些东西、牙科治疗、目睹流血或创伤，害怕接触特定的疾病，促发惊恐的具体情境。特定恐惧一般在童年或成年早期就出现，如果不加以治疗，可以持续数十年。对恐惧情境的害怕一般不波动，导致功能残缺的程度取决于病人回避恐惧情境的难易程度。性传播疾病特别是艾滋病是疾病恐惧的常见对象。其中的血液-创伤恐惧与其他恐惧不同，它导致心跳缓慢，有时出现晕厥，而不是心跳过速。

任务四　诊　　断

根据ICD-10的标准，诊断如下。

1. 广场恐怖的诊断要点

(1) 心理症状或自主神经症状必须是焦虑的原发表现，而不是继发于其他症状，如妄想或强迫思维。

(2) 焦虑必须局限于(或主要发生在)至少以下情境中的2种：人群、公共场所、离家旅行、独自独行。

(3) 对恐怖情境的回避必须是或曾经是突出特点。

包含：惊恐障碍伴广场恐怖。

2. 社交恐怖的诊断要点

(1) 心理、行为或自主神经症状必须是焦虑的原发发现，而不是继发于妄想或强迫性障碍状等其他症状。

(2) 焦虑必须局限于或主要发生在特定的社交情境。

(3) 对恐怖情境的回避必须是突出特征。

包含：恐人症、社交神经症。

3. 特定的(孤立的)恐惧的诊断要点

(1) 心理或自主神经症状必须是焦虑的原发表现，而不是继发于妄想或强迫思维等其他症状。

(2) 焦虑必须局限于面对特定的恐怖物体或情境时。

(3) 尽一切可能对恐怖情境加以回避。

包含：高空恐怖、动物恐怖、幽闭恐怖、考试恐怖、单纯恐怖。

任务五　治　　疗

1. 心理治疗　行为疗法是治疗恐怖性焦虑障碍的首选方法。系统脱敏疗法、暴露冲击疗法对恐怖性焦虑障碍效果良好。基本原则：①消除恐惧对象与焦虑恐惧反应的条件性联系；②对抗回避反应。但行为疗法只强调可观察到的行为动作，是治表未治本，疗效是否持久，结论不一。重点鼓励病人面对现实，树立战胜疾病的信心。

2. 药物治疗　三环类抗抑郁剂米帕明和氯米帕明对恐怖性焦虑障碍有一定的疗效，并能减轻焦虑和抑郁症状。单胺氧化酶抑制剂(MAOI)类如吗氯贝胺等对社交恐惧有一定效果。SSRIS类的氟西汀、帕罗西汀等也可部分缓解恐怖性焦虑障碍状。苯二氮䓬类与普萘洛尔也因可缓解病人的焦虑而有效，尤其是可增强病人接受行为治疗的信心。

任务六　护　理

【护理评估】

1. 主观资料　评估病人的恐惧情绪的强度、好发时间，持续的时间和范围，回避行为的表现。发作的频繁性、严重性和伴随症状以及病人对发作的担心、焦虑和回避态度等。病人日常生活情况、自理能力、与周围环境接触如何、合作情况。

2. 客观资料　评估病人生命体征、全身营养情况、睡眠和饮食状况、排泄状况，评估病人恐惧时是否有自主神经功能紊乱等症状，如呼吸急促、心悸、血压升高、皮肤潮红或苍白、出汗、肌肉紧张等。病人的行为表现、谈话方式，病人的面部表情、情绪表现。

3. 相关因素　评估导致病人发病的原因。评估病人社会家庭情况、亲属中有无恐怖性神经症的病人，发病前有无生活事件的影响，病人恐惧好发的环境及发作前有无明显诱因。

【护理诊断】

1. 恐惧　与自身心理及生理受到威胁有关。
2. 睡眠型态紊乱　与恐惧、焦虑、自主神经功能紊乱有关。
3. 个人应对无效　与认知能力受损有关。

【护理目标】

病人能减少恐惧情绪的发生。减少预期恐怖，心理和生理上舒适增加；病人能降低回避行为发生的频率；能正确认识心理、社会因素与疾病的关系。

【护理措施】

1. 做好心理护理　向病人说明恐怖性焦虑障碍的性质不是器质性的，而是由于童年时期潜意识中的心理冲突造成的，或是刺激性事件多次出现形成条件反射的结果。与病人讨论其对危险情境的反应及原因，指导其学习减少恐惧情绪的应对技巧。

2. 教导放松技巧　鼓励病人表达其所恐惧的物体和环境，减轻因此出现的恐惧，逐渐适应这些物体或环境。指导病人学会使用肌肉放松；教会病人自我催眠法，如闭上眼睛做深呼吸或依次计数，以减轻紧张恐惧的心理，使自己保持放松的心情。

3. 建立健康行为　对自己的要求过高，过于追求完美，就容易患得患失，从而迷失自己，鼓励病人接受自己的现状。很多社交恐怖病人由于不自信造成的，在护理过程中给予关心，帮助病人看到自己的长处和优点，树立信心。

4. 做好健康教育　帮助病人及其家属正确认识疾病，解释恐惧发作时自主神经功能紊乱症状是功能性的而非器质性的，不会给身体造成实质性的伤害。在良好的治疗关系的前提下，帮助病人学会用积极的心态去应对生活中出现的各类生活事件。

【护理评价】

病人的恐怖症状是否得到改善,心理和生理的舒适度增加,能否使用恰当的心理防御机制及应对技巧。

项目三　其他焦虑障碍病人的护理

案例导入 2

病人,女性,24 岁。病人在门诊做小手术后,突然出现头昏,跌倒在地,有濒死感,全身颤抖,发麻,胸闷、呼吸困难,给予静脉输液后缓解,之后曾与男朋友吵架又发作 1 次,全身发麻,手抖,坐立不安,以后每年发作 3～4 次,症状同上,经休息后自行好转,近半年来发作加重,压力大或有时没有任何诱因也会发作,发作时就急诊去医院,发作数分钟至半小时左右能自行缓解。

提问:目前存在的最主要的护理问题及护理措施?在健康教育中,重点做哪些内容?

分析提示

结合病人的临床症状进行分析。对病人进行全面的评估,找出主要与情绪有关的护理诊断,重点实施惊恐发作的护理措施。

任务一　概　述

其他焦虑障碍又称焦虑症,或焦虑性神经症,是一种以焦虑、紧张、恐惧的情绪障碍为主,并伴有自主神经功能紊乱和运动不安等为特征的疾病。病人的焦虑紧张并不是由实际的威胁所致,其紧张焦虑的程度与实际很不相称。临床分为广泛性焦虑与惊恐发作两种形式。多数其他焦虑障碍有较好的预后。

任务二　病因与发病机制

各类神经症性障碍的病因仍不清楚,至今仍无定论。大量资料提示本病发作与遗传因素、生化因素和心理社会因素有关。目前,比较一致的看法是,内在的素质因素与外在的精神应激因素是神经症性障碍发生的必不可少的原因,两者缺一不可。

1. 遗传因素　遗传因素在其他焦虑障碍的发病中起一定的作用,但多数群体研究未能区分广泛性焦虑和其他形式的焦虑障碍。Kendler 等(1992)研究了 1 033 对女性双生子,认为焦虑障碍有明显的遗传倾向,其遗传度约为 30%,且认为这不是家庭和环境因素的影响。不过,某些研究表明,上述遗传倾向主要见于惊恐障碍,而在广泛性焦虑病人中并不明显。

2. 生化因素

(1) 乳酸盐假说:有资料表明其他焦虑障碍病人血中乳酸盐较对照组高,给其他焦虑障碍病人注射乳酸钠,结果多数病人诱发了惊恐发作。不过,这一现象的发生机制至今尚不清楚。

(2) 去甲肾上腺素(NE)假说:其他焦虑障碍病人有 NE 能活动的增强。①焦虑状态时,脑脊液中 NE 的代谢产物增加;②儿茶酚胺(肾上腺素和 NE)能诱发焦虑,并能使有惊恐发作史的病人诱发惊恐发作;③蓝斑含有整个中枢神经系统 50%以上的 NE 神经元,NE 水平由蓝斑核的胞体及 α_2 自受体调节。④人类研究发现,α_2 受体拮抗剂如育亨宾能使 NE 增加而致焦虑,而 α_2 受体激动剂可乐定对焦虑治疗有效。

(3) 5-羟色胺:许多主要影响中枢 5-HT 的药物对其他焦虑障碍状有效,表明 5-HT 参与了焦虑的发生,但确切机制尚不清楚。

此外,有关多巴胺、γ-氨基丁酸、苯二氮䓬类受体等与焦虑的关系的研究众多,不过尚难有一致性的结论。

3. 心理社会因素 神经症性障碍被认为是一类主要与社会心理应激因素有关的精神障碍。许多研究表明,病人较他人遭受更多的生活应激事件,主要是以人际关系、婚姻与性关系、家庭、经济、工作等方面的问题多见。一方面可能是遭受精神事件多的个体易患神经症性障碍;另一方面则可能是病人的个性特点而导致生活中产生更多的冲突或应激。行为主义理论认为,焦虑是对某些环境刺激的恐惧而形成的一种条件反射。心理动力学理论认为,焦虑源于内在的心理冲突,是童年或少年期被压抑在潜意识中的冲突在成年后被激活,从而形成焦虑。

任务三 临床表现

(一) 广泛性焦虑障碍(generalizd anxiery disorder)

广泛性焦虑障碍又称慢性焦虑,是其他焦虑障碍最常见的表现形式。常缓慢起病,以经常或持续存在的焦虑为主要临床表现。具体表现如下。

1. 精神焦虑 精神上的过度担心是焦虑症状的核心。表现为对未来可能发生的、难以预料的某种危险或不幸事件的经常担心。有的病人不能明确意识到他担心的对象或内容,而只是一种提心吊胆、惶恐不安的强烈的内心体验,称为自由漂浮性焦虑。有的病人担心现实生活中可能发生的事情,但其担心、焦虑和烦恼的程度与现实很不相称,称为预期焦虑。病人常有恐慌的预感,终日心烦意乱、忧心忡忡、坐卧不宁,似有大祸临头之感。

2. 躯体焦虑　表现为运动性不安与自主神经功能紊乱的症状。①运动不安：可表现搓手顿足，坐立不安，来回走动，无目的的小动作增多。有的病人表现舌、唇、指肌的震颤或肢体震颤。②自主神经功能紊乱症状：常伴有气短，肌肉紧张表现为肌肉酸痛，多见于胸部、颈部及肩背部肌肉，紧张性头痛也很常见。心动过速、皮肤潮红或苍白、口干、便秘或腹泻、出汗、尿频等症状。有的病人可出现早泄、阳痿、月经紊乱等症状。

3. 觉醒度增高　病人对外界刺激敏感，容易出现惊跳反应；表现为过分的警觉，注意力不能集中，容易受到干扰；难以入睡、睡中易惊醒；情绪易激惹；感觉过敏，有的病人能体会到自身肌肉的跳动、血管的搏动、胃肠道的蠕动等。

4. 其他症状　广泛性焦虑障碍病人常常伴有疲劳、抑郁、强迫、恐惧、惊恐发作及人格解体等症状，但这些症状常不是疾病的主要临床相。

(二) 惊恐障碍(pnaic disorder)

惊恐障碍又称急性焦虑，其特点是发作性，间歇期可以没有任何症状，发作不限于任何特殊处境，也没有任何特殊诱因，发作来得突然，是不可预测的，出现严重的自主神经症状，如剧烈心跳，胸痛，咽喉部有阻塞感和窒息感，头昏，全身发麻和针刺感，呼吸快而浅等，同时伴有濒死感和失控感，每次发作持续时间较短，一般为 10～20 min，很少＞1 h 即可自行缓解，但可反复发作。发作期间始终意识清晰，高度警觉，发作后仍心有余悸，担心再次发作，但此时焦虑体验不再突出，而以虚弱无力感为主，常需数小时到数天才能恢复。

任务四　诊　　断

根据 ICD－10 的标准，诊断如下。

1. 广泛性焦虑障碍的诊断要点　一次发作中，病人必须在至少数周(通常为数月)内的大多数时间存在焦虑的原发症状，这些症状通常应包含以下要素。

(1) 恐慌(为将来的不幸烦恼，感到“忐忑不安”，注意困难等)。

(2) 运动性紧张(坐卧不宁、紧张性头痛、颤抖、无法放松)。

(3) 自主神经活动亢进(头重脚轻、出汗、心动过速或呼吸急促、上腹不适、头晕、口干等)。

包含：焦虑神经症、焦虑反应、焦虑状态。

不含：神经衰弱。

2. 惊恐障碍的诊断要点　要确诊应在大约 1 个月之内存在几次严重的自主神经性焦虑。

(1) 发作出现在没有客观危险的环境。

(2) 不局限于已知的或可预测的情境。

(3) 发作间期基本没有焦虑症状(尽管预期性焦虑常见)。

包含：惊恐发作、惊恐状态。

任务五　治　疗

1. 心理治疗

(1) 心理疏导:引导病人认识疾病的性质,消除病人的疑虑。鼓励病人面对现实,发挥其主动性,树立战胜疾病的信心,正确对待病因,去除病因,配合医生的要求进行训练。

(2) 行为治疗:常用的行为疗法有放松训练、系统脱敏疗法、厌恶疗法、阳性强化方法等。

(3) 认知治疗:通过分析与改变病人错误的认知方式来纠正病人的神经症性障碍症状。

(4) 精神分析治疗:精神分析学把其他焦虑障碍的起因归结为压抑的无意识冲突,所以其他焦虑障碍的精神分析治疗,就是帮助病人领悟他们的内在心理冲突的根源。

(5) 森田疗法:采用"顺其自然,为所当为"的方法,致力于改变病人的疑病基调,打破精神交互作用,发挥病人生的欲望来战胜疾病。

2. 药物治疗

(1) 苯二氮䓬类:抗焦虑作用强,起效快。根据半衰期的长短可将其分为长程、中程及短程作用药。长程作用药包括地西泮、硝西泮、氯硝西泮等;中程作用药包括阿普唑仑、去甲羟西泮、氯羟西泮等;短程作用药如三唑仑等。一般来说,发作性焦虑选用短程作用药物;持续性焦虑则多选用中、长程作用的药物;入睡困难者一般选用短、中程作用药物;易惊醒或早醒者,选用中、长程作用药。临床应用一般从小剂量开始,逐渐加大到最佳治疗量,维持2～6周后逐渐停药,以防成瘾。停药过程不应短于2周,以防症状反跳。

(2) 抗抑郁药物:三环类抗抑郁剂如米帕明、阿米替林等对广泛性焦虑障碍有较好疗效,三环类药物有较强的抗胆碱能不良反应和心脏毒性作用,限制了它们的应用。选择性5-HT再摄取抑制剂(SSRIs)类如氟西汀、帕罗西汀等抗抑郁剂对某些焦虑病人有良效。此类药物因服用方便,不良反应较少,已在临床上广泛使用。

(3) β-肾上腺素能受体阻滞剂:普萘洛尔(心得安)为常用。这类药物对于减轻其他焦虑障碍病人自主神经功能亢进所致的躯体症状如心悸、心动过速、震颤、多汗、气促等有较好疗效。常用量每次10～30 mg,每日3次。有哮喘、充血性心力衰竭、正在服用降糖药的糖尿病病人或容易出现低血糖者使用要小心。

(4) 其他药物:丁螺环酮,因无依赖性,也常用于其他焦虑障碍的治疗。缺点是起效慢。

任务六　护　理

【护理评估】

1. 主观资料　评估病人的焦虑情绪及惊恐发作的强度、好发时间、生理性焦虑的症状表现，及病人对焦虑的预期恐怖。发作的频繁性、严重性和伴随症状以及病人对发作的担心、焦虑和回避态度等。病人日常生活情况、自理能力、与周围环境接触如何、合作情况。

2. 客观资料　评估病人生命体征、全身营养情况、睡眠和饮食状况、排泄状况，评估惊恐发作其濒死感、失控感和自主神经功能紊乱等症状，病人的行为表现、谈话方式，病人的面部表情、情绪表现。

3. 相关因素　评估病人社会家庭情况、亲属中有无焦虑性神经症的病人，发病前有无生活事件的影响，病人焦虑好发的环境及发作前有无明显诱因。

【护理诊断】

1. 焦虑　与疑病观念、自身心理及生理受到威胁有关。
2. 睡眠型态紊乱　与焦虑、恐惧、自主神经功能紊乱有关。
3. 个人应对无效　与认知能力受损有关。

【护理目标】

病人能最大限度地减少惊恐障碍的发作次数，减少焦虑症状的预期恐怖，心理和生理上舒适增加。能正确认识疾病表现，恰当的宣泄焦虑、抑郁情绪，减轻痛苦，能正确认识心理、社会因素与疾病的关系。

【护理措施】

1. 做好心理护理，建立信任的护患关系　对病人要从理解、同情、关心的角度出发，语言亲切，注意倾听病人的诉说。对病人所描述的内心感受和体验表示接纳和认可，不可指责病人。对病人的痛苦的体验和感受表示理解。这样可以使病人的情感得到释放。改善环境对病人的不良影响，尽量排除其他病人的不良干扰，满足病人的合理需求。

2. 做好基础护理　关注其睡眠环境，视病人特点而定，鼓励病人白天尽量参加各项活动，避免长时间卧床休息。教会病人帮助入睡的方法，尽量满足其合理要求，必要时使用药物帮助其渡过难关。

3. 教导放松技巧　鼓励病人以语言表达的方式疏泄情绪；指导病人学会使用肌肉放松对抗焦虑情绪发生；鼓励其多参加工娱活动，扩展生活领域及兴趣范围；目的是转移注意力，减轻焦虑情绪。

4. 惊恐发作时的处理　护理人员应陪伴在病人身边，给予关心和轻轻地安抚，告诉病人医院是安全的环境，减少其紧张的心理，并及时教病人一些放松的方法，如做深呼吸运动、肌肉放松等。遵医嘱给予相应的药物治疗，一般临床上常用地西泮 10 mg 肌内注射，迅速控制惊恐发作，减轻躯体及心理症状的反应。

5. 做好健康教育　帮助病人认识焦虑时所呈现的行为模式，向病人及其家属解释焦虑症状是功能性的而非器质性的，不会给身体造成实质性的伤害，是可以治愈的。在良好的治疗关系的前提下，使病人认识其病态症状，用明确的态度指出其焦虑行为，使其改变认知并努力减少焦虑行为。

【护理评价】

病人的焦虑症状是否得到改善，心理和生理的舒适度增加，能否使用恰当的心理防御机制及应对技巧。护理问题解决，目标达到。

项目四　强迫性障碍病人的护理

案例导入 3

病人，女性，23 岁。因学习压力大，渐出现入睡困难，躺在床上反复想人为什么要睡觉，为什么能睡着。之后出现反复洗衣服，害怕冲不干净。下班后反复检查，怕丢下什么东西没拿。吃饭时强迫自己吃干净才放松，洗完澡担心开关没拧紧，反复检查，洗澡时间延长至 1 个多小时。

提问：目前存在的最主要的症状有哪些？主要的护理诊断是什么？护理的重点内容？

分析提示

结合强迫性障碍的四大症状进行分析。对病人进行全面评估，找出主要的护理诊断。护理的重点内容根据病人的情绪及强迫的症状进行。

任务一　概　　述

强迫性障碍又称强迫症或强迫性神经症，指一种以强迫观念、强迫行为等强迫症状为主要表现的一种神经症性障碍。其特点是有意识的自我强迫和反强迫并存，病人深知这些观念、行为不合理、没有必要，但无法控制或摆脱，因而心理上感到焦虑和痛苦。病人也意识到强迫症状的异常性，但无法摆脱。病程迁延者可表现仪式动作为主，而精神痛苦减轻，但社会功能严重受损。本病通常在青少年发病，也有起病于童年期者。起病缓慢，多数无明显诱因。可以一种强迫症状为主，也可几种症状兼而有之。以强迫观念最多见，强迫行为多系为减轻强迫观念引起的焦虑而不得不采取的顺应行为。1982 年我国曾经做过一次 12 个地区的调查，结果显示强迫性障碍的患病率为 0.3%。男女患病率相近。实际上，这个数字远远低于实际的患病率。症状严重或伴有强迫人格特征及持续遭遇较多生活事件的病人预后较差。

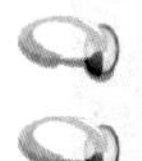

知识链接 4

日常生活中的强迫行为是病吗？

强迫性障碍和正常人的强迫行为是不一样的，最主要的区别就在于是否已经达到病态的程度，是否有损害自我和社会生活的功能，以及是否给自己的生活带来痛苦的体验。

(1) 出现时间短暂，断断续续，有时候出现而有时候没有。

(2) 正常人出现一些强迫现象表现比较轻松，不会影响到日常的生活和工作。

(3) 没有“反强迫”心理，即从思想上主动的克制那些强迫的内容。

(4) 当事人做出一些强迫的行为并不感觉痛苦，也没有治疗的愿望。

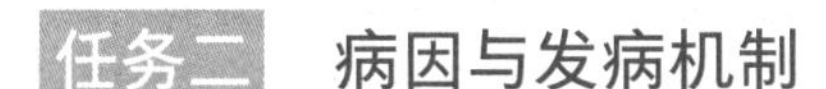

任务二　病因与发病机制

1. 遗传因素　有关强迫性障碍的遗传学研究不多，人格特征受遗传的影响，而个体的人格特征(强迫型人格)在疾病的发生中也起了一定的作用。

2. 生物化学因素　有不少证据支持强迫性障碍病人有 5－HT 功能异常。如氯米帕明、氟西汀等具有抑制 5－HT 再摄取的药物对强迫性障碍的疗效优于对 5－HT 再摄取缺乏抑制作用的其他抗抑郁药如阿米替林、米帕明；某些研究发现，口服 5－HT 受体激动剂能使病人的强迫性障碍症状加重，而 5－HT 受体拮抗剂能逆转氯米帕明的治疗作用。

3. 脑器质性因素　现代脑影像学研究发现，强迫性障碍病人可能存在涉及额叶和基底节的神经回路的异常。

4. 心理社会因素　心理社会因素是诱发因素。行为主义理论认为强迫性障碍是一种对特定情境的习惯性反应。强迫行为和强迫性仪式动作被认为是减轻焦虑的手段，由于这种动作仅能暂时的减轻焦虑，从而导致了重复的仪式行为的发生。

任务三　临 床 表 现

1. 强迫观念　指在病人脑中反复出现的某一概念或相同内容的思维，明知没有必要，但又无法摆脱。强迫观念表层次原因往往是因为病人看到或听到某一事物时，所引起的不安的联想。①强迫怀疑：对已完成的事情有不确定感。例如，出门时怀疑煤气没有关好，以至于检查一遍又一遍。②强迫性穷思竭虑：对一些无实际意义问题，无休止的加以思考，明知缺乏现实意义，但不能自我控制。如“树叶为什么是绿色的”“眉毛为什么会长在眼睛上面”“树木为什么向上生长”等。③强迫回忆：病人对经历过的事件，脑海中反复的呈现，无法摆脱，感到痛苦。

2. 强迫意向　病人反复体验要做某种违背自己意愿的动作或行为的强烈内心冲动。病人明知这样做是荒谬的，不可能的，努力控制自己不去做，但却无法摆脱这种内心冲动。例如，走到高处，有一种想往下跳的内心冲动；抱着自己心爱的小孩走到河边，出现想把小孩往河里扔的意向等。尽管当时这种内心冲动十分强烈，但却从不会付诸行动。

3. 强迫情绪　对某些事物的担心或厌恶，明知不合理，自己却控制不住。如：担心自己伤害别人、担心自己会说错话、担心自己会出现不理智的行为。

4. 强迫行为　病人反复做一些没有必要的行为。①强迫检查：反复检查门窗是否锁紧、煤气是否关好、账目是否有错。严重时检查数十遍也不放心。②强迫洗涤：如反复洗手、反复洗涤，明知过分，但也无法控制。③强迫计数：反复清点高楼大厦门窗、数楼梯、数电线杆等。④强迫性仪式动作：病人经常重复某些动作，久而久之程序化。如某同学进教室时习惯在门口先坐一个立正动作，然后再走进去。某次因与朋友相拥而入，来不及完成立正动作，结果焦虑不安。后借故走出，在门口补站一下，方才平静下来。

任务四　诊　　断

根据ICD－10的标准，诊断如下：要作出肯定诊断，必须在连续2周中的大多数日子里存在强迫症状或强迫动作，或两者并存。这些症状引起痛苦或妨碍活动。

强迫症状应具备以下特点。

(1) 必须被看作是病人自己的思维或冲动。

(2) 必须至少有一种思想或动作仍在被病人徒劳地加以抵制，即使病人不再对其他症状加以抵制。

(3) 实施动作的想法本身应该是令人不愉快的(单纯为缓解紧张或焦虑不视为这种意义上的愉快)。

(4) 想法、表象或冲动必须是令人不快地一再出现。

包含：强迫性(anankastic)神经症、强迫神经症、强迫-强制神经症。

任务五　治　　疗

1. 心理治疗　认知-行为治疗是对强迫性障碍最有效的心理治疗方法。目的是使病人对自己的个性特点和所患疾病有正确的认识，对现实状况有正确客观的判断。学会应激处理方法，增强自信心。鼓励病人积极从事有益的文体活动，使其逐渐从强迫的境地中解脱出来。

精神分析、森田治疗也可用于强迫性障碍。系统脱敏疗法可逐渐减少病人重复行为的次数和时间。对药物治疗无效者也可试用厌恶疗法。

2. *药物治疗* 氯米帕明最为常用。常用剂量150～300 mg/d，分2次服，一般2～3周开始显效。一定要从小剂量开始，4～6周无效者可考虑改用或合用其他药物，治疗时间不宜短于6个月，部分病人需长期用药。SSRIs类的氟西汀等也可用于治疗强迫性障碍，效果与三环类药物相当，且不良反应较少，是目前临床上使用较多的药物。此外，苯二氮䓬类药物对伴有严重焦虑情绪者也有疗效。

任务六 护 理

【护理评估】

1. *主观资料* 评估病人强迫观念及强迫行为的表现和严重的程度、病人的主观感受及对日常生活及工作的影响、能否正确认识强迫观念及强迫行为。

2. *客观资料* 评估病人的一般情况：生命体征、营养状况、睡眠和饮食状况、排泄状况、生活自理能力情况等；评估病人的情绪及行为表现，谈话内容及思维习惯、皮肤的完整性。

3. *相关因素* 评估病人心理社会家庭状况、社会支持系统：如评估病人的家庭、婚姻状况、子女、生活环境等情况以及病人的社会支持系统等资源；评估病人的性格特征，成长经历，有无社会压力及特定的生活事件的影响。

【护理诊断】

1. *焦虑* 与强迫观念和强迫动作有关。
2. *皮肤完整性受损* 与反复清洗有关。
3. *睡眠型态紊乱* 与强迫思维等有关。
4. *个人应对无效* 与认知能力受损有关。

【护理目标】

病人能降低强迫观念和强迫动作发生的频率，减轻焦虑，减轻因强迫观念或动作而产生的矛盾和痛苦的内心体验。能正确处理生活应激事件。保持皮肤的完整性。

【护理措施】

1. *做好心理护理* 以支持性心理护理为主要内容，坚定病人的治疗信心。在病人的病情有所改善时，及时予以肯定，鼓励病人，让病人看到希望和光明，对疾病的康复抱乐观的态度。

2. *与病人建立有效的沟通* 了解病人的内心体验、感受，了解病人的情绪反应类型，避免使用中伤性的语言和粗暴的行为去制止病人的强迫动作和行为。

3. *加强生活护理*　对病人的个人卫生给予督促和协助料理，提供安静舒适的睡眠环境，对有强迫清洗的病人，护士应观察评估皮肤情况，指导病人每次洗手后用护肤用品，防止皮肤破溃损伤。

4. *帮助病人接受药物和心理行为治疗*　当病人的强迫症状明显时，不要粗暴的干涉病人，而是引导病人分散注意力去做一些其他的事情，以降低强迫观念和动作的发生频率。

5. *做好健康教育*　向病人及其家属进行相关疾病的知识宣教，使病人及家属正确对待疾病，教会病人采用恰当的心理应对方法。

【护理评价】

病人的强迫思维是否减少，强迫动作发生的频率和时间是否减少，皮肤是否保持完好。

项目五　躯体形式障碍病人的护理

案例导入 4

病人，女性，60 岁，退休在家。近半年来，病人常出现大便不规律，有时腹泻，有时便秘，曾多处就诊检查，但未发现胃肠道有何病理变化。经多种药物治疗症状也未缓解，老人遂怀疑自己得了重病，可能是癌症，要求住院治疗。住院后，经过胃肠镜等检查，排除了胃肠严重疾患可能，病人仍忧虑重重，不相信检查结果。又去其他多家医院复查，检查结果也正常。但病人认为自己得了绝症，整日烦躁不安，失眠，情绪较低落，不愿意多说话。

提问：目前主要的护理诊断是什么？护理的重点内容？

分析提示

根据病人的症状判断是哪一形式的疾病。对病人出现的临床表现进行分析，找出最主要的护理诊断，护理的重点是通过心理护理改变错误的认知。

任务一　概　　述

躯体形式障碍是一种以持久的担心或相信各种躯体症状的优势观念为特征的神经症性障碍。病人因这些症状反复就医，各种医学检查阴性和医生的解释均不能打消其疑虑。即使有时病人确实存在某种躯体障碍，但不能解释症状的性质、程度或病人的痛苦与先占观念。这些躯体症状被认为是心理冲突和个性倾向所致，但对病人来说，即使症状与应激性生活事件或心理冲突密切相关，他们也拒绝探讨心理病因的可能。病人对自身健康状况或身体的某一部分功能过分关注，通常疑病病人伴有紧张、焦虑和抑郁，四处求医多方检查，采用一般性说明方法无法消除其思想顾虑。疑病的异常表现是对自己身体状况的极度担忧，焦虑地观察自我，对疾病感到恐惧，并伴有极为痛苦的幻想。此类病人往往有较高的暗示性。

这类病人最初多就诊于内、外各科，精神科医生所遇到的往往是具有多年就诊经历、大量临床检查资料、用过多种药物甚至外科手术后效果不佳的病例。由于目前非精神科医生对此类病人的识别率较低，故常常造成此类疾病诊断和治疗的延误，并由此造成巨大的医药资源浪费。因此，提高当代各科医生对躯体形式障碍的识别能力无疑具有重要的现实意义。

躯体形式障碍包括躯体化障碍、疑病障碍、躯体形式的自主功能紊乱、躯体形式的疼痛障碍等多种形式。本病以女性为多见，起病年龄多在 30 岁以前。由于各国诊断标准的不同，缺乏可比较的流行病学资料。若起病缓慢、病程持续 2 年以上者，预后较差。

任务二 病因及发病机制

1. 遗传因素　已有一些研究认为躯体形式障碍与遗传易患素质有关。研究表明遗传因素可能与功能性躯体症状的发病有关，但尚不能做出遗传因素对此类疾病影响力度的结论。

2. 个性特征　不少研究发现，这类病人多具有敏感多疑、固执、对健康过度关心的神经质个性特征。他们更多地把注意力集中于自身的躯体不适及其相关事件上，导致感觉阈值降低，增加了对躯体感觉的敏感性，易于产生各种躯体不适和疼痛。

3. 神经生理　有人认为，躯体形式障碍的病人存在脑干网状结构滤过功能障碍。个体一般不能感受人体内脏器官的正常活动，因为它们在网状结构或边缘系统等整合机构中被滤掉了，以保证个体将注意力指向外界，而不为体内各种生理活动所纷扰。一旦滤过功能失调，病人的内激感增强，各种生理变化信息不断被感受，久而久之这些生理变化就可能被病人体会为躯体症状。

4. 心理社会文化因素　父母对疾病的态度、早年与慢性疾病病人生活在一起是发生躯体形式障碍的易患因素。躯体形式障碍和疑病症成年病人的症状常常是他们儿童期所看到的患慢性疾病家属的症状模式。文化因素对躯体化症状可能有以下几方面的影响：首先是语言的影响；其次某些文化取向不太接受个体公开的表达情绪、关怀和照顾常给予那些有躯体症状的人；此外，多数国家对精神病病人持有偏见和歧视，潜在地鼓励人们表现躯体症状而不是心理症状。

由于病人具有敏感、多疑，过于关注自身的人格特点，很多病人会产生这样一种观点：认为自己患有某种尚未诊断出来的疾病。接着是焦虑的增加和频繁地看医生，这种增加的焦虑导致病人对躯体状况的感知选择性增强，病人能感受到他们心跳、胃肠蠕动。

这可能导致一种恶性循环，即选择性感知增强导致病人反复求医，自我监测血压、脉搏、大小便等，一有异常又引发更多的焦虑，而焦虑又可能导致更多的躯体不适。

任务三　临床表现

1. 躯体化障碍　躯体化障碍又称 Briquet 综合征。临床表现为多种、反复出现、经常变化的躯体不适症状为主的障碍。症状可涉及身体的任何部分或器官，各种医学检查不能证实有任何器质性病变足以解释其躯体症状，常导致病人反复就医和明显的社会功能障碍，常伴有明显的焦虑、抑郁情绪。多在 30 岁以前起病，女性多见，病程至少 2 年以上。常见症状可归纳为以下几类。

(1) 疼痛：为常见症状。涉及部位广，可以是头、颈、胸、腹、四肢等，部位不固定，疼痛性质一般不很强烈，与情绪状况有关，情绪好时可能不痛或减轻。可发生于月经期、性交或排尿时。

(2) 胃肠道症状：为常见症状。可表现嗳气、反酸、恶心、呕吐、腹胀、腹痛、便秘、腹泻等多种症状。有的病人可对某些食物感到特别不适。

(3) 泌尿生殖系统：常见的有尿频、排尿困难；生殖器或其周围不适感；性冷淡、勃起或射精障碍；月经紊乱、经血过多；阴道分泌物异常等。

(4) 呼吸、循环系统：如气短、胸闷、心悸等。

(5) 假性神经系统症状：常见的有共济失调、肢体瘫痪或无力、吞咽困难或咽部梗阻感、失明、失聪、皮肤感觉缺失、抽搐等。

2. 躯体形式自主神经紊乱　是一种由自主神经支配的器官系统发生躯体形式障碍所指的神经症性综合征。如部位不定的疼痛、烧灼感、紧束感。经检查均不能证明这些症状确系相关的症状器官或系统发生障碍所致。常见的有心脏神经症、胃神经症、心因性腹泻、过度换气症、心因性尿频等。

3. 疑病障碍　主要临床表现是担心或相信自己患有某种严重的躯体疾病，其关注程度与实际健康状况很不相称。病人因为这种症状反复就医，各种医学检查阴性的结论和医生的解释不能消除病人的顾虑。有的病人确实存在某些躯体疾病，但不能解释病人所述症状的性质、程度或病人的痛苦与优势观念。多数病人伴有焦虑与抑郁情绪。对身体畸形（虽然根据不足甚至毫无根据）的疑虑或先占观念（又称躯体变形障碍）也属于本症。

不同病人的症状表现不尽一致，有的主要表现为疑病性不适感，常伴有明显焦虑抑郁情绪；有的疑病观念突出，而躯体不适或心境变化不显著；有的疑病较模糊或较广泛，有的则较单一或具体。不管何种情况，病人的疑病观念从未达到荒谬、妄想的程度。病人大多知道自己患病的证据不充分，因而希望通过反复的检查以明确诊断，并要求治疗。

4. 躯体形式的疼痛障碍　躯体形式的疼痛障碍是一种不能用生理过程或躯体障碍予以合理解释的、持续而严重的疼痛，病人常感到痛苦，社会功能受损。情绪冲突或心理社会问题直接导致疼痛的发生，医学检查不能发现疼痛部位有相应的器质性变化。病程常迁延，持续6个月以上。常见的疼痛部位是头痛、非典型面部痛、腰背痛和慢性盆腔痛，疼痛可位于体表、深部组织或内脏器官，性质可为钝痛、胀痛、酸痛或锐痛。发病高峰年龄为30～50岁，女性多见。病人常以疼痛为主诉反复就医，服用多种药物，有的甚至导致镇静止痛药物依赖，并伴有焦虑、抑郁和失眠。

任务四 诊 断

根据ICD－10的标准，诊断如下。

1. *疑病障碍的诊断要点* 确诊需存在以下两条。

(1) 长期相信表现的症状隐含着至少1种严重躯体疾病，尽管反复的检查不能找到充分的躯体解释；或存在持续性的先占观念，认为有畸形或变形。

(2) 总是拒绝接受多位不同医生关于其症状并不意味着躯体疾病或异常的忠告和保证。

包含：身体变形障碍、变形恐怖（非妄想性）、疑病神经症、疑病症、疾病恐怖。

2. *躯体形自主神经功能紊乱诊断要点*

(1) 持续存在自主神经兴奋症状，如心悸、出汗、颤抖、脸红，这些症状令人烦恼。

(2) 涉及特定器官或系统的主观主诉。

(3) 存在上述器官可能患严重（但常为非特异的）障碍的先占观念和由此而生的痛苦，医生的反复保证和解释无济于事。

(4) 所述器官的结构和功能并无明显紊乱的证据。

3. *躯体形式的疼痛障碍诊断要点* 由已知的或推断的心理生理机制引起的疼痛，例如肌肉紧张性疼痛或偏头痛，同时又认为有心理原因，应采用F54的编码（与它处分类的障碍或疾病相关的心理和行为因素），另外再加上ICD－10中的其他编码（如：偏头痛，G43.—）。包含：精神性疼痛、心因性背痛或头痛、躯体形式疼痛障碍。

任务五 治 疗

1. *心理治疗* 心理治疗是主要治疗形式，其目的在于让病人逐渐了解所患疾病之性质，改变其错误的观念，解除或减轻精神因素的影响，使病人对自己的身体情况与健康状态有一个相对正确的评估。目前常用的心理治疗有精神分析、行为治疗与认知治疗等。治疗时应注意要重视医患关系的建立。要以耐心、同情、接纳的态度对待病人的痛苦和主诉，理解他们的确是有病，而不都是“想象的问题”或“装病”。一旦确诊为躯体形式障碍，医生应尽可能早地选择适当的时机向病人提出心理社会因素与躯体疾病关系问题的讨论。要鼓励病人把他们的疾病看成是涉及躯体、情绪和社会方面的疾病。

2. *药物治疗*　可用苯二氮䓬类、三环抗类抑郁剂、SSRIS以及对症处理的镇痛药、镇静药等。用药时应注意从小剂量开始，应向病人说明可能的不良反应及起效的时间以增加病人对治疗的依从性。

3. *其他*　针灸、理疗、气功等对部分病人有效，可以试用。

任务六　护　理

【护理评估】

1. *主观资料*　评估病人感到躯体不适的各种表现，及有无焦虑、抑郁的情绪。主动就医行为的表现，病人对疾病的认知。病人日常生活情况、自理能力、与周围环境接触如何、合作情况。

2. *客观资料*　评估病人的一般情况：生命体征、营养状况、睡眠和饮食状况、排泄状况、生活自理能力情况等；评估病人的情绪及行为表现，遗传史、过敏史。

3. *相关因素*　评估病人心理社会家庭状况、社会支持系统：如评估病人的家庭、婚姻状况、生活环境等情况以及病人的社会支持系统等资源；评估病人的性格特征，成长经历，有无社会压力及特定的生活事件的影响。

【护理诊断】

1. *焦虑*　与担心自己的身体状况、不适感增加有关。
2. *抑郁*　与担心自己得了重病、躯体慢性疼痛有关。
3. *舒适的改变*　与内感性不适有关。
4. *睡眠型态紊乱*　与焦虑、抑郁有关。
5. *个人应对无效*　与认知能力受损有关。

【护理目标】

病人能减轻焦虑、抑郁的情绪。躯体内感性不适减轻、心理和生理上舒适增加，并且能正确认识疾病。

【护理措施】

1. *做好心理护理*　以支持性心理护理为主要内容，要尊重和接纳病人，树立病人治疗信心。注意倾听病人的诉说。对病人所描述的内心感受和躯体不适的感觉表示接纳和认可。千万不能这样说“你的各项检查都是正常的，你躯体上哪有病啊？”会让病人感觉你不理解他，影响病人对你的信任，更不能指责病人。

2. *做好基础护理*　鼓励病人白天尽量参加各项活动，降低病人对症状的过分关注，以分散注意力。教会帮助病人入睡的方法，尽量满足其合理要求，必要时使用药物帮助其渡过难关。

3. 正确认识疾病　病人往往都会坚信不疑的认为自己是得了某些疾病或是躯体不适感是器质性的，耐心地和病人沟通，让病人了解所患疾病的性质，改变其错误的观念，对疾病有一个正确的认识。

4. 安全护理　病人如出现严重的焦虑时，护理措施详见其他焦虑障碍的护理。病人因持续的担心自己的身体而出现情绪低落时，应加强对病人情绪的评估，给予安慰、支持、鼓励，帮助病人树立战胜疾病的信心。

5. 做好健康教育　向病人及其家属进行相关疾病的知识宣教，使病人及其家属正确对待疾病，教会病人采用恰当的心理应对方法。

【护理评价】

病人的焦虑及抑郁的情绪是否得到改善，能否正确认识疾病，心理和生理的舒适度增加。

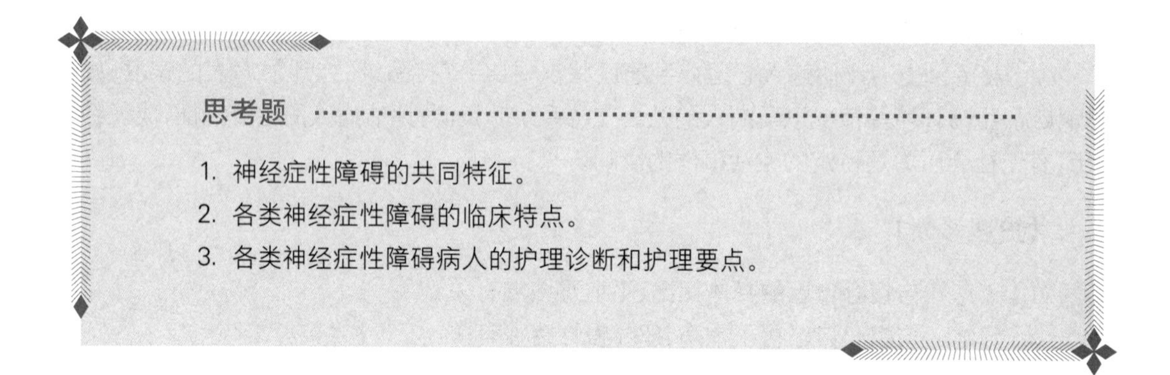

思考题

1. 神经症性障碍的共同特征。
2. 各类神经症性障碍的临床特点。
3. 各类神经症性障碍病人的护理诊断和护理要点。

（高　颖　席巧真　周　玲）

模块十　癔症病人的护理

学习目标

识记：分离性障碍、转换性障碍等基本概念，癔症的临床表现和治疗要点；癔症病人的护理要点。

理解：癔症的病因及发病机制。

学会应用：护理程序对癔症病人进行正确评估、制订护理计划并实施、评价。

重点：癔症病人的护理要点。

难点：癔症的临床表现和治疗要点。

项目一　癔　　症

案例导入

李某，女性，37岁，初中文化，农民，汉族，已婚。因生气摔倒后双下肢无力2年，不能行走近1年就诊。2年前病人因琐事和邻居吵架，在和邻居推拉中摔倒在地，病人倒地时曾听到周围人说了句“……断了”之后病人感到双下肢无力，不能动弹，难以行走，并感觉双下肢有隐约的麻木感。后被抬回家中，数周不能活动，只好卧床不起。后来病人自感右腿沉重及麻木感逐渐加重，而左腿可轻轻移动。经当地医生针灸、理疗等，左腿渐趋好转。约5个月后病人可扶杖行走，只是左腿擦地拖移。因行走不便，家中又无人陪伴、鼓励，活动次数较少。某日听到一医生说“半年不下床，好腿也会瘫的”，病人遂自感行走日渐吃力，右腿亦渐渐沉重、麻木起来，终因双腿不能活动，一直卧床至今。

提问：该病人入院后床位护士应从哪些方面对病人进行评估？该病人目前有哪些症状？针对这些症状可以给予哪些方面的护理干预措施？病人目前存在的主要护理问题是什么？如何为该病人做好精神及躯体方面的护理？

分析提示

李某入院后，护士应通过全面收集病人相关资料，进行生理评估、心理评估及社会评估，注意癔症病人个性特点、情绪的变化，根据病人的症状特点，为病人提供有针对性的康复教育。

任务一 概　　念

癔症(hysteria)又称歇斯底里,系由于明显的心理因素,如生活事件、内心冲突或强烈的情绪体验、暗示或自我暗示等引起的一组病症。疾病的发生、症状和病程与病人的病前性格特征有关。临床主要表现为感觉障碍、运动障碍或意识改变状态等而缺乏相应的器质性病变基础。其症状表现可具有做作、夸大或富有情感色彩等特点,有时可由暗示诱发,也可由暗示而消失。有反复发作的倾向。

癔症的患病率报告不已。普通人群患病率为 3.55%(中国,1982)。国外有关统计资料显示,居民中患病率女性为 3‰～6‰,男性罕见。近年来流行病学资料显示,发病率有下降的趋势,原因不明。多数学者认为文化落后地区发病率较高。首发年龄以 20～30 岁最多,40 岁以后初发者少见。

任务二 病因与发病机制

1. 心理因素　常见的心理因素为家庭、工作、人际关系等,往往使病人感到委屈、气愤、羞愧、窘迫、悲伤、恐惧等。这些精神刺激均可直接致病,或成为第 1 次发病的诱因,病人对此具有强烈的创伤性体验。部分病人在多次发病后可无明显诱发因素,而可能通过触景生情、联想或自我暗示而发病。

2. 遗传因素　Ljungberg(1957)曾研究 281 例癔症病人的一级亲族,发现男性患病率为 2.4%,女性为 6.4%,高于一般居民的患病率。但 Slater(1961)进行的孪生子研究不支持遗传的假说,因为在单卵双生子(MZ)中未见相同的发病者。

3. 性格特征　国内外许多学者并不强调性格特征是癔症的发病基础。但一般认为具有癔症性格特征的人,在精神因素的影响下,较易发生癔症。癔症的症状、疾病过程与病前性格有一定关系。通常认为癔症性格特征如下。

(1) 情感丰富:情感鲜明强烈但极不稳定,往往容易从一个极端走向另一个极端。对事物判断完全凭一时情感冲动,常随情感的变化而变化。

(2) 暗示性高:癔症病人具有高度暗示性。暗示是指在某种环境气氛和情感的基础上,对外界某种影响和观念易于接受。如癔症病人在医生言语诱导下进入催眠状态。另外,易对自身感觉或某种观念无条件地接受,称自我暗示。

(3) 自我中心:即处处吸引他人对自己的注意。爱炫耀自己,甚至不惜当众表演。富有夸张、表演色彩,目的在于博得人们的同情和重视。

(4) 富于幻想:系在情感的基础上,想象丰富、生动、活泼,给人以难以分辨现实与虚幻的印象。可有幻想性说谎现象。

(5) 喜掩饰。

4. 器质性因素　某些神经系统器质性病变时,可伴有癔症发作。往往是躯体疾病为癔症提供了发病的条件,使脑器质性疾病与癔症同时存在,如癫痫病人常同时有癔症发作。

5. 社会文化因素 社会文化因素的影响主要表现在癔症的发病形成及临床症状。

任务三 临床表现

多数急性起病,病情发展迅速,临床表现复杂多样,归纳起来可分为下述3类。

(一) 癔症性精神障碍

癔症性精神障碍又称分离性障碍,是癔症较常见的类型,包括意识障碍、情感暴发、癔症性遗忘、癔症性假性痴呆、癔症性精神病、分离性身份识别障碍。

1. 意识障碍(consciousness disorder) 癔症病人的意识障碍包括对周围环境意识和自我意识障碍。对周围环境意识障碍又称意识改变状态,主要指意识范围的缩小,以意识朦胧状态或昏睡较多见。严重者可表现为呼之不应,推之不动,四肢发硬,僵卧于床,可见双目紧闭,眼睑颤动,称为癔症性木僵(hysterical stupor)。也有的病人表现为癔症性神游(hysterical fugue);自我意识障碍又称癔症性身份障碍(hysterical identity disorder),包括交替人格(alternating personality)、双重人格(double personality)等,也较常见。

2. 情感暴发(emotional outburst) 是癔症发作的常见表现,常在精神刺激后急性起病,表现以尽情发泄为特点,在人多时可表现得更明显,内容更丰富。如号啕痛哭,或时而大笑,或笑而不止,大吵大闹,或声嘶力竭,吐露愤懑,有的自伤、伤人、毁物。发作时间长短可受周围的劝慰而发生变化,一般历时数十分钟,可自行缓解,多伴有选择性遗忘。

3. 癔症性遗忘(hysterical amnesia) 常表现为发作后的局限性或阶段性遗忘,病人常不能回忆某一段时间的生活经历,甚至否认既往的生活和身份。有时连整个生活经历被遗忘称全部遗忘。持续时间可长可短,有时在暗示情况下能记起遗忘的部分。

4. 癔症性假性痴呆(hysterical pseudodementia) Wernicke提出的一种癔症类别。病人在精神创伤之后突然出现严重智力障碍,对最简单的问题和其自身状况不能做出正确回答,或给予近似的回答,给人以呆滞的印象;但无器质性病变或其他精神病存在。有时显得特别幼稚,言行举止似儿童样,称童样痴呆(puerilism)。癔症性痴呆中还有一种罕见的所谓Ganser综合征,其特征有:①近似回答,有问必答,有答必错,错也近似,如问"人有几只耳朵?"答"有3只";②癔症性精神和躯体症状;③视、听幻觉,以视幻觉为主;④意识障碍波动。

5. 癔症性精神病(hysterical psychosis) 有明显的精神创伤,常急性起病,有意识障碍,如意识朦胧或意识模糊或意识范围缩小,常有错觉、片断幻觉,以视幻觉为主,可有幻想性说谎,或幻想性的生活情节。有时可有妄想等精神病性症状,内容多与精神创伤有关,富于情感色彩。病程呈发作性,时而清醒,时而不清,间隙期如常人,自知力存在。

发作时现实检验能力、社会功能明显受损。病程短暂，历时数日即止，尤其当医师使其迅速镇静或睡眠后，即可迅速恢复正常。

6. 分离性身份识别障碍　又称双重或多重人格，主要表现为病人突然失去了自己原来的身份体验，而以另一种身份进行日常活动，两种身份各自独立，互无联系，交替出现。

(二) 癔症性躯体障碍

癔症性躯体障碍又称转换性障碍，表现为运动障碍与感觉障碍，其特点是多种检查均不能发现神经系统和内脏器官有相应的器质性损害。常见以下表现。

1. 感觉障碍　包括感觉缺失(局部或全身的感觉缺失，缺失范围与神经分布不一致)、感觉过敏和感觉异常(如咽部梗阻感、异物感，又称癔症球；头部紧箍感，心因性疼痛等)、癔症性失明与管视、癔症性失聪等。

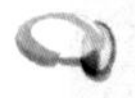

知识链接

何为梅核气?

梅核气(imagined bolus in throat)，以咽喉中常有异物感，但不影响进食为特征的病症。如梅核阻于咽头，咯之不出，咽之不下，故名。其病因与七情不畅、气血痰郁有关，多发于女性。相当于西医的咽部神经官能症或癔病的癔症球。

此病既无全身病变，更无前驱症状。唯觉喉头有异物感，无疼痛，往往在工作紧张时或专心做事时可以完全消失，闲暇无事或情志不畅时异物感明显，当吞咽口涎或空咽时更觉明显吐之不出，咽之不下，而进食时，则毫无梗阻感觉。很多病人恐惧是喉癌或食管癌而致思想负担沉重。借助现代仪器局部检查或X线吞钡检查并未发现器质性病变。常伴有精神抑郁、心烦疑虑、胸胀肋满、纳呆、困倦、消瘦等。

2. 运动障碍　较常见。表现为痉挛发作、局部肌肉抽动或阵挛、肢体瘫痪、行走不能等。

(1) 癔症性抽搐：常在受到精神刺激或暗示时发生，发作时常缓慢倒地、全身僵直，呈角弓反张，四肢不规则抖动，呼吸急促，呼之不应，有时扯头发，撕衣服，表情痛苦，双目噙泪，一般发作可达 10～20 min 或 1～2 h，随周围的暗示而变化，发作结束后呈昏睡，双目紧闭，如强行张开病人的眼睛，可见眼球向各个方向转动。发作可一日多次，但发作时无咬伤唇舌，无跌伤，无大小便失禁。

(2) 癔症性瘫痪：以单肢瘫、偏瘫和截瘫多见。常有明显的躯体诱因，如外伤、术后、躯体疾病后等。瘫痪程度或轻或重，呈弛缓性。轻者可活动但无力，重者则完全不能活动。有的病人卧床并无明显瘫痪，但不能站立和行走，称癔症性立行不能症。客观检查不符合神经系统损害的体征，无病理反射，肌电变性反应正常，除慢性病例，一般无肌肉萎缩。

(3) 癔症性失音:无发音器官如唇、舌、腭或声带的器质性障碍。病人保持不语,常用手势或书写表达自己的思想。但可以咳嗽,检查声带正常。

(4) 其他转换型障碍:如癔症性震颤,表现为粗大的、不规则的全身抖动。注意力集中时,或别人看到时明显加剧,分散注意力时则减轻。

(三) 癔症的特殊表现形式

流行性癔症或癔症的集体发作是癔症的特殊形式。多发生在共同生活、经历和观念基本相似的人群中,起初为一人发病,周围目睹者受到感应,在暗示和自我暗示下相继出现类似症状,短时内爆发流行。这种发作一般历时短暂,女性较多见。症状可表现多样。发病年龄多在16~35岁之间。少数病人>40岁。多数初次发作者恢复迅速。然而,若病程>1年者,可能要持续多年。精神症状持续时间短,易复发,运动症状病程长,复发少。一般预后良好。

任务四 诊 断

(一) 根据ICD-10 F44分离(转换性)障碍的诊断标准,确诊。

(1) 在F44.—中分别标明的各种障碍的临床特征。

(2) 不存在可以解释症状的躯体障碍的证据。

(3) 有心理致病的证据,表现在时间上与应激性事件、问题或紊乱的关系有明确的联系(即使病人否认这一点)。

此外,癫痫可并有癔症表现,此时应并列诊断;癔症性症状可见于分裂症和情感性精神障碍,假如有分裂症状或情感症状存在,应分别作出后两者的相应诊断。

(二) 鉴别诊断

对癔症诊断时应十分慎重,因它可模仿许多疾病的症状,故必须在充分了解癔症的病因、症状特点、病情经过的基础上,给予详尽的体格检查、神经系统检查及必要的实验室检查,全面分析后才能做出诊断。常需与下列疾病相鉴别。

1. *癫痫大发作* 癔症性的痉挛发作应与癫痫大发作相鉴别。癫痫大发作时意识完全丧失,瞳孔多散大且对光反应消失,可发病于夜间。发作有强直、痉挛和恢复3个阶段,痉挛时四肢呈有规则的抽搐,常有咬破唇舌、跌伤和大小便失禁,发作后完全不能回忆,脑电图检查有特征变化。

2. *心因性精神障碍* 临床上,首次发病的癔症性精神障碍易与心因性精神障碍相混淆。心因性精神障碍症状的发生、发展与精神刺激因素的关系更为密切,不具有癔症性格特点,无癔症病人那样的情感色彩,无表演和夸大特点,缺乏暗示性,无反复发作史,持续较长。

3. *诈病* 癔症的某些症状,由于病人的夸张或表演色彩,给人以一种伪装的感觉。

但诈病者常有明确的目的，症状受意志控制，因人、因时、因地而异，在露面的公开场所常矫揉造作，疾病过程无规律。

4. 其他疾病　癔症的失音、失聪、失语以及肢体运动障碍均需与相关的器质性疾病相鉴别。后者的诊断在于详细的躯体检查与实验室检查的阳性发现，以及缺乏癔症的不符合生理解剖规律的特点，如癔症的失音在睡眠中可有梦呓，癔症瘫痪者的表现不符合神经分布的规律等。但应注意的是，癔症有可能与躯体疾患共病，所以鉴别时要慎重。

任务五　治　疗

癔症的症状是功能性的，因此心理治疗是主要的。应注意以下几点：①建立良好的护患关系，给予适当的保证；②检查及实验室检查尽快完成，只需进行必要的检查，以使医生确定无器质性损害为要；③以消除症状为主，药物治疗主要是适当服用抗焦虑药，以增强心理治疗疗效。

1. 心理疗法　是治疗癔症的首要方法。因为这类病人，常深信患有严重疾病或害怕得精神病，所以顾虑重重。加之家属的紧张，如有言行不当，常使病人的病情恶化。故要关心、同情病人，了解病史，要详细做体格检查。通过检查，可排除器质性疾病，又可取得病人及其家属的信赖，这样才能利于精神疗法的成功。具体步骤如下：

(1) 让病人知道所患疾病的性质，消除病人的各种疑虑，稳定病人情绪，调动其主动性和积极性，配合医生，战胜疾病。同时也要让家属了解本病的性质，稳定家属情绪，否则治疗中易发生相反的作用。

(2) 引导病人认识病因，分析病因与治疗的关系。当谈到病因时要让病人尽情发泄，倾吐不满情绪，间或给予安慰和鼓励。告诉病人精神因素与性格弱点在疾病发生、发展中的作用，应加强自我锻炼，促进身心健康。

2. 对症治疗　包括暗示疗法、药物、理疗等。

(1) 暗示疗法：是消除癔症症状特别是癔症性感觉障碍，如失聪、失明，癔症性运动障碍如瘫痪、失语等的有效疗法。有普通催眠暗示和药物催眠暗示两种。在催眠状态下，医生结合病人的症状，用言语引导病人对所患症状有针对性进行暗示。如让瘫痪病人将其患肢慢慢抬起，若能动则可增强病人信赖感，同时情绪也会松弛下来，然后让其逐渐锻炼患肢活动，有时甚至会起到立竿见影的效果。一般认为在催眠状态下，用言语可增强暗示作用。在醒觉状态下也可暗示，有直接和间接暗示两种。①直接暗示，让病人安静坐在沙发上或平卧于床，医生用坚定有力的语气，嘱病人按医生提示，作某些患肢功能训练。②间接暗示，需借助于理疗，或药物如静脉注射 10%葡萄糖酸钙 10 ml，注射后病人感咽喉部发热，得到暗示信号，这时配合言语强化，促使病人康复。

(2) 药物治疗：对癔症的精神发作、激情或兴奋状态、抽搐发作等最好作紧急处理，如可采用盐酸氯丙嗪 25～50 mg，肌内注射；或安定 10～20 mg，静脉注射，促使病人入睡。有的病人醒后症状立即消失。急性期过后，精神症状仍然明显者，可口服盐酸氯丙嗪;遗留头晕、头痛、失眠等脑衰弱症状者,可给予阿普唑仑、劳拉西泮(氯羟安定)或艾司唑仑(舒乐安定);若伴有抑郁、焦虑时,可给予相应的抗抑郁药和抗焦虑药治疗。

处于昏迷状态的病人,给予氨水刺激鼻黏膜,可促使病人苏醒。但刺激时间不能过长,以防鼻黏膜灼伤。

(3) 其他:如中医、中药及针灸或电针等治疗,在病人易接受暗示的基础上,尤其癔症性瘫痪、耳聋、失明、失音等功能障碍的病人,可获较好的疗效。

项目二　癔症病人的护理

【护理评估】

从生理、心理、社会文化等方面收集与病人健康状况有关的资料。

1. 生理评估

(1) 一般情况:①生命体征:体温、呼吸、脉搏、血压;②营养状况:有无营养不良。③睡眠和饮食状况、排泄状况;④生活自理能力情况等。

(2) 治疗情况:既往治疗用药情况、治疗效果,有无药物不良反应等。

(3) 神经系统状况:注意腱反射、周围神经有无损伤情况,如感觉麻木、缺失等。

(4) 躯体症状:有无躯体疾病的体征,如失明、耳聋、瘫痪等躯体疾病的体征。

(5) 健康状况:评估病人的家族史、以往疾病史。

(6) 实验室及其他辅助检查:评估病人的常规化验以及特殊检查结果。

2. 心理评估

(1) 认知活动

1) 有无知觉的改变,如出现幻听、幻视等症状。

2) 有无思维内容障碍及思维过程方面的改变,如被害妄想等精神病性症状。

3) 有无智力与记忆损害,如遗忘、错构、虚构、痴呆。

4) 有无注意力和定向力障碍。

5) 对疾病的认识,即有无自知力。

(2) 情感活动

1) 有无恶劣情绪,如焦虑、抑郁、紧张、恐惧不安等。

2) 有无兴奋、吵闹、易激惹和情绪不稳、情感爆发。

(3) 意志行为活动

1) 病人有无懒散、兴趣下降、木僵、兴奋躁动、吵闹不休、发作性动作或行为。

2) 有无冲动、伤人或自伤等行为。

(4) 人格特征

1) 将病人发病前后的人格加以比较,以了解病人有无人格改变。

2) 是否具有癔症性格特征:情感丰富、暗示性高、自我中心、富于幻想。

3. 社会评估

(1) 病人的工作、学习效率是否降低,人际交往能力、生活自理能力有无减弱。

(2) 病人与家庭成员的关系有无受损,有无子女受虐待、婚姻破裂等问题。

(3) 社会支持系统状况,评估病人的家庭教育、经济状况、学习工作环境、与同事、家人能否正常相处等,病人的家庭成员(父母、妻子或丈夫)及亲友对病人的支持及关心状况如何。

【护理诊断】

1. 生理方面

(1) 潜在的或现存的营养失调:与病人进食障碍有关,如癔症性木僵、缺乏食欲等。

(2) 睡眠状态改变:如失眠。

(3) 潜在躯体病:与癔症性躯体障碍有关。

(4) 意识障碍:与癔症性精神障碍有关。

(5) 皮肤的完整性受损。

(6) 部分自理能力下降。

(7) 漫游症的病人可能发生坠楼等意外。

2. 心理方面

(1) 焦虑。

(2) 抑郁。

(3) 恐惧。

3. 社会方面

(1) 生活自理能力缺陷:与本身症状等有关。

(2) 有暴力行为的危险(针对自己或针对他人):潜在的或现存的自杀、自伤行为。

(3) 有出走的危险:与认知障碍、自控能力降低有关。

(4) 社交能力受损:与人格改变、行为退缩等有关。

(5) 自我保护能力改变。

(6) 个人应对无效。

(7) 不合作。

【护理目标】

1. 生理方面

(1) 病人能维持正常的营养状态。

(2) 病人的睡眠状态紊乱得到改善。

(3) 在自理能力下降时,保持个人卫生整洁。

(4) 病人未发生躯体感染性疾病及并发症,如压疮等。

(5) 不发生意外事件。

2. 心理方面

(1) 病人症状减轻或消失。

(2) 了解癔症的各种表现和正确运用应对方式。

(3) 病人能积极控制不良情绪。

(4) 病人能增强处理压力与冲突的能力。

(5) 学会宣泄情绪。

(6) 学会采取使自己舒适的措施。

3. 社会方面

(1) 病人的生活自理能力逐步提高。

(2) 病人能建立正确的行为模式和有效的人际交往关系,社会支持增加。

【护理措施】

1. 生理方面

(1) 安全和生活护理

1) 提供安静舒适的环境,减少外界刺激。由于病人富有暗示性,不能将其同症状较多的病人安排在同一病室,以免增加新症状或使原有症状更顽固。

2) 加强观察和关心病人(但不被病人意识到)。加强不安全因素和危险物品的管理,以便早期发现自杀、自伤或冲动行为的先兆,防患于未然。

3) 癔症发作期应耐心喂饭,一时不能进食可稍缓喂饭。对躯体化症状的病人,应用暗示性言语引导进食,或分散注意力,避免其全神贯注自己的进食障碍等症状,而妨碍进食。同时在进食时,可用没有出现不良反应的事实,鼓励进食。

4) 对有自理缺陷的病人: ①做好晨晚间护理和生活护理(如饮食、睡眠护理等)。②对癔症性瘫痪或木僵的病人定时翻身,做好皮肤、口腔等护理,防止压疮。并按计划进行肢体功能训练。③以暗示言语鼓励循序渐进地加强自主功能训练。

5) 让病人参加文体活动:以娱乐性游艺为主,使病人在松弛的环境中,分散其注意力,避免对疾病的过分关注。

6) 应尊重病人,允许保留自己的天地和注意尊重其隐私。

(2) 特殊护理

1) 癔症发作在时,应将病人和家属隔离,避免众人围观,及时采取措施,进行治疗护理。

2) 癔症相关的焦虑反应有时可表现为挑衅和敌意,须适当加以限制,并对可能的后果有预见性。如出现情感爆发或痉挛发作时,应安置在单间,适当约束,防止碰伤,必要时专人看护。

3) 对意识朦胧及漫游症病人应专人看护,做好生活护理并限定其活动范围,不在病人居住的房间内放置危险品,防止其他病人的伤害,防止病人发生冲动、走失等意外事件。在病人不注意中,强化其原来身份,促使恢复自我定向。

4) 严密观察病人的情绪反应,加强与病人的沟通,了解其心理变化,对不合理要求应认真解释和说服，防止病人的做作性自杀企图，以免弄假成真。

5）对癔症性失明、失聪等的病人，应让其了解功能障碍是短暂的，通过检查证明无器质性损害。在暗示治疗见效时，应加强言语、听力，或视力训练，让病人看到希望。

6）对病人当前的应对机制表示认同和支持，鼓励病人按可控制和可接受的方式表达焦虑、激动，允许自我发泄，但不要过分关注。

7）注意倾听，减轻病人的内心痛苦。

8）遵照医嘱使用相应治疗药物，如抗焦虑药、抗抑郁药、抗精神病药等，控制癔症的发作。

9）在间歇期教会病人放松技术，与医生合作做好暗示治疗、行为治疗、反馈治疗等，使其增强治疗信心。做好家属工作，争取家庭和社会支持。

（3）康复期护理：康复期帮助病人认识和正确对待致病因素和疾病性质，克服个性缺陷，教会病人正确应对创伤性体验和困难，恰当处理人际关系，防止疾病复发。积极参加社会活动，体现自身价值，增强治病信心，参加康复训练，以利身体康复。

2. 心理方面

（1）建立良好的护患关系：谈话时，要态度和蔼，注意倾听，提问要扼要，着重当前问题，给予简明的指导。鼓励病人回忆自己病情发作时的感受，接纳病人的焦虑和抑郁感受，与病人共同找出问题、分析问题、共同选择解决问题的方法。

（2）每天定时与病人分析癔症症状和焦虑等恶劣心境的原因和危害。使病人认识到对自身病症的过度关心和忧虑无益于恢复健康。应用支持性言语帮助病人度过困境，并且辅助病人有效地应对困难。应反复强调病人的能力和优点，不关注其缺点和功能障碍。帮助列出可能解决问题的各种方案，当病人初步获效时，应及时表扬。

（3）选择适当时机，结合检查的正常结果，使病人相信其障碍并非器质性病变所致，积极配合治疗。并针对其自我为中心的特点，加强心理疏导及个性教育。

3. 社会方面

（1）鼓励病人自我料理自己的生活，对生活和工作做出计划和安排。

（2）协助家属了解疾病知识，强化家庭功能，给予病人重要的家庭和社会支持。

（3）介绍病人加入一些康复组织，从而获得一定的咨询和帮助，协助其调整慢慢适应社会生活。

（4）帮助病人认识和正确对待致病因素和疾病性质，克服个性缺陷，教会病人正确应对创伤性体验和困难，恰当处理人际关系，防止疾病复发。积极参加社会活动，体现自身价值，增强治病信心，参加康复训练，以利身体康复。

【护理评价】

1. 生理方面

（1）病人营养状态、睡眠状况等是否得到改善。

（2）病人有无发生躯体感染性疾病及其他合并症。

2. 心理方面

(1) 病人癔症症状是否得到控制。

(2) 病人能使用恰当的心理防御机制及应对技巧,减轻不适感觉。

(3) 病人能正确认识疾病,采取合适的处理措施和行为。

(4) 病人基本的生理及心理需要得到满足。

3. 社会方面

(1) 病人的生活自理能力有无提高。

(2) 病人是否可以与他人有效沟通,建立有效的人际关系。

(3) 病人能否主动参与各种活动,利用社会支持资源。

(4) 病人的社会功能是否基本恢复。

思考题

1. 简述癔症性的痉挛发作应与癫痫大发作的鉴别要点。
2. 试述分离性障碍的临床表现。
3. 转换性障碍的临床表现有哪些。

(席巧真)

模块十一　严重应激反应和适应障碍病人的护理

学习目标

识记：严重应激反应和适应障碍的护理。
理解：严重应激反应和适应障碍的临床特点。
学会应用：严重应激反应和适应障碍的治疗与预后。
重点：严重应激反应和适应障碍的护理。
难点：严重应激反应和适应障碍的临床特点。

案例导入

张某，女性，36岁，四川汶川人，自诉2008年汶川地震时突然感觉地震山摇，见晃动得厉害，便跑到街上，看到周围的房屋倒塌，不知如何是好，感到特别的恐惧，担心在外的丈夫。后闻知丈夫去世的噩耗，悲痛欲绝，在此之前曾和丈夫吵架，丈夫离家出走。病人因此认为是自己害死了丈夫，常常自责，每天以泪洗面，无法料理个人的生活，不能照料儿子，常自言自语，回顾和丈夫吵架的情景。近期病人出现入睡困难、多噩梦、梦到地震时的情景，反复出现胸闷、心悸、出汗、惊恐。病人既往体健，体检无异常，头部NMR无异常。

精神检查：意识清，定向力完整，接触被动，检查合作，无幻觉及妄想，情感反应焦虑，情绪低落，自责，有闪回，自诉多噩梦、常梦到地震时的情景，意志活动减退，有治疗要求，自知力存在。

诊断：创伤后应激障碍(PTSD)。

提问：病人目前存在的最主要的护理诊断？在病情评估时还需要着重了解病人哪方面的内容？重点做好哪些护理措施？

分析提示

全面收集病人相关资料，评估并做出护理诊断，有哪些主要应激源？与疾病发生的关系如何、病人的应对方式如何？有无自伤、自杀的危险等情况，针对这些护理问题可采取哪些生理、心理、社会等方面的有效护理措施。

项目一　概　　述

应激(stress)是机体通过认识、评价而察觉到应激源的威胁时，引起的心理、生理改变的过程，个体面临的威胁或挑战作出适应和应对的过程。应激源是指需要个体动员自身的心理、生理资源或者外部资源进行调节，重新加以适应的生活境遇的改变和环境改变，也成为应激性生活事件，简称“生活事件”。

机体对应激源的反应即为应激反应，通常应激反应是一种保护机制，不一定引起病理的改变过程，但当应激反应超出一定强度或持续时间超过一定的限度，会导致整个人体的应激系统失调，并对个体的社会功能和人际交往产生影响时，才构成应激相关障碍。

在我国，根据精神疾病流行病学调查，应激相关障碍总患病率为 0.68‰，现患病率为 0.08‰(1982)。适应性障碍的患病情况在国外认为比较常见，但无精确的数据统计，据美国 Lowa 报道，在收入精神机构的 2 699 例病人中，有 5%的病人以适应性反应入院。从病人的年龄来看，应激相关障碍的患病年龄分布较广，从少年到老年均可见，尤以青壮年多见。

任务一　基本概念

严重应激反应和适应障碍是一组主要由心理、社会环境因素引起异常心理反应所致的精神障碍，又称反应性和心因性精神障碍。常见的应激障碍：急性应激反应、创伤后应激障碍和适应性应激障碍。其共同特点：①心理社会因素是发病的直接原因；②临床症状表现和心理社会因素的内容有关；③病程、预后与精神因素的消除有关；④病因大多数为剧烈或持久的精神创伤因素，如战争、亲人突然死亡、经历重大灾害事故、失恋等；⑤教育程度、智力水平，及生活态度和信念等因素可构成易感素质，例如：同样是亲人的亡故，对于个性开朗、沉着的人来讲，其感情体验不会达到精神障碍的程度，而对个性怯懦、固执、敏感多疑、情绪不稳定、感情用事的人则可能引起精神障碍。一般预后良好，无人格方面的缺陷。

急性应激反应又称急性应激障碍(acute stress disorder, ASD)，是指个体在遭受到急剧、严重的精神创伤性事件后数分钟或数小时内所产生的一过性的精神障碍，一般在数天或 1 周内缓解，最长不超过 1 个月。

创伤后应激障碍(post-traumatic stress disorder, PTSD)又称延迟性心因性反应，是指个体在遭遇异乎寻常的威胁性或灾难性事件后延迟出现和长期持续的精神障碍。

适应障碍(adjustment disorder)是个体对明显的生活改变或应激性事件不能适应而产生的情绪障碍或适应不良行为，通常影响病人的社会功能，但不出现精神病性症状。

任务二 病因和发病机制

严重应激反应和适应障碍的病因和具体机制还不是十分清楚，是多种因素复杂作用的结果，这些因素包括了生物、心理和社会因素等。

1. *生物学因素* 研究表明，创伤后应激障碍(PTSD)病人家族史中精神疾病发病率是经历同样事件未发病或无此经历者的3倍。在对越南老兵双生子研究中发现，遗传的影响可以解释47%的变量，而且还影响到症状的表现。

大脑是应激反应的“靶器官”，也是应激反应的组织者。大脑通过调动神经递质、受体、信号转导以及基因表达等，产生神经可塑性变化，通过电、化学活动对应激源产生应激反应。

2. *心理因素* 应激反应取决于个体对应激源的认知评价、应对方式等。个体遭遇应激源后，先通过初级评价，判断是否与自己有利害关系，再通过次级评价，是否可通过个人能力进行改变。总体来说，个体认为是负性的、不可控制的、不可预测的、模棱两可的、超负荷的、具威胁性的，更容易引起应激。心理防御机制的应用和应对方式也会影响应激反应。

3. *社会因素* 其他与严重应激反应和适应障碍发生相关的因素还包括社会支持系统、社会环境因素。

任务三 临 床 表 现

1. *急性应激反应* 本病起病急骤，一般在遭受超强应激性生活事件的影响几分钟后出现症状，临床表现在不同的病人身上有较大的差异。但大体可分为以下几类。

(1) 以意识障碍为主的临床表现:病人多表现为定向力障碍、注意狭窄、语言缺乏条理、动作杂乱、对周围事物感知迟钝，可有人格解体，偶见冲动行为，有的可出现片段性的心因性幻觉。病人有时对发病情况出现部分遗忘。

(2) 以伴有情感迟钝的精神运动性抑制为主的表现:病人表现为目光呆滞、表情茫然、情感迟钝、行为退缩、少语少动甚至出现麻木，对外界刺激毫无反应的木僵状态。此型历时较短，一般不超过1周。有的可转入兴奋状态。

(3) 以伴有强烈恐惧体验的精神运动性兴奋为主的表现:病人多表现为激越兴奋、活动过多，有冲动、毁物行为。

(4) 部分病人可伴有严重的情绪障碍，如焦虑、抑郁;也可同时伴有自主神经系统症状，如大汗、心悸、面色苍白等。

2. *创伤后应激障碍* 本病的核心症状有3组，即:闯入性症状、回避症状和警觉性增高症状。具体表现如下。

(1) 闯入性症状:表现为无法控制地以各种形式重新回忆创伤经历和体验。这种反复体验性症状使病人痛苦不堪，一方面难以控制症状的发生时间和次数，另一方面症状会引发个体强烈的痛苦感觉，就像再经历创伤事件一样。闯入性症状主要有以下 3 种形式。

1）短暂“重演”性发作：即在无任何因素和相关物的影响下，创伤情景经常不由自主地出现在病人的联想和记忆中，或者使病人出现错觉、幻觉，仿佛又完全置身于创伤性事件发生时的情景，重新表现出事件发生时所伴发的各种强烈情感反应和明显的生理反应如心跳、出汗、面色苍白，持续时间可从数秒钟到几天不等。此种短暂“重演”性发作的现象称为“闪回”。

2）暴露于与创伤性事件相关联或类似的事件、情景或其他线索时，出现强烈的痛苦情感或生理反应。如事件发生的周年纪念日、相近的天气及各种场景因素都可能促发病人的心理与生理反应。

3）闯入性症状还会在睡眠状态中以梦魇的形式出现，表现为病人梦中反复重现创伤性事件或做噩梦。

（2）回避症状：即回避与创伤性事件有关的刺激，以及对一般事物的反应显得麻木，反映病人试图在生理和情感上远离创伤。主要表现如下。

1）回避表现：回避谈及与创伤有关的话题，回避可能勾起恐惧回忆的事情和环境，或不能回忆（遗忘）创伤性经历某些重要方面。

2）麻木表现：病人整体上给人以木然、淡然的感觉。表现为对周围环境的一般刺激反应迟钝，很少参加活动或没有兴趣参加；情感淡漠，与他人疏远，有脱离他人或觉得他人很陌生的感受；难以体验和表达细腻的情感（例如，无法表达爱恋）；对未来失去憧憬，如很少考虑或计划未来的学习、工作或婚姻等。

（3）警觉性增高的症状：表现为自发性的高度警觉状态，反映病人长时间处于对创伤事件的“战斗”或“逃跑”状态。警觉性过高的症状在创伤暴露后的第 1 个月最为普遍，具体表现如下。

1）难以入睡或易醒。

2）易产生惊跳反应，如遇到一些类似的场面或轻微的感觉刺激表现出容易受惊吓，出现惊恐反应，如紧张、恐惧、心慌、出冷汗等；或表现为易激惹。

3）难以集中注意力。

4）临床表现随年龄的不同有所差异。年龄越大，重现创伤体验和易激惹的症状越明显。成人大多主诉与创伤有关的噩梦、梦魇；儿童因为语言表达、词汇等大脑功能发育尚不成熟等因素的限制，常常无法清楚叙述噩梦的内容，仅表现为从梦中惊醒、在梦中尖叫或主诉头痛、肠胃不适等躯体症状。

5）症状通常在创伤后延迟出现，即经过一段无明显症状的间歇期后才发病，间歇期为数日至数月，甚至长达半年以上。症状一旦出现，则可持续数月至数年。大多数病人可自愈或治愈，少数病人由于病前人格缺陷或有神经症病史导致预后不良、迁延不愈或转化为持久的人格改变或社会功能缺损。

3. *适应障碍* 本病的临床症状主要表现为情感障碍，或出现不良行为、生理功能障碍而影响生活。成年人多表现为抑郁症状，青少年多表现为品行障碍，儿童多表现为退缩现象，如尿床、幼稚语言等。根据临床症状的不同，可分为以下几种类型。

(1) 以焦虑、抑郁等情感障碍为主的抑郁型和焦虑型

1) 抑郁型适应障碍：是成人中最常见的适应障碍表现，主要表现为无望感、哭泣、心境低落等，但比抑郁症轻。

2) 焦虑型适应障碍：以惶惑不知所措、紧张不安、注意力难以集中、胆小害怕和易激惹为主要临床表现，还可伴有心慌和震颤等躯体症状。

3) 混合适应障碍：表现为抑郁和焦虑的综合症状。

(2) 以适应不良行为为主的品行障碍型和行为退缩型

1) 品行障碍型适应障碍：表现为对他人利益的侵犯或不遵守社会准则和规章、违法社会公德，如逃学、说谎、打架斗殴、毁坏公物等。

2) 行为退缩型适应障碍：主要表现为孤僻离群、不注意卫生、生活无规律、尿床、幼稚语言或吸吮手指等。

以上类型均可出现生理功能障碍，如睡眠不好、食欲不振、头痛、疲乏、胃肠不适等症状，同时可因适应不良的行为而影响到日常活动，导致社会功能受损。

病人的临床表现可以以某一类型为主要症状，也可以混合出现，如情感障碍合并品行障碍出现。部分病人表现为不典型的适应障碍，如社会退缩，但不伴焦虑、抑郁心境；社会功能减退，病人通常在应激事件或生活改变发生后 1 个月内起病。病程一般不超过 6 个月。随着事过境迁，刺激的消除或者经过调整形成了新的适应，精神障碍也随之缓解。

任务四 诊　　断

根据 ICD - 10 的标准，诊断如下。

1. 急性应激反应诊断要点 异乎寻常的应激源的影响与症状的出现之间必须有明确的时间上的关系。症状即使没有立即出现，一般也在几分钟之内出现。

(1) 表现为混合型且常常是有变化的临床相，除了初始状态的茫然外，还有抑郁、焦虑、愤怒、绝望、活动过度、退缩，并且没有任何一类症状持续占优势。

(2) 如果应激性环境消除，症状迅速缓解，如果应激持续存在或具有不可逆转性，症状一般在 24～48 h 开始减轻，而且大约在 3 天后变得十分轻微。

(3) 排除那些已符合其他精神障碍(人格障碍除外)标准的病人所出现的症状突然恶化。

包含：急性危机反应、战争疲劳、危机状态、精神休克。

2. 创伤后应激障碍诊断要点 必须有证据表明它发生在极其严重的创伤性事件后的 6 个月内。

(1) 遭受异乎寻常的创伤性事件或处境：如天灾人祸。

（2）反复重现创伤性体验（病理型重现），可表现为不由自主地回想受打击的经历，反复出现有创伤性内容的噩梦，反复发生幻觉、错觉，反复出现触景生情的精神痛苦。

（3）持续的警觉性增高，可出现入睡困难或睡眠不深，易激惹，注意集中困难，过分担惊受怕。

（4）对与刺激相似或有关的情景的回避，表现为极力不想有关创伤性经历的人和事，避免参加能引起痛苦回忆的活动，或避免到引起痛苦回忆的地方，不愿与人交往，对亲人变得冷淡，兴趣爱好范围变窄，但对与创伤性经历无关的某些活动仍有兴趣。对与创伤性经历有关的人和事选择性遗忘，对未来失去希望和信心。

（5）在遭受创伤后数日至数月后，罕见延迟半年以上才发生。

3. 适应障碍

（1）有明显的生活事件为诱因，尤其是生活环境和社会地位的改变（如移民，出国，退休等）。

（2）易感个性、生活事件和人格基础对精神障碍均起着重要作用。生活事件发生前病人精神状态正常，很多其他人都能顺利处理此类事件而无异常，可病人却有适应能力差的证据。

（3）以抑郁、焦虑、害怕等情感症状为临床相。可伴有适应不良行为障碍的表现，如生活懒散；亦可伴有生理功能障碍的某些症状，如睡眠不好、食欲不振、各种躯体不适等。但任何症状本身在严重程度和突出程度上都不足以满足其他更为特定的诊断。

（4）社会功能受损。

（5）精神障碍开始于心理社会刺激（但不是灾难性的或异乎寻常的）发生后 1 个月内，符合诊断标准至少 1 个月。应激因素消除后，症状持续一般不超过 6 个月。

诊断有赖于认真评价以下关系：① 症状的形式、内容、严重度；② 既往病史和人格；③ 应激性事件、处境或生活危机。

必须清楚确定上述第 3 个因素的存在，并应有强有力的证据（尽管可能带有推测性）表明。如果没有应激就不会出现障碍。如果应激源较弱，或者不能证实时间上的联系（＜3 个月），则应根据呈现的特征在他处归类。

任务五　治　　疗

严重应激反应和适应障碍的治疗原则是保护个体，尽快减轻情绪反应，帮助病人更有效地处理应激事件产生的遗留问题，恢复心理和生理健康，避免更大的伤害。主要治疗方法为心理治疗和药物治疗相结合。治疗的关键在于尽可能地去除精神因素或脱离引起精神创伤的环境，转移或消除应激源。

1. 心理治疗　是主要的治疗手段。根据病人的病情特点，选用指导性咨询、支持性心理治疗、精神分析治疗、认知行为治疗、催眠疗法等方法。通过疏泄、解释、支持、鼓励、指导等手段，帮助病人接受所面临的不幸和自身反应，认识其所具有的应对资源，同时学习、建立新的应对方式,提高适应能力。

(1) 对于急性应激反应,支持性的心理治疗往往有效。与病人建立良好的治疗关系即治疗联盟,鼓励病人向亲友倾诉,或与专业人员交谈,让病人知道或者领悟应激事件在人的一生中是不可避免的,同是给予病人一些切实可行的建议以帮助病人有效地应对应激事件所带来的影响。另外短程的认知行为治疗对治疗急性应激障碍以及预防其发展成为创伤后应激障碍也有效。

(2) 对于创伤后应激障碍,认知行为治疗较为有效。与病人讨论对创伤性事件的认识,并让个体反复暴露于与创伤性事件有关的刺激下(可以进行想象中的暴露练习,也可以进行现场暴露)以缓解焦虑和恐惧。同时找出并纠正对创伤性事件及后果的负性评价,改变病人的不合理认知,包括强烈的内疚感和自责,帮助病人认识其自身所具有的资源,学习并建立新的应对方式,以更好地面对以后的生活。另外,其他形式的心理治疗如心理动力学治疗、眼动脱敏治疗、催眠治疗等对于创伤后应激障碍也有效。

(3) 对于适应障碍心理治疗的重点在于减轻或消除应激源、增强应对能力和建立相应的支持系统。心理治疗的方式包括心理动力学治疗、认知行为治疗、家庭心理治疗、团体心理治疗和支持性心理治疗等,可根据病人的特点和要求,以及治疗者的专长选择相应的治疗。

2. 药物治疗

(1) 对于精神症状明显的病人,需要用药物治疗进行对症处理,为心理治疗打好基础。治疗原则是对症治疗,注意药物剂量不宜过大,疗程不宜过长。

(2) 对于表现为精神运动性兴奋的病人,也可以使用精神药物,如氟哌啶醇等镇静,使症状迅速缓解,减轻病人机体的损耗,帮助病人度过这一困难时期。表现精神运动性抑制甚至木僵的病人,要注意每日供给充足的营养支持和耐心地照顾。有焦虑或抑郁症状的病人,可给予抗焦虑药或抗抑郁药治疗。对于有幻觉、妄想、兴奋躁动者可短期应用抗精神病药物。有睡眠障碍的病人,要及时处理其睡眠问题,可给予苯二氮䓬类药物。

3. 环境治疗 为了减弱或消除引起发病的应激处境不良作用,应尽可能地离开或调整当时的环境,减轻或消除创伤性体验,这对整个治疗有积极的作用。另外对病人康复后的生活和工作方面的指导和安排应适当予以改变,必要时重新调换工作岗位,改善人际关系,建立新的生活规律等。

4. 其他治疗 对于严重抑郁、有自杀自伤行为,或明显冲动、有伤人毁物行为的病人,可采用电抽搐治疗,以迅速控制症状,保证病人和周围人的安全。对于木僵、抑郁等进食较差的病人,可给予补充营养、纠正水与电解质平衡等支持疗法。

5. 预防

(1) 减少人为的应激源:通过对社会环境改造、生活方式的改善、行为方面的纠正等措施,尽可能减少环境中人为的应激源。

(2) 增强个体应对应激的能力:从小培养健全的人格和坚强的意志,建立良好的社会关系,提高心理素质,正确对待生活中的挫折,在人群中普及心理卫生知识;对一些高危对象可进行支持和教育性干预措施，如进行适应指导及纠正不良的应对方式，同时要注意顺应应激反应的正常过程。

项目二　急性应激反应病人的护理

【护理评估】

1. *应激源评估*　应评估应激源的发生原因、种类、强度、持续时间、发生频率、当时情景、与病人的切身利益关系是否密切、与疾病发生的关系等。

2. *生理方面的评估*

(1) 意识状态评估：是否存在精神恍惚、意识范围缩小、注意力难以集中、定向力障碍、对周围事物理解困难、表现为无目的的出走、逃逸等，事后病人不能回忆。

(2) 异常行为评估：是否存在表情紧张、恐怖、兴奋、激动或躁动不安、冲动毁物、行为盲目不协调、言语增多、自言自语(其内容与发病因素或个人经历有关)。

(3) 表情评估：是否存在表情呆滞、茫然、不语不动、呆若木鸡、对外界刺激没有反应。

(4) 自主神经和躯体症状评估：评估病人是否有心动过速、出汗、脸面潮红、呼吸急促、躯体的一般情况和各器官的功能水平，以及营养、饮食、睡眠和排泄等情况。

3. *心理方面的评估*

(1) 情绪状态评估：评估病人是否有抑郁状态，如情绪低落、悲伤、自罪自责、悔恨、沮丧等。

(2) 心理应对方式评估：评估病人平时对压力事件的处理方式、处理压力事件所需的时间。

(3) 认知的评估：评估病人对应激事件的认识、对该疾病的态度。

4. *社会功能评估*　评估病人的人际关系及交往功能、日常生活能力、职业功能、社会角色等状况；评估病人社会支持来源、强度、性质和数量，以及病人家属对本病的认识情况，对病人的支持态度。

【常用护理诊断/问题】

1. *创伤后综合征*　与所发生的事件超出一般人承受的范围，遭受躯体和心理社会的虐待，经历多人死亡的意外事故，被强暴，面临战争，目击断肢、暴力死亡或其他恐怖事件，感受到对自己或所爱者的严重威胁和伤害有关。

2. *急性意识障碍*　与强烈的应激刺激和应对机制不良有关。

3. *自理能力下降*　与应激事件导致的行为紊乱或行为退缩有关。

4. *强暴创伤综合征*　与被强暴所致恐惧、焦虑等有关。

5. *焦虑*　与长期面对应激事件、主观感觉不安、无法停止担心有关。

6. 睡眠形态紊乱　与应激事件导致的情绪不稳、主观感觉不安、无法停止担心、环境改变、精神运动性兴奋有关。

7. 有自杀自伤的危险　与应激事件所引起的焦虑、抑郁情绪有关。

8. 有暴力行为的危险　与应激事件引起的兴奋状态、冲动行为有关。

【护理目标】

(1) 病人对该疾病知识的了解有所增强,并能适当的调整自己的情绪。

(2) 病人未出现自伤自杀行为、暴力行为、未受到伤害等。

(3) 病人生活能够自理,保证良好的营养和睡眠。

(4) 能够面对创伤事件,应用所学技巧控制身体症状和情绪。

【护理措施】

1. 脱离应激源　首要的护理措施是帮助病人尽快消除精神因素或脱离引起精神创伤的环境,包括对病人康复后生活或工作方面的指导或安排、必要时重新调换工作岗位、改善人际关系、建立新的生活规律等,以转移或消除应激源,最大限度地避免进一步的刺激和丧失;同时提供安静、宽敞、温度适宜、色彩淡雅及陈设简单、安全的环境,减少各种不良环境因素对病人的刺激和干扰。由于急性应激反应的病人富有暗示性,不宜将此类疾病的病人安排在同一房间,以免增加新症状或使原有的症状更顽固。通过脱离应激源、减弱不良刺激的作用,可消除病人的创伤性体验,加速症状缓解。

2. 生理方面

(1) 注意安全的管理:联系评估病人的自杀、自伤及冲动伤人的危险,为病人提供安静舒适、安全的环境,减少外界刺激,避免接触危险物品,专人守护,密切接触病人,鼓励病人向医护人员说出自己不愉快的感受,敏锐察觉病人自杀、自伤的信息,给予支持和帮助。

(2) 生活护理:对有自理缺陷的病人,帮助病人满足基本需要,如淋浴、洗漱等,加强饮食护理,必要时鼻饲饮食,对心因性木僵的病人,注意皮肤的护理,定时翻身,预防压疮和口腔溃疡。

(3) 药物治疗的护理:针对病人的冲动行为,遵医嘱使用镇静的药物,注意药物的不良反应,镇静药物有抑制呼吸的不良反应,对老年人及呼吸系统疾病病人慎用。

3. 心理方面

(1) 一般护理措施:建立良好的护患关系,这是心理护理首要的步骤,主动倾听病人的感受,态度温和、诚恳,接纳病人的焦虑、抑郁感受;通过语言沟通,鼓励病人倾诉自己内心不愉快的感受,帮助分析应激相关障碍的症状和恶劣心境的原因及危害;采取支持性心理护理、积极暗示性语言,帮助病人度过困境;指导病人学习适应性技巧控制症状和情绪,如深呼吸、肌肉放松、渐进式放松,配合医生做好暗示治疗、行为治疗等,帮助病人认识和正确对待致病因素;克服个性中的不足,提高自我康复能力,建立和发展新的应对方式。

(2) 认知、行为治疗的护理：要向病人解释面对创伤性事件所引起的反应，指导病人进行渐进式放松训练，指导病人进行逐渐的暴露治疗。

4. 社会方面　鼓励病人参加集体活动，根据病人的情况安排活动；让病人多与他人交流，转移注意力，分散其对创伤性事件体验的注意力；减轻孤独感和回避他人、环境的行为，减少回忆创伤性事件的机会。

【护理评价】

1. 生理方面　病人的生理需要是否得到满足。

2. 心理方面

(1) 病人是否发生自杀自伤、冲动伤人行为，是否发生跌伤、走失后果。

(2) 病人是否学会调整和控制自己的情绪。

(3) 病人能否正确认识和应对应激事件。

3. 社会方面　病人的社交功能是否良好。

项目三　创伤后应激障碍病人的护理

【护理评估】

1. 应激源评估　应评估应激源的发生原因、种类、强度、持续时间、发生频率、当时情景、与病人的切身利益关系是否密切、与疾病发生的关系等。

2. 生理方面

(1) 一般情况评估：生命体征、文化程度、仪表、思维、情感和行为表现，以及自主神经功能紊乱的现象，是否有外伤等。

(2) 各种症状的评估：包括躯体不适、精神症状、性格改变等。

(3) 评估病人的发病原因：如精神刺激的种类、当时的场景、频率、程度，以及疾病发作与心理创伤的关系等。

3. 心理方面　自杀危险评估。

(1) 病理化因素：可能导致自杀的因素，可能导致营养不良的因素等。

(2) 情景因素：威胁性的情景等。

4. 社会方面　社会心理因素，如家属对本病的认识以及家属所持的态度等。

【护理诊断/问题】

1. 创伤后综合征　与所发生的事件超出一般人承受的范围，遭受躯体和心理社会的虐待，经历多人死亡的意外事故，被强暴，面临战争，目击断肢、暴力死亡或其他恐怖事件，感受到对自己或所爱者的严重威胁和伤害有关。

2. 恐惧　与经历强烈刺激、反复出现闯入症状有关。

3. 有暴力危险(针对自己或针对他人) 与精神严重创伤、无助、愤怒有关。

4. 睡眠形态紊乱 与应激事件导致的情绪不稳、主观感觉不安、无法停止担心、环境改变、精神运动性兴奋有关。

5. 言语沟通障碍 与情感麻木、木僵有关。

6. 社会退缩 与自卑、意志、性格改变有关。

7. 生活自理缺陷 与抑郁、躯体不适、木僵有关。

8. 焦虑或抑郁 与长期面对应激事件、主观感觉不安、无法停止担心有关。

9. 有营养失调的危险 与情绪低落、食欲不振、生活不能自理有关。

【护理计划】

(1) 病人未出现自伤、自杀、伤人行为,未受到伤害等。

(2) 病人生活能够自理,保持良好的个人卫生和睡眠,未出现营养不良。

(3) 病人情绪稳定无焦虑、紧张、恐惧等情绪。

(4) 病人对该疾病知识的了解有所增强,能够面对创伤性事件,并能应用所学的技巧控制身体症状和情绪。

(5) 病人能够认知哪些是触发创伤性体验的情景。

(6) 病人对环境改变的应激能力有所增强。

【护理措施】

1. 生理方面

(1) 安全的护理:①让个体尽快摆脱创伤性环境、避免进一步的刺激。②连续评估自杀、自伤和冲动伤人的危险因子。③提供安全、安静、舒适的环境,减少外界刺激,避免接触到危险物品。④尊重和保护隐私。⑤保持接触、传递关心、鼓励表达不良情绪。

(2) 生活护理:①帮助满足生活需要,如洗漱更衣、个人卫生、营养的补充。②皮肤、口腔的护理。

(3) 特殊护理:①遵医嘱给予相应的药物,注意药物的不良反应。②有意识障碍的病人要预防坠床、跌伤和走失。③有行为紊乱和兴奋躁动的病人适当的限制,保证安全,必要时专人护理。

2. 心理方面

(1) 与病人建立良好的信任和合作关系:和蔼诚恳的态度,认真的聆听,接纳病人的焦虑和抑郁的感受,鼓励病人用可接受的方式表达焦虑、激动,允许自我发泄,但不要过分关注。

(2) 增加与病人的接触次数:通过语言交流,鼓励回忆疾病发作时的感受和应对方法,对病人目前的防御机制表示认同、理解和支持,讨论和交流应对创伤后应激障碍的其他简易方法。

(3) 给予支持性的心理护理:积极的语言暗示,指导学习适应性的技巧控制症状和管理情绪,如深呼吸、放松技术和参加工娱活动等转移注意力的方法。

(4) 帮助病人分析创伤后应激障碍以及恶劣心境的原因和危害，配合医生进行认知行为治疗，帮助病人度过困境。

(5) 帮助病人列出可能解决问题的各种方案，并协助分析各种问题的优缺点，辅导病人有效地应对困难。

(6) 运用正确的强化方式，强化疾病可治愈的观点，教会正确应对创伤性体验和困难，给病人以肯定和鼓励，帮助病人树立信心。

(7) 帮助病人认识和正确对待致病因素和疾病性质，克服个性中的缺陷，提高自我康复能力。

3. 社会方面

(1) 帮助家属学习相关疾病知识，使其对创伤后应激障碍的发生有正确地认识，消除模糊观念引起的焦虑和抑郁，以免担心疾病会演变成"精神病"。

(2) 使家属理解病人的痛苦和困境，既要关心和尊重病人，又不能过分地迁就或强制病人。

(3) 协助病人和家属制定切实可行的生活目标，指出希望，促进病人恢复社会功能。

【护理评价】

1. 生理方面　病人的生理需要是否得到满足。

2. 心理方面

(1) 病人是否发生自杀自伤、冲动伤人行为，是否发生跌伤、走失后果。

(2) 病人是否学会调整和控制情绪。

(3) 病人能否正确认识和应对应激事件。

3. 社会方面　病人的社会功能是否改善。

项目四　适应障碍病人的护理

【护理评估】

1. 应激源评估　应评估应激源的发生原因、种类、强度、持续时间、发生频率、当时情景、与病人的切身利益关系是否密切、与疾病发生的关系等。

2. 生理评估　评估躯体的一般情况和各器官的功能水平，以及营养、饮食、睡眠和排泄等情况。

3. 心理评估

(1) 评估病人有无自杀、自伤、伤人、毁物等冲动紊乱行为。

(2) 病人的情绪情感状态，如有无焦虑、抑郁、恐惧、情感淡漠等。

(3) 病人病前的人格。

(4) 应对方式评估：评估病人平时对压力事件的处理方式、处理压力事件所需的时间。

4. 社会评估　病人和其父母对本病所持的态度以及对疾病的认知，能否正确认识本病；病人和周围环境的沟通情况，社会功能受损的程度等。

【护理诊断/问题】

1. 有自杀自伤的危险　与应激事件所引起的焦虑、抑郁情绪有关。
2. 迁居应激综合征　与居住环境改变有关。
3. 个人应对无效　与应激持续存在有关。
4. 焦虑或抑郁　与长期面对应激事件、主观感觉不安、无法停止担心有关。
5. 环境认知障碍障碍综合征　与应激引起的对周围环境认知的不正确有关。
6. 社会退缩　与自卑及意志、性格改变有关。
7. 睡眠形态紊乱　与应激事件导致的情绪不稳、主观感觉不安、无法停止担心、环境改变、精神运动性兴奋有关。

【护理计划】

(1) 病人没有发生自杀、自伤、冲动伤人等紊乱行为。
(2) 病人生活能够自理，保持良好的个人卫生和睡眠，获得充足的营养。
(3) 病人能应对应激事件。
(4) 病人社交能力完好，能正常社交。
(5) 病人能基本了解适应障碍的知识。

【护理措施】

1. 脱离应激源　首要的护理措施是帮助病人尽快消除精神因素或脱离引起精神创伤的环境，包括对病人康复后生活或工作方面的指导或安排、必要时重新调换工作岗位、改善人际关系、建立新的生活规律等，以转移或消除应激源，最大限度地避免进一步的刺激和丧失。同时提供安静、宽敞、温度适宜、色彩淡雅及陈设简单、安全的环境，减少各种不良环境因素对病人的刺激和干扰。由于适应障碍的病人富有暗示性，不宜将此类疾病的病人安排在同一房间，以免增加新症状或使原有的症状更顽固。通过脱离应激源、减弱不良刺激的作用，可消除病人的创伤性体验，加速症状缓解。

2. 生理方面

(1) 安全的护理：①评估病人发生自杀、自伤行为的可能性。②提供安全舒适的环境，将病人置于易观察的房间内，并保证房间内设施安全、光线明亮、整洁舒适、空气流通。对各种危险物品，如剪刀、药物、玻璃等，应妥善保管，定期安全检查。③注意病人有无自杀、自伤行为征兆的出现，一旦发现征兆，应立即采取措施。④出现强烈的自杀、自伤行为意念时，安置在重病房内，设专人护理，必要时给予适当的安全保护。

(2) 药物的护理：①了解和观察药物的不良反应。②发药时严格执行操作规程，做好“三查八对”。③当病人出现眩晕、心悸、面色苍白、直立性低血压、皮疹、吞咽困难、意识障碍等药物不良反应时应暂停给药，并及时报告医生。

（3）生活护理：①帮助病人满足生活需要，如保证充足的营养；提供良好的睡眠环境，保证充足的睡眠；排便的护理。②皮肤、口腔的护理。

3. 心理方面

（1）建立良好的护患关系，护理人员应主动、热情接触病人，关爱、尊重病人，以真诚、友善的态度关怀、体谅病人，缓解病人的焦虑情绪。

（2）主动与病人交谈，了解病人的一般情况、性格特点、饮食习惯、生活习惯、兴趣爱好，这次患病的应激生活事件，应对方式等问题。注意与病人的接触方法，每日定时或在治疗护理中与病人交谈，尽快让病人适应新的环境。

（3）耐心倾听，不催促病人回答或打断病人谈话，运用非语言沟通技巧如静静陪伴、抚摸、鼓励关注的眼神，以传达护理人员的关心和帮助。

（4）鼓励病人倾诉不适出现时的感受和应对方法，对病人当前的防御机制表示认同、理解和支持，强调病人对应激事件的感受和体验完全是一种正常的反应。

（5）强调病人的能力和优点，讨论病人所思所想，减少病人可能存在的自我消极评价。

（6）病人情绪稳定时，采取认知治疗方法帮助病人分析和了解自己的心理状态，认识与情绪抑郁和适应障碍有关的心理因素，找出认知上的错误，纠正自己的负性认知。

（7）在适当时机，对病人的症状进行解释，帮助病人认识自己疾病的性质，消除病人的思想顾虑。

（8）给予支持性的心理护理，积极的语言暗示，指导学习适应性的技巧控制症状和管理情绪，如深呼吸、放松技术和参加工娱活动等方法转移注意力。

（9）病人对环境的陌生、害怕和不适导致失眠，护理人员要给予耐心劝慰，作保护性解释，使其有安全感。

4. 家庭社会方面

（1）帮助病人和家属学习本病的相关知识，使病人和家属对适应障碍的发生有正确的认识，消除模糊观念引起的焦虑、抑郁。

（2）让病人多与他人交往，从而减少回避他人和环境的行为。

（3）帮助病人运用社会支持系统应对应激，教会病人发展新的社会支持，调动一切社会支持系统，减轻应激反应，促进身心健康。

【护理评价】

1. 生理方面　病人的生理需要是否得到满足。

2. 心理方面

（1）病人是否发生自杀自伤、冲动伤人行为，是否发生跌伤、走失后果。

（2）病人是否学会调整和控制情绪。

（3）病人能否正确认识和应对应激事件。

3. 社会方面　病人的社会功能是否改善。

思考题

1. 严重应激反应和适应障碍的共同特点。
2. 创伤后应激障碍的主要临床表现。
3. 适应障碍病人的主要护理措施。

（宗建飞　朱晓洁）

模块十二 心理因素相关生理障碍病人的护理

学习目标

识记：厌食障碍病人的临床表现及护理；睡眠障碍病人的临床特点及护理。

理解：神经性贪食病人的临床特点及护理；睡眠障碍病人的护理。

学会应用：进食障碍病人的治疗；睡眠障碍病人的临床特点。

重点：厌食障碍和睡眠障碍病人的护理。

难点：厌食障碍和睡眠障碍病人的临床特点。

案例导入

病人小刘，女性，15岁，初三学生。因进食减少、消瘦伴闭经6个月入院。病人从小能歌善舞。1年前，病人表示要参加电视歌手大赛，自此，病人开始注意自己的形象，认为自己身高1.55 m、体重44 kg不符合“标准”，因此自半年前开始控制食量。最初病人只是减少主食量，主食由每日250 g减至50 g。后进食量越来越少，直至干脆不吃东西，即使吃了也会马上到厕所用手抠喉咙将食物吐出。每天均早晚跑步各1 h，有时服减肥茶导泄。病人逐渐无饥饿感，餐后即感腹胀、腹痛，体重较前下降13 kg，并出现闭经，阴毛、腋毛及头发脱落，怕冷，便秘，身体极虚弱。常易生气，为一点小事对父母喊叫、摔东西。既往体健，学习成绩好，受父母溺爱，较任性、性格内向。父母体健，无类似家族史，发病前无明显应激因素。慢性病容，营养差。身高155 cm，体重31 kg，头肌皮褶厚度（TSF）2 mm，臂肌围（ACM）15.01 cm，体脂5%；皮肤弹性差，干燥粗糙，双眼睑及下肢水肿，乳房发育不良，阴毛、腋毛稀少，手足冰凉；心率56次/分，心律不齐，心音低钝；腹凹陷，未见肠型，肝脾肋下未及，肠鸣音2次/分；神经系统检查正常。实验室检查：HB10.1 $\times 10^{12}$/L，WBC3.6 $\times 10^{9}$/L；血电解质正常，血清白蛋白49 g/L，血清总蛋白7 g/L；ECG示：窦性心动过缓；EEG、胸片及蝶鞍片检查无异常；B超：子宫、卵巢缩小；LRH兴奋实验提示下丘脑对LRH无反应。精神检查：意识清楚，接触被动，语量少，多低头不语，言谈切题，称自己没病，是父母送自己来看病的。自己发脾气的原因是不想吃饭，但父母总是逼迫进食，自己不想发脾气，但控制不住。

诊断为：神经性厌食症。

提问：该病人入院后责任护士应从哪些方面对病人进行评估？病人目前存在的主要症状和护理问题是什么？针对这些症状可以给予哪些方面的护理干预措施？

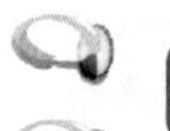

分析提示

责任护士除了全面收集病人相关资料外，应重点收集和评估进食方面及引起进食障碍的心理因素；目前存在的主要症状和护理问题为认知偏差、进食障碍致体重下降、内分泌紊乱等；根据病人的情况列出主次问题，提出相应的有效的护理措施，特别是做好病人的饮食护理、保证营养的供给；帮助病人认识引起本病的偏差的认知，做好心理和生理护理等。

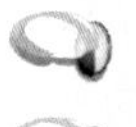

知识链接

厌食症和贪食症的异同

共同特征：两者有交叉，很多贪食症有厌食症病史，不可抵挡的变瘦欲望。

区别：

(1) 贪食症病人多有失去控制的饮食，然后再导吐、服用泻药等；而厌食症病人节食和对饮食控制得非常好，减肥非常成功，直至濒临死亡。

(2) 在厌食症病人中也有暴食-导泻型，但与贪食症病人不同的是，其进食量更少，而且更加经常地导泻。

(3) 贪食症比厌食症更普遍。

项目一　概　　述

心理社会因素相关生理障碍是一组与心理社会因素有关的，以进食、睡眠及性行为等基本生理功能异常为主的精神障碍。

睡眠、进食和性是人类的基本生理功能，这些生理功能是否维持正常，直接受到个体心理活动的影响。在心理社会因素的影响下，常常引起个体焦虑及一系列心理反应，导致相应的自主神经活动变化，从而引起睡眠、进食、性活动等生理功能发生紊乱，出现相应的睡眠障碍、进食障碍和性功能障碍，称为心理因素相关生理障碍。

任务一　基本概念

(一) 进食障碍

指由心理因素、社会因素与特定的文化压力等因素交互作用下导致的以摄食行为异常为主要特征，伴发显著体重改变和生理功能紊乱的一组精神障碍。主要包括神经性厌食症、神经性贪食症和神经性呕吐。

1. 神经性厌食 是以个体对自身体象的感知有歪曲，担心发胖而故意节食，以致体重显著下降为主要特征的一种进食障碍。

2. 神经性贪食 是以反复出现的强烈进食欲望和难以控制的冲动的暴食，以及有惧怕发胖的观念为主要特征的一种进食障碍。

3. 神经性呕吐 指一组自发或者故意诱发反复呕吐的精神障碍，呕吐物为刚吃进的食物。呕吐后可以继续进食，食欲和食量都不受影响。病人多无明显器质性病变，可有害怕发胖和减轻体重的想法，但体重无明显减轻，体重保持在正常体重的80%以上。神经性呕吐发作频繁，几乎每天发生，且至少已持续1个月。

（二）睡眠障碍

睡眠是一种周期性、可逆的静息现象，它与觉醒交替进行，且与昼夜节律一致。这种昼夜节律的变化是人体生物体系的重要功能之一，它为个体提供了恰当的生理及心理环境，使人们在夜里有良好的休息，在白天能适当地活动。如果正常睡眠的启动和调节过程发生障碍，就会产生各种睡眠障碍。

1. 失眠症 是一种对睡眠的质和量持续相当长时间的不满意状况，是最常见的睡眠障碍。

2. 嗜睡症 指不存在睡眠量不足的情况下出现白天睡眠过多，或醒来时达到完全觉醒状态的过渡时间延长的情况。此状况并非由于睡眠不足或存在发作性睡病等其他神经精神疾病所致，而时常与心理因素有关。

3. 睡眠-觉醒节律障碍 指个体睡眠-觉醒节律与所要求的（病人所在环境的社会要求和大多数人所遵循的）节律不符，导致对睡眠质量的持续不满意状况，病人对此有忧虑或恐惧心理，并引起精神活动效率下降，妨碍社会功能。本病主要表现为病人在主要的睡眠时段失眠而在应该清醒的时段出现嗜睡，多见于成年人，儿童和青少年少见。

4. 睡行症 指一种在睡眠过程中尚未清醒而起床在室内或户外行走或做一些简单活动的睡眠和清醒同时存在的意识改变状态。

5. 夜惊 指一种常见于幼儿的睡眠障碍，主要表现为睡眠中突然惊叫、哭喊，伴有惊恐表情和动作，以及心率增快、呼吸急促、出汗、瞳孔扩大等自主神经兴奋症状。每次发作持续1～10 min，发作结束后多数人可以重新上床睡觉，有的人也可以睡在别处。次日醒后对前夜发生的事情大部分不能回忆或者完全不能回忆。

6. 梦魇 是为强烈的焦虑或恐惧所占据的梦境体验，表现为在睡眠中被梦魇突然惊醒，对梦境中的恐怖内容能清晰回忆，并心有余悸。通常在夜间睡眠的后期发作。

7. 性功能障碍 是一组与心理社会因素密切相关的性活动过程中的某些阶段发生的生理功能障碍。性功能障碍的表现必须是持续存在或反复发生的，并因此不能进行自己所希望的性生活，对日常生活或社会功能造成影响，给病人带来明显痛苦。

任务二 病因和发病机制

1. *病因* 进食障碍的病因及发病机制尚未完全阐明，可能与社会文化因素、家庭因素、生物学因素均有关系。①社会文化因素：如现代社会文化把女性的体型苗条作为举止文雅、自我约束、有吸引力的象征，因而使众多女性追求苗条。②家庭因素：家庭教育方式不当、家庭过度保护和干涉、对父母过于依赖、家庭破裂、家庭中有节食减肥酗酒抑郁者，或家庭中存在过多谈论减肥和体型美的环境，个人同年早期的不幸经历，尤其是性心理发育上的创伤性经历在发病中有一定作用。③生物学因素：病人的同胞中同病率6%～10%，高于普通人群，单卵双生子同病率高于双卵双生子提示遗传因素起一定的作用；在生化方面可能与去甲肾上腺素(NE)和5-羟色胺(5-HT)功能失调有关。

2. *发病机制* 由于睡眠的发动和维持的机制还不十分清楚，无论是睡眠觉醒的问题，还是其他方面的睡眠问题，真正确切的原因和机制都不十分的明确，综合基础和临床的研究，以下问题值得注意。

(1) 遗传和发育因素：部分睡眠与觉醒障碍病人有阳性家族史，部分可能与神经系统发育不完善有关。但对具体的情况了解甚少。

(2) 心理因素遭遇生活事件：如亲人离丧、个人损失等精神应激因素，不良情绪因素如焦虑、紧张、愤怒等情况均可造成各种睡眠障碍。另外，具有某些人格特征的个体更容易出现各种睡眠障碍的表现，如具有抑郁、焦虑倾向和敏感多疑个性特征的个体易产生失眠症状。

(3) 环境因素：环境嘈杂、居住拥挤等的影响、所习惯的睡眠环境的改变、生活规律的改变(如起居无常、频繁调换工作班次、跨时区旅行等)是诱发各种睡眠障碍的重要原因之一。

(4) 药物和食物因素：酒精、咖啡、药物依赖或戒断症状等。

(5) 精神障碍精神疾病伴发的症状：如抑郁症、人格障碍、情感障碍等。

(6) 年龄因素：儿童期的梦魇与其情绪发展的特殊阶段有关；老年期可有睡眠时间的缩短甚至失眠。

(7) 生理因素和器质性因素：饥饿、疲劳、性兴奋等可影响睡眠。某些器质性疾病也是导致睡眠障碍的因素，如部分病人出现与呼吸有关的睡眠障碍与其中枢神经系统的器质性病变、躯体疾病及躯体某部位的畸形有密切的关系；睡眠不安腿综合征病人往往可查见其双下肢动脉硬化、腰骶部椎管狭窄或严重的骨质增生等病变。

(8) 性功能障碍的病因：比较复杂，包括器质性、功能性、药源性等多种因素。通常由病人个性特点、生活经历、应激事件、心理社会因素等相互作用所致。

任务三　临床表现

(一) 神经性厌食

1. *心理症状*　病态的恐惧肥胖,关注体型,本病的核心症状是对肥胖的强烈恐惧和对体型体重的过度关注。病人表现为对自己的形体要求非常严格,对肥胖异常恐惧。多数病人为自己制定了明显低于正常的体重标准,有些病人虽无确切标准,但要求体重不断下降。有些病人即使已经骨瘦如柴仍认为自己太胖,或认为身体的某一部位过于肥胖,如臀部太大、腿太粗等,即使他人解释劝说也无效,这种现象称为体象障碍。有些病人虽否认有怕胖的心理,但即使自己体重已很低,仍不肯进食和改善健康状况。神经性厌食的病人大多没有食欲减退,特别在起病初期。食欲减退指缺乏进食的欲望,食欲减退的病人在理智上认为自己应该进食,他们会因自己缺乏食欲感到焦虑不安;而神经性厌食的病人是有进食的欲望的,只是因为他们对美的标准存在错误的认知,以为越瘦越美,害怕发胖,而有意识地控制了自己的食欲。常伴有精神障碍大约 2/3 的厌食症病人合并 1 种或多种精神障碍,其中最常见的为抑郁症状,表现为情绪低落,情绪不稳,易冲动,严重者有自杀观念;其次为焦虑症状或惊恐发作,恐惧也较常见。部分病人存在强迫观念和行为,表现为一定要说服别人,强迫他人进食,或进食时按特定顺序和要求进行。

2. *节食行为*　想方设法控制体重为达到自己制定的体重标准,病人常常采取各种措施限制体重增加。

(1) 总的食物摄入量减少,也包括排斥高能量食物,以致极端限制饮食。病人一般吃得很少,并给自己设定一个极低的每日热卡限度[通常为 2 512～4 186 J(600～1 000 kcal)]。

(2) 病人通过清除(用自我诱发呕吐或滥用泻药、利尿剂)或过度锻炼减轻体重。当体重继续下降时,病人对发胖的恐惧可增加,像超重时的感觉一样。病人的体象障碍的范围很广,从坚信自己过重到认为自己是瘦但身体有某些部位如腹部、臀部或其他部分太大了。这样紊乱的自我知觉通过文化因素修饰,显得不突出,病人常以诉说厌食或上腹不适掩饰限制进食的动机。

3. *躯体症状*　生理功能发生紊乱由于长期热量摄入不足,导致各种生理功能改变,病人出现一系列的躯体并发症。轻者表现为消瘦、皮肤干燥、脱发、代谢缓慢、便秘、闭经、畏寒、头痛、多尿和睡眠障碍等。严重者表现为器官功能低下、水电解质紊乱。当严重营养不良、水电解质失衡不能纠正时,可导致死亡。尤其在病人体重低于正常体重 60%以下时,死亡率较高。在各种躯体并发症中,性功能障碍是最常见的症状。女性表现为闭经、月经稀少或初潮不来。约 20%的女性病人,其闭经出现在体重下降之前,所以常因闭经就医,而非治疗进食障碍。除月经紊乱外,性欲减退、第二性征发育停滞等症状及特征也较常见。男性常出现痔疮、无性欲、第二性征发育停滞等症状。

(二) 神经性贪食

1. 不可控制的暴食　不可控制的发作性暴食是本病的主要特征。暴食常常在不愉快的心情下发生。暴食发作时，病人有无法控制的大量进食的强烈欲望。表现为进食时，病人吃得又多又快，甚至来不及咀嚼就咽下，其进食量远大于一般人的平均水平，且进食时伴丧失感，每次均吃到腹部胀痛或恶心时方能停止进食。病人尽是常常避开他人，在公共场所则尽量克制进食。典型的贪食症病人会吃高能量的易吸收的松软的食物，如冰淇淋或蛋糕，以便能迅速地吃下，但并非所有的病例都如此。

2. 清除行为　病人对自己的体象非常关注，很在意别人对自己的体型的评价，因此为抵消饱食引起的体重增加，病人常采用自行呕吐、泻药导泻、过度运动以及间断禁食等手段清除多余的能量。

3. 生理功能受损　频繁的呕吐和泻药、利尿剂的滥用，可引起一系列的躯体并发症，如脱水电解质失衡、胃酸和呕吐物所致的牙釉质腐蚀，少数病人可发生胃食管黏膜损伤。其他常见的症状还包括头痛、咽喉肿痛、唾液腺肿大、腹痛、腹胀、软弱无力等。月经紊乱、闭经等也较为常见。

4. 精神障碍　贪食症病人的心理障碍较厌食症病人的突出。暴食前，病人通常会有抑郁心境或因进食冲动所致的内心紧张。暴食可以帮助病人缓解这种紧张感，但过后病人会感到更加的抑郁，甚至悔恨、内疚。

(三) 失眠症

主要表现为入睡困难、睡眠不深、易醒和早醒、醒后再次入睡困难，还有些病人表现为睡眠感的缺失。以入睡困难为主要表现的常见于以焦虑情绪为主的病人。对失眠的恐惧和对失眠所致后果的过分担心会加重失眠，失眠者常陷入这样的恶性循环。长期失眠可导致情绪不稳、个性改变。长期以饮酒或使用镇静催眠药物来改善睡眠者还可引起酒精和(或)药物依赖。

(四) 嗜睡

表现为在安静或单调环境下，经常困乏嗜睡，并可不分场合甚至在需要十分清醒的情况下，也出现不同程度、不可抗拒的入睡。并非因睡眠不足、药物、酒精、躯体疾病所致，也非因某种精神障碍(如抑郁症等)所致。过多的睡眠会引起自我显著的痛苦感以及社交、职业或其他重要功能的损害。常有认知和记忆功能障碍，表现为记忆减退，思维能力下降，学习新鲜事物出现困难，甚至意外事故发生率增多。这些问题常使病人情绪低落，甚至被别人认为懒惰、不求上进，造成严重的心理压力。

(五) 睡眠-觉醒节律障碍

睡眠-觉醒节律紊乱、反常，有的睡眠时相延迟，比如病人常在凌晨入睡，下午醒来；有的入睡时间变化不定，总睡眠时间也随入睡时间的变化而长短不一；有时可连续 2～3 天不入睡，有时整个睡眠时间提前，过于早睡和过于早醒。病人多伴有忧虑或恐惧心理，并引起精神活动效率下降，妨碍社会功能。

(六) 睡行症

病人在入睡后不久,突然从床上起来四处走动,常双目向前凝视,一般不说话,询问也不回答。病人可有一些复杂行为,如能避开前方的障碍物,能劈柴、倒水等。但难于被唤醒,常持续数分钟到数十分钟,然后自行上床,或被人领回床上再度入睡。待次日醒来,对睡行经过完全遗忘。睡行多发生于入睡后不久,发作时脑电图可出现高波幅慢波。但在白天及夜间不发作时脑电图正常。多能自动回到床上继续睡觉。通常出现在睡眠的前 1/3 段的深睡期。

(七) 性功能障碍

1. 性欲障碍

(1) 性欲减退:是指成年人对性的渴望与兴趣下降,又称性冷淡。病人主要表现为对性生活不感兴趣,无性交愿望,常导致夫妻关系紧张、婚姻危机甚至家庭破裂。

(2) 性厌恶:是指对性生活的极度恐惧和不安。当病人想到或即要与性伴侣发生性关系时,即产生负情绪,表现为紧张不安、焦虑、恐惧,并采取回避行动,部分病人会有呕吐、恶心、心悸、大汗等现象。

2. 性兴奋障碍

(1) 男性性激起障碍:表现为阴茎勃起障碍,又称阳痿。

(2) 女性性激起障碍:表现为持续存在或反复出现阴道干燥,润滑性分泌液减少,缺乏主观的兴奋和快感,又称阴冷症。

3. 性高潮障碍

(1) 早泄:指持续地发生性交时射精过早,在阴茎进入阴道之前,正当进入阴道时或进入不久或阴茎尚未充分勃起即发生射精,以致使性交双方都不能得到性快感或满足。

(2) 阴道痉挛:指性交时环绕阴道口外 1/3 部位的肌肉非自主性痉挛或收缩,使阴茎不能插入或引起阴道疼痛。

任务四 诊断标准

1. 神经性厌食

(1) 体重保持在准体重期望值的 85%以下的水平,即体重减轻超过了期望体重的 15%以上,或者体质指数(BMI)为 17.5 或更低。

(2) 体重减轻是自己造成的,包括拒食“发胖食物”,即采用下列 1 种或多种手段:自我引吐;自行导致的腹泻;过度运动;服用食物抑制剂。

(3) 有特异的精神病理形式的体像歪曲:表现为持续存在的一种害怕发胖的无法抗拒的超价观念,病人强加给自己的一个超低的体重限度。

(4) 内分泌障碍:在妇女表现为闭经;男性表现为性欲减退及阳痿。在下列情况也可以发生,如生长激素及可的松水平升高,甲状腺素外周代谢变化及胰岛素分泌正常等。

(5) 如果在青春期前发病，青春期发育会减慢甚至停滞。随着病情的恢复，青春期多可正常度过。

(6) 症状至少已3个月，可有间歇发作的暴饮暴食，与躯体疾病所致的体重减轻相鉴别。

2. 神经性贪食

(1) 对食物有种不可抗拒的欲望；难以克制的发作性暴食。

(2) 病人试图抵消食物的"发胖"作用，常采用自我催吐、滥用泻药、间断饮食、使用某些药物，如食欲抑制剂、甲状腺制剂或利尿剂等方式。

(3) 病人对肥胖的变态恐惧，多有神经性厌食发作的既往史。

(4) 排除神经系统器质性病变所致的暴食。

3. 睡行症

(1) 反复发作的睡眠中起床行走。发作时，睡行者表情茫然，目光呆滞，对别人的招呼或干涉行为相对缺乏反应，要使病人清醒相当困难。

(2) 发作后自动回到床上或躺在地上继续睡觉。

(3) 尽管在发作后的苏醒时期，可有短暂的意识和定向障碍，但几分钟后，即可恢复常态，不论是即刻苏醒还是次晨醒来均完全遗忘。

(4) 不影响日常生活和社会功能。

(5) 反复发作的睡眠中起床行走数分钟至半小时。

(6) 排除器质性疾病导致的继发性睡眠-觉醒节律障碍。

4. 失眠症

(1) 病人主诉入睡困难、难以维持睡眠或者睡眠质量差。

(2) 每周至少发作3次，并持续1个月以上。

(3) 整日专注于失眠，过分担心失眠的后果。

(4) 病人对睡眠的质和(或)量不满意引起明显的苦恼或影响社会和职业功能。

(5) 排除其他躯体疾病，如周围神经炎等以及精神障碍导致的继发性失眠。

5. 嗜睡症

(1) 白天睡眠过多或睡眠发作。

(2) 不存在睡眠时间不足。

(3) 不存在从唤醒到完全清醒的时间延长或睡眠中呼吸暂停。

(4) 无发作性睡病的附加症状(如猝倒症、睡眠瘫痪、入睡前幻觉、醒前幻觉等)。

(5) 几乎每天发生，并至少1个月。

(6) 不是由于药物、酒精、躯体疾病所致，也不是精神障碍的一部分。

任务五 治　疗

(一) 进食相关障碍的治疗

进食障碍的治疗方法以心理治疗为主，部分病人还需要辅助药物治疗和支持治疗。

多数进食障碍的病人可在门诊进行治疗，但当病人出现严重营养不良、电解质紊乱或有严重的自伤、自杀冲动时，应及早住院治疗，以免造成严重的后果。

1. *支持治疗*　主要用于营养不良或电解质紊乱病人，包括纠正水、电解质失衡和给予足够维持生命的能量，尽快解除生命危险，恢复病人正常营养状态。

2. *心理治疗*　是治疗进食障碍的重要方法，治疗目标在于恢复理想体重和重建正常进食行为模式，具体方法主要包括认知治疗、行为治疗和家庭治疗。①认知治疗：主要针对病人的体象障碍，进行认知行为纠正。②行为治疗：主要采取正强化和负强化的方法，物质和精神奖励相结合，重建正常的进食行为。③家庭治疗：针对与起病有关的家庭因素，系统的家庭治疗有助于缓解症状、改善抑郁情绪及减少复发。

3. *药物治疗*　目前尚无确切有效的药物治疗进食障碍。抗抑郁药、地西泮类和锂盐虽不能直接改善病人的怕胖观念，但对病人的恐惧、易激惹、沮丧等情绪均有明显的疗效，可间接促进病人行为的改善，并可用于治疗合并精神障碍者。进食障碍的预防包括对社区加强知识宣教，尤其是目标人群，如青春期、女性、学生等人群应定期进行多途径的相关知识介绍。宣传体形美的正常标准和内涵、合理营养的必要性以及过度消瘦的后果。

（二）睡眠障碍病人的治疗

1. *一般治疗*　首先要了解睡眠与觉醒障碍的特点、规律及可能原因；调整和改善睡眠环境；培养良好的作息习惯，生活规律，白天可多饮用咖啡、茶等饮料，夜间按时上床，保证睡眠时间，此外可安排相对固定的、适当运动量的体育锻炼。

2. *心理治疗*　认知治疗帮助病人正确认识睡眠障碍的症状及后果，减少消极情绪；行为治疗帮助病人以新的良好的睡眠行为方式代替原来不健康的睡眠行为方式，如放松训练和限制卧床时间等；还可提供一般性的心理支持，包括睡眠卫生知识宣教和睡眠卫生指导。

3. *药物治疗*　镇静催眠药物可作为治疗失眠症的辅助手段，但应注意避免药物依赖的形成；低剂量中枢兴奋剂（如哌甲酯、苯丙胺等）可用于嗜睡症的对症治疗。

（1）苯二氮䓬类药物：这类药物是目前应用最为普遍的一大类抗焦虑药物，均具有抗焦虑和不同程度的镇静催眠的效果。常用的如地西泮（diazepam，安定）、艾司唑仑（es－tazolam，舒乐安定）、氯硝西泮（clonazepam，氯硝基安定）等。

（2）三环类抗抑郁剂：国内常用的三环类抗抑郁剂有阿米替林、氯米帕明、多塞平。

（3）选择性5－HT再摄取抑制剂（SSRIs）：常用药物有氟西汀、帕罗西汀、舍曲林和氟伏沙明等。SSRIs没有明显的镇静和催眠的作用，但在临床研究中发现，患失眠症的许多病人存在不同程度的情绪问题，这成为对失眠症病人使用抗抑郁药的理论依据。在临床实践中发现，将SSRIs与苯二氮䓬类药物或某种镇静催眠药物合用，取得较好疗效。

（4）哌甲酯：又称利他林，为拟交感药，具有较弱的中枢兴奋作用，同时具有使心率加快和轻微的血压增高的作用。从其药物的特点推测应对嗜睡症状有效。有癫痫、高血压、青光眼病史者禁用。此外，＜6岁的儿童使用此药应慎重。

项目二　神经性厌食病人的护理

【护理评估】

对神经性厌食病人需要进行综合全面的评估，包括生理、心理、社会、文化等方面。

1. 生理方面

(1) 体格检查需详细进行，要重点注意生命体征，体重与身高、年龄的比例，皮肤、心血管系统及引吐和服用利尿剂、导泻剂的情况。其他方面还包括心理疾病史、药物滥用史、家庭情况评估等。

(2) 躯体健康状况，包括病人的意识状态，生命体征，全身营养状况，身高和体重，皮肤弹性，双下肢有无水肿，指(趾)甲和牙齿的情况，女病人是否闭经及闭经的时间。

(3) 病人体重变化情况。

2. 心理方面

(1) 所认为的理想体重和对自身体型的看法。

(2) 饮食习惯和结构，包括病人目前每日的食谱、进食量，以往的食谱、进食量，病人对食物的认识以及偏好。

评估病人是否有意限制饮食以及开始的时间，评估病人是否存在暴饮、暴食的行为，进食后是否主诉胃痛、胃胀，以及进食后催吐剂、导泻剂和其他催吐方法的使用情况。

为减轻体重所进行的活动种类和量，评估病人每日的活动量是否适度。

评估病人的情绪状况，是否存在抑郁、焦虑、兴奋、易激惹等不良情绪，有无自杀、自伤倾向。

应对方式和心理防御机制的运用情况。

3. 家庭社会方面

(1) 病人对营养知识有无正确的认识。

(2) 家庭系统不能有效干预和应对病人的节食行为。

【护理诊断】

1. 营养失调　低于机体需要量，拒绝进食，自行诱吐，过度运动、滥用导泄剂有关。

2. 身体意象紊乱　与社会文化因素、心理因素导致对自身形象看法改变有关。

3. 体液不足　与摄入不足；过度运动、自引吐泄行为导致消耗或丢失过多等有关。

4. 活动无耐力　与饮食不当引起的能量供给不足有关。

5. 有感染的危险　与营养不良导致机体抵抗力下降有关。

【护理目标】

(1) 病人建立健康的饮食习惯,摄入能量逐渐增加,生命体征、血压、实验室检查结果恢复正常,体重恢复正常。

(2) 病人对自己的体像有理性的认识。

(3) 病人能叙述营养不良的促成因素、不良后果及预防方法。

【护理措施】

1. *生理方面*

(1) 保证营养,维持正常体重

1) 向病人讲解低体重的危害,并解释治疗目的,以取得病人的配合。

2) 评估病人达到标准体重和正常营养状态所需的能量。

3) 根据病人的饮食习惯、文化、宗教、经济、家庭饮食方式等情况,与营养师和病人一起制订饮食计划和体重增长计划,确定目标体重和每日应摄入的最低限度能量以及进食时间,并根据病人的体重情况不断修改。制订食谱时,各种营养素的搭配要均衡合理,以维持正常的新陈代谢,保证病人身体的营养需求。摄入能量一般从每天 3 347～6 276 kJ(800～1 500 kcal)开始,每周增加 837～2 092 kJ(200～500 kcal),逐渐增加到女性 14 644 kJ/d(3 500 kcal/d),男性 18 828 kJ/d(4 500 kcal/d)。每日所需食物分 3 次进食,中间可加 2～3 次甜食,达到保证能量又减轻饱胀感的目的。进食、进水速度要注意从最小量开始,逐步缓慢增量,食物性质也应按液体、半流质、软食、普食的顺序逐渐过渡,使病人胃肠道逐渐适应,同时减轻饱胀感。在体重恢复过程中要特别注意体重增加的速度,以每周增加 0.5～1 kg 为宜,过快易导致急性胃扩张和急性心力衰竭。目标体重为标准体重的 85%～90%,以防病人过度关心体形,而抗拒治疗。食物种类宜选择低脂、低盐食物,并避免选用精加工食物,以防消化不良、水肿、血糖过高和便秘的发生。

4) 鼓励病人按计划进食:如果病人严重缺乏营养又拒绝进食,在劝其进食的基础上可辅以胃管鼻饲或胃肠外营养,以保证病人必要的进食量。

5) 每日定时使用固定体重计测量病人体重,并密切观察和记录病人的生命体征、出入液量、心电图、实验室检查结果(电解质、酸碱度、血红蛋白等)直至上述项目指标趋于平稳为止。同时评估皮肤和黏膜的色泽、弹性和完整性。如有异常,及时向主管医生反馈。

6) 进食时和进食后需严密观察病人,以防病人过度运动或采取引吐、导泄等清除行为。

(2) 其他生理护理问题:贫血和营养不良导致的活动无耐力、体液不足、有感染的危险等护理问题,需采取相应护理常规。

2. *心理方面*　通常运用认知行为治疗技术对病人进行干预。

(1) 纠正病人的体象障碍

1) 与病人建立相互信任的关系,向病人表示关心和支持,使病人有被接纳感。

2）评估病人对肥胖的感受和态度，鼓励病人表达对自己体象的看法，包括喜欢和不喜欢的方面和对体象改变的感受，以及重要关系人物的看法和态度对自己的影响。

3）病人实际的身体尺寸与其主观感受作对比，帮助病人认识其主观判断的错误。

4）鼓励病人进行适当的自身修饰和打扮；鼓励病人总结自己的优点，尤其是身体形象方面的长处。

5）鼓励病人与镜中的自己进行积极对话，听取他人对自己外形的表扬。

6）帮助病人认识"完美"是不现实的，并帮助他认识自己对"完美"的理解。

7）鼓励病人参与决策，以增加病人对环境的控制感，并通过正向反馈如表扬、鼓励等，帮助病人学会接受现实的自己。

（2）帮助病人重建正常的进食行为模式

1）首先帮助病人正确理解体型与食物的关系：制订宣教计划帮助病人认识营养相关问题，例如减肥、节食等是增加暴食发生的因素以及长期节食对生理功能的不良影响等。

2）提供安静、舒适的进食环境；鼓励病人自行选择食物种类，或提供适合病人口味的饮食，对病人进食时间加以限制，一般要求不超过 30 min，以保证病人的进食速度；病人进餐时，护士应陪伴在旁至餐后至少 1 h，以确保病人按量摄入食物，无诱吐、导泻行为发生；对于病人餐后的异常行为，如长时间沐浴或其他过度活动等，要进行限制；当病人体重增加或主动进食时，给予一定奖励。如体重减少或拒绝进食、过度运动、诱吐时，则取消或收回奖励作为惩罚。利用此正强化和负强化的方法，帮助病人恢复正常的饮食行为模式。

（3）帮助病人重组导致神经性厌食发生的歪曲信念

1）帮助病人识别引起逃避食物摄取行为的不合理信念，如"进食导致肥胖""感到肥胖就是真的肥胖"等。

2）向病人指出其思维方式和信念是不合理的，并引导病人理解其不合理信念与进食障碍的关系（即不合理信念导致情绪障碍，情绪障碍引发进食障碍）。

3）向病人指出其厌食行为是由于病人自身的不合理信念造成的，因此病人有责任去改变这种不合理信念。

4）和病人一起针对不合理信念进行辩论，验证真实性。通过对病人不合理信念的质疑和启发式的提问，帮助病人思考和反省，认识到这些信念的不合理性，促进病人放弃不合理信念。

5）帮助病人学习以合理的信念思考问题，并鼓励病人身体力行，验证新理念的有效性。

（4）掌握行之有效的应对策略，预防复发进食障碍在遭受应激时容易复发，因此需要教会病人处理应激事件的策略，以防复发。

1）预测将来可能发生的应激事件。

2）按应激强度由低到高想象诱发焦虑的事件或情景。

3）回忆过去曾有过的成功应对方法。

4）通过放松技术、角色扮演、自我教导等方法，寻求和制订对未来可能的焦虑事件和情境进行应对的有效方法，记录备查。

5）遇到情绪困扰时，采用社会交往、娱乐活动、工作等方式转移注意力，缓解心理紧张。

（5）其他心理问题的护理

1）探明病人神经性厌食背后隐藏的情绪冲动。

2）注重对病人情绪反应的评估，如有无抑郁、有无自杀的危险和滥用药物的情况，根据情况进行相应的心理护理。

3．家庭社会方面

（1）常用家庭干预的方式：家庭干预的目的是帮助家庭找到对病人疾病造成影响的不良因素并帮助家庭消除这些因素。对病人家庭进行宣教，帮助他们关注病人的病情，并鼓励家属参与家庭治疗和集体治疗，对于因家庭矛盾冲突而患病的病人，尤其有重要意义。

（2）主要方法为指导家庭对病人的教育管理方法，提倡疏导而不是制约，对必要的照顾技巧进行示范并提供练习机会；指导家庭与病人之间加强沟通。

（3）家庭干预可分为三阶段：第一阶段了解厌食病人的家庭背景；第二阶段解除家庭对病人的过度保护，鼓励病人独立生活，逐步控制神经性厌食；第三阶段预防复发。

【护理评价】

1．生理方面　病人营养状况是否得到改善，躯体并发症是否好转。

2．心理和社会方面　病人是否已经建立良好的进食行为习惯。病人的体象障碍是否得到纠正，对形象的理解是否现实。病人是否能够得到足够的家庭支持，是否已掌握行之有效的应对策略。

项目三　神经性贪食病人的护理

【护理评估】

1．生理方面

（1）体格检查需详细进行，尤其要重点注意生命体征；体重与身高、年龄的比例；皮肤、心血管系统的情况。

（2）饮食习惯和结构，包括病人目前每日的食谱、进食量，以往的食谱、进食量，病人对食物的认识以及偏好。

（3）评估病人是否存在暴饮暴食的行为，进食后是否主诉胃痛、胃胀，以及进食后催吐剂、导泻剂和其他催吐方法的使用情况。

（4）其他方面，包括心理疾病史、药物滥用史、家庭情况评估等。

(5) 躯体健康状况:包括病人的意识状态,生命体征,全身营养状况,身高和体重,皮肤的弹性,双下肢有无水肿,指(趾)甲和牙齿的情况,女病人是否闭经及闭经的时间。

(6) 病人体重变化情况:为减轻体重所进行的活动种类和量,评估病人每日的活动量是否适度。

2. 心理方面

(1) 病人所认为的理想体重和对自身体型的看法。

(2) 评估病人的情绪状况,是否存在抑郁、焦虑、兴奋、易激惹等不良情绪,有无自杀、自伤倾向。

(3) 应对方式和心理防御机制的运用情况。

3. 家庭社会方面

(1) 病人及其家属对本病的认识和态度。

(2) 应激源及强度评估,包括有无明确的应激源、应激源情况、其发生时间与病情的关系等。

【护理诊断】

1. 营养失调　高于机体需要量　与不可控制的暴食有关。

2. 体液不足　与过度运动、自引吐泻行为导致消耗过大有关。

3. 身体意象紊乱　与社会文化因素、心理因素导致对自身形象看法改变有关。

4. 睡眠形态紊乱　与社会心理因素刺激有关。

5. 焦虑　与睡眠形态紊乱有关。

【护理目标】

(1) 恢复正常营养情况。

(2) 重建正常进食行为模式。

(3) 纠正体象障碍,重组导致进食障碍发生的歪曲信念。

【护理措施】

1. 生理方面

(1) 饮食护理

1) 向病人说明体重在一定范围内都是可以接受的,不要有意节食,因为节食容易导致饥饿,引起贪食发作和因呕吐等清除行为导致一系列并发症,如电解质紊乱等。

2) 评估病人达到标准体重和正常营养状态所需的热量。

3) 根据病人的饮食习惯、文化、宗教、经济情况、家庭饮食方式等情况,与营养师和病人一起制订饮食计划,避免消化不良、水肿、血糖过高和便秘的发生。

4) 鼓励病人按计划进食:每日可3、4餐,必须定时定量,不吃零食,进食时不做其他事情。

5) 必要时可给予胃管鼻饲或胃肠外营养。

6）密切观察和记录病人的生命体征、出入液量、心电图、实验室检查结果（电解质、酸碱度、血红蛋白等）直至上述项目指标趋于平稳为止，同时评估皮肤和黏膜的色泽、弹性和完整性，如有异常，及时向主管医生反馈。

7）进食时和进食后需严密观察病人，以防病人过度运动或采取引吐、导泄等清除行为。

（2）药物护理：因病人对疾病缺乏认识，对服药有抵触情绪，有藏药现象，故在发药时有2人在场，帮助病人服药，以保证药物治疗的疗效。

2. *心理方面*　通常运用认知行为治疗技术对病人进行干预。

（1）认知治疗：通过认知治疗矫正体象障碍和“惧胖”的超价观念。

1）首先尊重、接纳、理解病人，建立相互信任的护患关系是认知治疗的基础。

2）评估病人对肥胖的感受和态度，鼓励病人表达对自己体象的看法，包括喜欢和不喜欢的方面和对体象改变的感受，以及重要关系人物的看法和态度对自己的影响。

3）帮助病人重组导致进食障碍发生的歪曲信念：向病人指出其思维方式和信念是不合理的，并引导病人理解其不合理信念与进食障碍的关系（即不合理信念导致情绪障碍，情绪障碍引发进食障碍）；病人有责任去改变这种不合理信念，学习建立新的合理信念。

4）将病人实际的身体尺寸与其主观感受作对比，帮助病人认识其主观判断的错误。

5）鼓励病人进行适当的自身修饰和打扮。

6）鼓励病人与镜中的自己进行积极对话，听取他人对自己外形的表扬。

7）帮助病人认识“完美”是不现实的，并帮助病人认识自己对“完美”的理解。

8）鼓励病人参与决策，以增加病人对环境的控制感，并通过正向反馈如表扬、鼓励等，帮助病人学会接受现实的自己。

（2）行为治疗：帮助病人重建正常的进食行为模式。

1）先帮助病人正确理解体型与食物的关系：制订宣教计划，帮助病人认识营养相关问题，例如减肥、节食等是增加暴食发生的因素。

2）制订限制饮食的计划，并运用正强化和负强化的方法鼓励病人实行计划；对于食物的限制，需在符合病人以往饮食习惯的前提下，逐步限制高脂、高糖食物和进食量，以使病人易于接受，能逐步建立规律适量的饮食习惯，同时教授病人采取一些自控技术：定点就餐，有人在场时就餐；记录每次进食量，以监控自己的进食次数和进食量；想暴食时，用散步、看电视或读书等方式分散注意力，以减少进食次数；尽量不测体重、不计算摄入量，以免因担心肥胖而节食；有意识地逐渐延长贪食-呕吐周期。

3. *家庭社会方面*　常用家庭干预的方式：家庭干预的目的是帮助家庭找到对病人疾病造成影响的不良因素并帮助家庭消除这些因素。对病人家庭进行宣教，帮助他们关注病人的病情，并鼓励家属参与家庭治疗和集体治疗，对于因家庭矛盾冲突而患病的病人，具有重要意义。

主要方法为指导家庭对病人的教育管理方法，提倡疏导而不是制约，对必要的照顾技巧进行示范并提供练习机会；指导家庭与病人之间加强沟通。

家庭干预可分为 3 个阶段:第 1 阶段了解贪食症病人的家庭背景;第 2 阶段解除家庭对病人的过度保护,鼓励病人独立生活,逐步控制进食障碍;第 3 阶段预防复发。

【护理评价】

1. 生理方面　病人营养状况是否得到改善,躯体并发症是否好转。

2. 心理和社会方面

(1) 病人是否已经建立良好的进食行为习惯。

(2) 病人的体象障碍是否得到纠正,对形象的理解是否现实。

(3) 病人是否能够得到足够的家庭支持,是否已掌握行之有效的应对策略。

【预防】

掌握行之有效的应对策略,预防复发进食障碍在遭受应激时的复发。

(1) 预测将来可能发生的应激事件。

(2) 按应激强度由低到高想象诱发焦虑的事件或情景。

(3) 回忆过去曾有过的成功应对方法。

(4) 通过放松技术、角色扮演、自我教导等方法,寻求和制订对未来可能的焦虑事件和情境进行应对的有效方法,记录备查。

(5) 遇到情绪困扰时,采用社会交往、娱乐活动、工作等方式转移注意力,缓解心理紧张。

项目四　失眠症病人的护理

【护理评估】

要得出较为准确的评估,最好将失眠的主观标准与客观标准结合起来。另外,对睡眠的评估不能简单地问病人"昨晚睡得怎么样?",而是必须明确病人是否存在入睡困难、早醒、再次入睡的难易程度以及次日的精神状况等。具体包括以下几个方面。

1. 生理方面

(1) 了解失眠发生的时间,以判断是一过性失眠、短期失眠,还是慢性失眠。如为慢性失眠,应继续评估是否有好转的时候,以及好转或加重的原因。

(2) 了解失眠的表现:如上床时间;上床后一般多久能入睡;1 周有多少次入睡困难(躺下至入睡的时间＞30 min);入睡后有无经常觉醒或惊醒及发生的频度;醒后能否入睡或多久才能再次入睡;有无多梦或常有梦魇;是否认为这是睡眠不好的原因;早晨几点醒转;早醒后能否再次入睡;每夜总的睡眠量有多少;白天是否有不适的感觉等。

(3) 睡眠期间的异常情况(如打鼾憋气、肢体抽动、疼痛、尿频、瘙痒、惊叫、哭泣、起床走动等)。必要时向病人家属了解情况。

1）生活习惯和工作性质：有无吸烟、饮酒、浓茶、咖啡嗜好。

2）有无慢性躯体疾病。

3）服药情况，有无药物滥用等。

2. 心理方面

（1）有无相关的应激源：如负性生活事件、环境改变等。

（2）情绪状态：有无自主神经症状或焦虑、抑郁情绪表现；有无精神紧张因素及导致精神紧张的具体原因；能否解决或已经解决了这些因素。

（3）心理应对方式：评估病人平时对压力事件的处理方式、处理压力事件所需的时间。

（4）病人的人格特征。

3. 家庭和社会方面　病人及其家属对失眠的态度和认识，家庭关系如何。

【护理诊断/问题】

1. 生理方面

（1）睡眠型态紊乱：与社会心理因素刺激、焦虑、睡眠环境改变、药物影响等有关。

（2）疲乏：与失眠、异常睡眠引起的不适状态有关。

2. 心理方面

（1）焦虑：与睡眠型态紊乱有关。

（2）恐惧：与异常睡眠引起的幻觉、梦魇有关。

（3）绝望：与长期处于失眠或异常睡眠状态有关。

3. 社会方面　个人应对无效与长期处于失眠或异常睡眠有关。

【护理目标】

帮助病人重建有规律、有质量的睡眠模式。

【护理措施】

1. 生理方面　用药指导：指导病人按医嘱用药，并向病人讲解滥用药物的危害，以及正确用药的5个基本要点。

（1）选择半衰期较短的药物，并使用最低有效剂量，以减轻白天镇静作用。

（2）间断给药：每周2～4次。

（3）短期用药：连续用药不超过3～4周。

（4）缓慢停药：突然停药时，会出现撤药反应，半衰期较短的药物比半衰期较长的药物撤药反应出现的更快、更严重，故停服半衰期较短的药物须经过几天的逐步减药时间。

（5）用药不可同时饮酒，否则会增加药物成瘾的危险性。

2. 心理方面

（1）消除诱因

1）对于由于心理因素导致的失眠，心理护理的重点在于建立良好的护患关系，加强护患间的理解和沟通，了解病人深层次的心理问题。

2）用支持性心理护理帮助病人认识心理刺激，消除失眠诱因。

3）失眠病人常常有失眠-焦虑-失眠的恶性循环，运用认知疗法，帮助病人了解睡眠的基本知识，如睡眠的生理规律、睡眠质量的高低、失眠的原因和根源，引导病人认识睡眠，以正确的态度对待失眠，消除对失眠的顾虑，解除心理负担，纠正恶性循环状态：对睡眠保持符合实际的期望；不把白天发生的不愉快都归咎于失眠；不努力入睡；不给睡眠施加压力；对短期内的睡眠不好不悲观；学会承受睡眠缺失的后果。

（2）运用行为治疗技术，重建规律、有质量的睡眠模式。

1）刺激控制训练：属于行为疗法的一种，主要是帮助失眠病人减少与睡眠无关的行为和建立规律性睡眠-觉醒模式的手段。具体方法：把床当作睡眠的专用场所；感到有睡意时才上床，而不是一疲乏就上床。不在床上从事与睡眠无关的活动，如看书等；入睡困难或中途觉醒无法再入睡（如觉醒后 20 min）时，可看一些业务书籍，或起床做一些用眼的事，等有睡意时，再上床睡觉；无论夜间睡眠质量如何，都必须按时起床；避免白天睡觉。

2）睡眠定量疗法：也是一种行为治疗方法。失眠病人往往在床上待很长时间，希望能弥补一些失去的睡眠时间，但结果却适得其反。因此睡眠定量疗法的主要目的是使失眠者减少在床上的非睡眠时间，而增加有效的睡眠时间。具体方法：如果病人每晚在床上的时间是 9 h，但实际睡眠时间为 6 h，即通过推迟上床或提前起床来减少病人在床上的时间至 6 h，然后将病人上床睡眠的时间每周增加 15 min，每晨固定时间起床，以保证在床上时间至少 85%～90%用于睡眠。这种方法可使轻度病人不断改善，获得较好睡眠。护士随访。

3）矛盾意向训练：也是一种行为疗法。主要为说服病人强迫自己处于清醒状态。如果失眠者试着不睡，减少了为入睡做出的过分努力，其紧张焦虑情绪会因此逐渐减轻，失眠症状也就随之改善。

4）其他疗法：根据病人失眠的情况，可适当选用暗示疗法，该法适合于暗示性较强的失眠症病人，通常选用某些营养药物作为安慰剂，配合暗示性语言，诱导病人进入睡眠；光疗，即给予一定强度（7 000～12 000 Lux）和适当时间的光照，以改变睡眠-觉醒节律；还可选用各种健身术（如气功、瑜伽、太极拳等）及音乐疗法等。通过以上几种方法，引导病人养成良好的睡眠卫生习惯，逐步纠正睡眠-觉醒节律，使之符合通常的昼夜节律，从而获得满意的睡眠质量。

3. *社会方面*　减少发作次数，帮助病人及其家属认识和探索疾病的诱发因素，尽量减少可能诱使疾病发作的因素，如睡眠不足、饮酒等。另外，建立生活规律，减少心理压力，避免过度疲劳和高度紧张等，都可减少疾病的发作次数。发作频繁者，可在医生指导下服用相应药物，也可达到减少发作的目的。

4. *睡眠知识宣教*　教会病人自我处理失眠的各种措施：①生活规律，将三餐、睡眠、工作的时间尽量固定。②睡前 2 h 避免易兴奋的活动，如看小说或惊险的电视节目、长久谈话、进食等，睡前喝一杯热牛奶，避免咖啡、浓茶、巧克力、可乐等兴奋剂。③适当增加白天的活动量，尽量减少白天的睡眠时间和次数；可多在户外活动，接受阳光照射。④用熟悉的物品或习惯帮助入睡，如听音乐、用固定的被褥等。⑤睡前使用诱导放松的方法，包括缓慢的深呼吸，全身肌肉放松等，使病人学会有意识的控制自身的心理生理活动，降低唤醒水平。⑥营造最佳的睡眠环境：避免光线过亮或直射脸部；维持适当的温度和湿度；保持空气流通，保持周围环境安静，避免噪音干扰；选择舒适的寝室。⑦镇静催眠药物的正确应用。

5. 预防 失眠症的预防主要包括以下几方面。

(1) 缓解精神过度紧张。

(2) 纠正对睡眠的各种误解，消除对睡眠的畏惧心理。

(3) 正确评价自己。

(4) 客观看待外界事物，学会疏导自己。

(5) 可采用前述的自我催眠措施。

(6) 建立良好、规律的生活方式，适当锻炼。

【护理评价】

1. 生理方面 病人的睡眠是否得到改善。

2. 心理方面 病人对其睡眠质量是否满意。

3. 社会方面 病人及家属对失眠的相关知识是否已经了解。

项目五 睡行症病人的护理

【护理评估】

1. 生理方面 安全评估：睡眠环境是否安全，是否存在危险物品如小刀、打火机等，门窗是否关好。

2. 心理方面 睡前是否存在应激事件；病人在睡行症发作期间有无被唤醒现象，醒后情绪如何，有无情绪激越、焦虑、恐惧等。

3. 家庭社会方面 病人及其家属对本病有无正确的认识，是否有正确的应对方法。

【护理诊断/问题】

1. 睡眠形态紊乱 与性格、遗传、神经系统等因素有关。

2. 焦虑 与对睡行行为缺乏正确的认识有关。

【护理目标】

(1) 病人睡行行为发生过程中无意外发生，保证安全。

(2) 病人及其家属对本病有正确的认识,学会应对方法。

【护理措施】

1. 生理方面

(1) 睡眠护理:合理安排作息时间,培养良好的睡眠习惯,日常生活规律,避免过度疲劳和高度的紧张状态,注意早睡早起,锻炼身体,使睡眠节律调整到最佳状态,就寝前避免应激性刺激,避免摄入含咖啡因的食物。

(2) 安全护理

1) 保证安全的睡眠环境:睡前关好门窗,收藏好各种危险物品,以免睡行症发作时外出走失,或引起伤害自己及他人的事件。

2) 发作时的护理:发作时应注意看护,对正在发作的病人应将其引到床上,防止意外事故发生。

3) 药物护理:儿童使用苯二氮䓬类药物会出现残留的镇静作用,激越和失控行为,停药后出现失眠、便秘、头晕等不良反应,应及时给予相关的护理。

2. 心理护理

(1) 支持性心理治疗:与病人建立良好的护患关系,主动倾听病人的感受,态度温和、诚恳,接纳病人的焦虑、抑郁感受;通过语言沟通,鼓励病人倾诉自己内心不愉快的感受。

(2) 不在病人面前谈论其病情的严重性及其梦游经过,以免增加病人的紧张、焦虑及恐惧情绪,使睡行症状加重。

3. 家庭社会方面　帮助病人及其家属了解本病的相关知识,让病人和家属知道大多数睡行症的患儿在步入青春期后症状会消失,基本上不影响社会功能。

4. 健康教育

(1) 睡行症多发生于生长发育期的 6～12 岁的男孩,在排除器质性因素的基础上,多与社会心理因素、生活节奏及生长发育因素有关。

(2) 避免因患儿偶然出现睡行行为而引起焦虑紧张的情绪,以致使睡行症状加重。

(3) 只要发作次数不多,一般无需治疗,但发作时应注意看护,防止意外事故发生。

(4) 对正在发作的患儿应将其引到床上。

(5) 一般随着年龄的增长,睡行症状会逐渐减少,最终彻底缓解。

【护理评价】

(1) 病人睡行行为发生过程中是否无意外发生。

(2) 病人及其家属对睡行症的相关知识是否已了解。

思考题

1. 进食障碍的临床特点。
2. 睡眠障碍的各种类型。
3. 性能障碍的概念。

（宗建飞　赵　靓　袁　勤　梅久红）

模块十三　儿童及少年期精神障碍病人的护理

学习目标

识记：精神发育迟滞、儿童期孤独症及多动障碍、抽动障碍的临床表现和护理要点。

理解：情绪障碍的临床表现和护理要点；抽动障碍的治疗方法。

学会应用：儿童及少年期精神障碍病人的临床特点；品行障碍的临床表现和护理要点。

重点：①儿童及少年期精神障碍各种疾病的临床特点。②儿童及少年期精神障碍疾病的共病症状多，注意要从病人整体关注疾病。

难点：①儿童及少年期精神障碍与普通精神障碍护理措施的区别。②社会功能护理方法和行为矫正训练的方法。

项目一　概　　述

随着社会的进步和医学的发展，儿童、青少年心理问题越来越引起重视，而儿童少年期是属于个体生理、心理快速发展、变化的时期。在这个时期，个体对自身的认识和外界的适应很不稳定，尤其是儿童，对自身和外界都还处在完全的学习阶段，因此很容易受到诸多因素的影响。由于儿童少年期出现的各种精神障碍在症状的表现方面往往不如成年人典型，常耽误了及时的引导及诊治，造成对儿童青少年一生健康的影响。因此提高对儿童少年期精神障碍的认识，早期发现、早期治疗至关重要。

儿童少年期的生理、心理处于逐步发育成熟阶段。因此在治疗处理时与成年病人应有所不同，注意儿童少年期病人有以下几个方面的特点。

1．精神症状的特异性　儿童少年期病人感知障碍多于思维障碍，妄想较少见，形象性幻觉和错觉较言语性幻觉多见，常常对幻觉体验和妄想内容不能用语言表达。情绪不稳定，易波动，呈爆发性，常有焦虑、紧张、恐惧情绪。行为的控制和约束能力差，易出现缄默、紧张状态或兴奋、冲动、毁物行为。

2．年龄阶段性特点　少年儿童正处于生理心理发育的阶段，生理心理特征及所产生的精神异常有年龄阶段性的特点。应以发育的观点看待儿童的心理、行为问题。不同年龄段的儿童，其行为与情绪状况表现不同。例如，一个 2～3 岁的儿童与母亲刚分离时出现吵闹、哭泣，可能不是异常表现，是心理发育没有成熟的表现。但是如果 1 个 12 岁以上的孩子经常表现上述情况，就有一定的临床意义。

3. 与环境因素密切相关　儿童少年期产生的情绪障碍、行为障碍、品行障碍等精神问题，常常与其家庭环境和社会环境因素有密切的关系。儿童的问题可能反映了整个家庭或者成员的问题。

4. 家长起到关键的作用　少年儿童没有主动就医的愿望和能力，都是由父母或者其他监护人决定就诊。因此，儿童少年的就诊在很大程度上取决于成人对疾病的态度。同时，儿童少年的语言表达能力有限，其临床资料的收集更多是来自于父母、老师或者其他人的观察。因此家长对疾病的关心程度和对疾病的认识对治疗和预后产生很大的影响。

5. 治疗的重点不同　主要根据病人特点采取治疗、护理、教育、训练相结合的方法。儿童的治疗提倡减少药物治疗，常常运用心理治疗和行为治疗。同时关注的焦点在于父母及整个家庭，以及学校。

6. 病情复杂，并发症多　少年儿童初期精神疾病症状常常不典型，随着疾病的进展，才能逐步发现疾病的临床特点。同时一种疾病常常合并多种问题，如抽动障碍常伴有多动障碍、情绪障碍；多动障碍伴品行障碍、情绪障碍等，这些给诊断、治疗、护理带来困难。

由于少年儿童时期身心发展受到多种因素影响，出现具体的临床表现也不相同，因此少年儿童精神障碍的种类也非常繁多，除精神分裂症、情感性障碍、器质性精神障碍等以外，还有其特有的，如发育障碍、行为障碍、情绪障碍等疾病。本章主要介绍精神发育迟滞、儿童孤独症、多动障碍、特发于儿童少年期情绪障碍、抽动障碍、品行障碍几种儿童少年期临床常见疾病的护理。

项目二　精神发育迟滞病人的护理

案例导入 1

病人，12 岁，男性。3 岁会说简单的字，8 岁上小学，只能跟班读，五年级尚不会写字，不会十以内的加法，平时表现温顺，听话，依恋父母，在家喜欢看电视，个人卫生需家长协助料理。去年 3 月份出现要求不满足或家长管教时打人、外跑现象。称警察跟踪他，睡眠减少。曾服药治疗后，病情稳定。今年 8 月份家长自行停药，2 周前出现夜间不睡觉，稍不如意就打人，破坏家中物品。家长为求治疗送住院。体检、神经系统检查无异常。精神检查：病人接触尚可，知道父母，但说不清父母姓名，知道 2＋4＝6，但不知道 11＋12＝?，不愿回答较多问题，不愿在病房内，要求出去。智力测验：智商(IQ)43 分。诊断：精神发育迟滞。

提问：目前病人存在哪些精神症状？医疗诊断的第一依据是什么？首要护理诊断、措施是什么？

分析提示

该病人存在的精神症状需要结合病史、临床表现、辅助检查结果等进行评估；医疗诊断的依据按照 ICD-10 版来诊断；按照护理诊断的原则确定首要护理诊断，依据诊断制订相应的护理措施。

任务一 概 述

精神发育迟滞(mental retardation，MR)又称智能低下或精神发育迟缓，是指个体在发育阶段(一般指 18 岁之前)由于生物、心理、社会等多种因素导致的精神发育落后或受阻、社会适应能力缺陷为主要特征的一组发育障碍疾病。

精神发育迟滞是一种综合征，它没有单一病因，也没有一致的疾病过程，仅仅表示个体的智力和社会适应能力低于某个水平。它是导致人类残疾最为严重的疾病之一。世界卫生组织报道，其患病率为 1%～3%，病人伴发精神障碍的比一般人群多 3～4 倍。

任务二 病因及发病机制

精神发育迟滞的病因比较复杂，涉及范围广泛，生物因素、环境因素等都有可能导致本病。重度精神发育迟滞大多由生物学因素导致，轻度精神发育迟滞通常由遗传因素和环境因素共同作用下发病。尽管如此，仍然有 1/2 的病人，虽然诊断明确，但是病因却很难确定。在已知的病因中，主要包括遗传因素、环境因素、营养因素等方面。

(一) 遗传因素

精神发育迟滞的发病基因可能来自于父母，也可能是细胞在分化过程中发生的结构或功能的异常。主要包括染色体异常和遗传性代谢性异常、多基因遗传。

染色体异常主要包括常染色体结构、染色体数目异常。比如唐氏综合征是 G 组第 21 对染色体三体型；基因异常使机体代谢所需要酶的活性不足和缺乏，导致遗传代谢性疾病，其中，半乳糖血症、苯丙酮尿症等都较常见。另外较常见的遗传性疾病还有脆性 X 综合征等。

(二) 环境因素

环境因素主要是孕妇在怀孕期间受到多种环境因素的影响，导致胎儿或初生婴儿神经、器官发育异常。一种情况是母亲在妊娠期和围生期的有害因素作用，比如孕妇的年龄及疾病或在怀孕期间用药、饮酒或感染病毒；另外一种就是在新生儿期和婴儿期的有害因素作用，主要有严重的感染、中毒、缺氧、外伤、胎儿受压迫时间过长、其他社会不良因素等；除此以外还包括产后损伤、辐射、环境污染等。

另外，由于经济文化落后，家庭生活困难，或是受聋、哑、盲及其他生理缺陷等因素影响，导致儿童接受教育的机会降低或缺失，也有可能导致病人出现精神发育迟滞，值得我们注意。

(三) 其他因素

营养不良导致的病人精神发育迟滞也比较常见。营养不良已经成为影响病人大脑正常发育、智力正常发展的重要因素。另外，内分泌和代谢功能障碍也是造成智力低下的原因之一，如甲状腺功能低下导致的克汀病。

任务三　临床表现

在儿童少年期，精神发育迟滞的主要表现为智力低下和社会适应能力不良。临床上表现为认知、语言、情感、意志行为和社会适应等方面的缺陷、不足，在成熟和功能水平上，显著落后于同龄儿童，可同时伴有其他精神障碍或躯体疾病。根据智力和社会适应能力将其临床表现分为轻度、中度、重度和极重度 4 种。

(一) 轻度

IQ 50～69 分，心理年龄 9～12 岁，占精神发育迟缓(MR)的 75%～80%，病人一般语言能力发育较好，有一定的表达能力，有一定的阅读及计算能力，抽象思维能力较差，领悟能力低，分析综合能力欠缺。往往在幼儿园后期或入学之后，学习跟不上同班其他同学。病人有一定的社会交往能力，成年后具有低水平的适应职业及社会能力，大多可以独立生活，基本能满足自身的生活需求，但是常常表现温顺，缺乏主见，对待事情显得举棋不定，无法适应周围事件、环境的复杂变化。

(二) 中度

IQ 35～49 分，心理年龄 6～9 岁，占 MR 的 12%。语言及运动发育明显落后，病人通常在 1 岁以内就能表现出生活、智能、学习和他人交往等方面的不足。自主语言及运动功能发育都较正常同龄儿童缓慢，而且语言发育不完全，词汇贫乏，只能学会简单的生活用语，不能完全表达其意思。学习能力低下，难以在普通学校学习。经过耐心训练，可以从事简单的非技术性工作。他们也不会独立生活，通常是和父母在一起，需要父母的支持和帮助才能基本满足生活需求。病人处于一种半独立的生活状态，职业发展上基本无法实现。某些病人可能合并躯体功能缺陷或神经系统疾病。

(三) 重度

IQ 21～35 分，心理年龄 3～6 岁，占 MR 的 8%。语言运动功能严重受损。多在出生不久就被发现精神及运动发育明显落后。年长后也能够学习一些简单的语句，但是无法表达意思，基本无法正常和人交流。部分病人可出现活动过多，冲动或刻板无目的的动作和行为，有的病人甚至不知道躲避危险。即使经过努力的教育和训练，病人能学习一些基本的简短的字词和技术，但是质量和效果都非常差。病人往往伴有某种脑部较严重损害或同时有脑瘫、癫痫等神经系统症状，生活大多需要他人协助或提供才能满足日常生活所需。

(四) 极重度

IQ＜20分，心理年龄＜3岁，占MR的1%～2%。完全没有语言能力，对周围环境及亲人不认识，对危险不能躲避，仅有原始的情绪反应，比如哭闹、尖叫表示有所需要或不满意等。有时有爆发性攻击或破坏行为，常伴有躯体畸形。生活无法自理，几乎完全依赖他人的照料才能满足生存所需。社会功能完全丧失。这类病人由于生存能力极差及疾病严重而早年夭折。

任务四 诊　断

本病的诊断有赖于详细的病史、全面的检查及必要的辅助检查。首先应收集详细的病史，如家族有无遗传疾病史，父母是否近亲婚配，出生前、围生期及出生后是否存在有害因素的干扰，病人的生长发育史、养育史、既往疾病史等。

全面的检查包括体格检查、神经系统检查及精神状况检查。精神状况检查重点观察病人与周围环境的接触情况、语言交流能力、面部表情和情绪反应、行为方式和动作等。还应测量智商和社会适应能力。实验室检查根据可能的病因采取必要的检查，如内分泌、代谢检查、脑电图、脑地形图、头部CT、MRI检查，如果怀疑有遗传性疾病，还可以进行遗传学检查妊娠期羊水分析、基因筛查等。

任务五 治疗和预后

治疗原则是早期发现，早期诊断，查明原因，早期干预。一般采用综合防治措施，教育、训练、护理是治疗的重要环节。大多数病人无特异性的药物治疗。

1. *病因治疗*　通常只适用于病因明确的病人。如遗传性代谢性疾病，苯丙酮尿症病人则采用严格限制苯丙氨酸饮食疗法；半乳糖血症停止乳制品的摄入，可以用淀粉类的食品来代替；地方性克汀病采用甲状腺素治疗等。另外，对于某些单基因遗传代谢性疾病，基因治疗可有一定效果。

2. *对症治疗*　根据病人的具体表现采用相应的治疗手段。对伴有明显精神病性和行为问题时，可以采用抗精神病的对症处理，如对活动过度、注意力障碍、行为异常的病人可采用抗精神病药物治疗，常用抗精神病药物有维思通、氟哌啶醇、卡马西平、哌甲酯等；对于伴有癫痫发作的病人，可以使用抗癫痫药物，如丙戊酸钠等，同时可以适当用促进脑功能发育和改善脑代谢药,如谷氨酸、γ-氨基酸、吡拉西坦等。

3. 康复训练　无论何种类型、何种程度的病人均可实施,年龄越小,开始训练效果越好,训练内容包括语言能力、交往能力、生活自理能力、道德品质的培养等多个方面。

一旦患有本病,智力损害伴随终生,因此预防患病非常重要。监测遗传疾病,做好围产期保健,避免围产期并发症,尽早治疗中枢系统疾病是预防的重要措施。

任务六　护　　理

【护理评估】

1. 健康史　评估病人既往健康状况,既往病史、药物过敏史、家族遗传病史等。

2. 生理功能　各项躯体发育指标如身高、体重是否达标,有无躯体畸形,有无营养失调、饮食障碍、睡眠障碍等。

3. 心理功能

(1) 感知觉:有无感觉过敏和减退,错觉、幻觉及感知觉障碍等。

(2) 思维:有无思维联想、逻辑和内容等方面的障碍。

(3) 情感:有无焦虑、抑郁、恐惧、易激惹、淡漠或倒错等异常情绪。

(4) 认知功能:有无主、被动注意障碍,记忆和智力的程度如何。

(5) 意志和行为:有无孤僻、独处、木僵等意志减退的行为或有无冲动、自杀自伤、伤人等意志增强的行为。同时注意观察有无多动、刻板、强迫、不寻常的依恋行为。

4. 社会功能

(1) 生活自理能力:有无吃饭、穿衣、洗漱、大小便不能自理等。

(2) 社会适应能力:评估学习、语言、社会交往能力。有无言语交流和表达障碍,有无学习困难,程度如何。有无人际交往障碍,是否合群,是否主动与人交往。自我控制和防护能力及损害程度。

5. 其他　评估父母健康状况、家庭及社会支持系统、家属受教育程度、对该疾病的认识程度、家庭经济状况等。有无不正确的养育方式,有无现存或潜在的家庭矛盾和危机。

【护理诊断】

1. 有受伤的危险　与智力低下、自我保护能力下降有关。

2. 生活自理缺陷(进食、沐浴、穿着修饰、大小便等自理缺陷)　与智力低下有关。

3. 营养失调　与智力低下所致贪食有关。

4. 语言沟通障碍　与疾病所致语言能力下降或缺失有关。

5. 社交障碍　与学习能力下降、社会适应能力不足等有关。

【护理目标】

(1) 病人不发生受伤现象。

(2) 病人的生活自理能力逐步提高。

(3) 病人能维持正常营养状态。

(4) 病人的语言能力逐步改善。

(5) 病人的学习能力、社交能力逐步改善。

【护理措施】

1. *心理护理*

(1) 与家长密切配合,根据病人年龄和具体心理特点,了解病人的情绪特征和爱好,制订相应护理措施,让病人感觉到关爱和温暖,减少病人的不安全感。

(2) 与智力损害程度较轻的病人交流时说话要简单明了,内容具体,让病人能够充分理解。和病人良好的关系有助提高治疗效果,促进好转。

2. *生活护理*

(1) 帮助病人制订有规律的生活作息制度,并鼓励其坚持执行,培养良好的习惯,克服学习、生活困难。

(2) 保证营养的供给和充足的睡眠。对重度和极重度精神发育迟滞的病人,注意合理的喂养,对某些遗传代谢性疾病,可通过饮食治疗防止或减轻症状,如苯丙酮酸尿症的病人采用低苯丙氨酸饮食。密切观察进食、睡眠、排泄情况,并针对所出现的问题进行护理干预。

(3) 协助或提供日常的生活护理。根据病情轻重程度,合理安排日常活动。如定时协助或帮助病人洗澡、更衣、理发、修剪指(趾)甲等。

3. *安全护理*

(1) 提供安全的环境,活动场所设施简单实用,排除有危险隐患的物品,如热水瓶、药品、剪刀等物品不要放在病人活动的区域。病人集体活动时要安排充足的护理人员协助,避免互相之间发生打闹现象。防止危险及意外事故的发生。合并精神症状时严防冲动伤人行为。

(2) 部分病人由于反应能力迟钝,躯体不适表现不明显,应注意密切观察,敏锐识别病人的精神症状和躯体不适,防止延误病情诊治。

4. *社会功能护理*　教育和训练可以有效地克服精神发育迟滞病人社会适应能力的缺陷。常常需要家长的协助配合,训练内容由浅入深,逐步提高。方法形象生动,反复强化。主要可以从以下几个方面着手。

(1) 生活自理能力训练:训练内容包括吃饭、穿衣、洗漱、大小便、睡眠、安全等多个方面。如教会病人如何如厕或使用便器,整理床铺,收拾餐具,使用电器,躲避危险等,从而帮助病人逐渐适应环境,安排好自己的日常生活。

(2) 语言功能训练:语言发育和交流缺陷成为病人智力发展和社会适应能力发展的

障碍。通过与家长的协作，反复教、模仿、配合图片、实物和动作，使病人掌握更多的词汇，帮助他们应用语言进行交往。

（3）劳动和职业技能训练：应根据病人智力水平和社会适应能力的程度进行训练，训练的内容从简到难，尽量选择一些简单、易学的工种，从自我生活能力的培养逐步进入社会劳动技术的培养。随着年龄的增长，按照病人的特点和能力，进行职业技能的培训，如从扫地开始可以逐步培养为清洁工，从整理物品开始培养为理货员。

（4）品德教育：根据病人的生理、心理特点，训练病人合理表达自己的需求和控制情绪，提高病人明辨是非的能力。遵循普通学校品德教育的原则培养病人遵纪守法，勤劳善良，有礼貌、爱学习的个人品质。同时将病人的病态行为和不道德行为区分，给予正向引导。

5. 健康教育

（1）疾病预防知识普及：开展优生、优育教育和宣传工作，重视婚前健康检查的必要性，严格限制近亲结婚、限制家族史阳性病人生育；孕期定时产检，发现异常及时终止妊娠。注意环境保护，孕期尽量避免接触危险源，保证胎儿正常发育和出生后的健康成长。

（2）帮助家长正确面对现实，调整好心态，积极帮助病人适应生活，拥有正常儿童所拥有的生活和其他权利。帮助家长正确认识疾病的特征和可能的预后，以积极的态度与平和的心态教育和训练病人，切忌操之过急和歧视打骂。

（3）告诫家长教育性预防对精神发育迟滞病人有着积极的作用。由于儿童尚处在身心发育的快速时期，语言、行为、情感都还在不断地发展，在这个时期，良好的教育对病人今后的生活及疾病的康复都有非常好的帮助，如果错过这一时期，有可能产生难以弥补的损失。

【护理评价】

护理问题解决，目标达到。

项目三　儿童孤独症病人的护理

案例导入 2

病人，男性，3.5 岁。“自幼说话迟，不合群”入院，家长反映病人自幼表现安静，喜独处，2.5 岁开始会喊“爸爸、妈妈”，但是从不主动喊父母，现在想要物品时会拉走别人的手伸向需要的物品。平时喜欢看电视广告，喜欢旋转的玩具或物品。在幼儿园独自玩感兴趣的物品，有时会学电视中的广告词，反复说很多遍。走路喜欢用脚尖走，喜欢吃包装好的肉类食物，如火腿肠，拒绝吃蔬菜。病人足月产，产时脐带绕颈 2 周。神经系统检查：未见明显异常，精神检查：病人安静，喊其名字无反应，玩自己手中的玩具。诊断：儿童孤独症。

提问：目前对病人来说最主要的护理问题是什么？该病人如何进行护理？在健康指导中，应重点强调哪些内容？

分析提示

儿童孤独症起病年龄小，临床表现差异很大，主要护理问题考虑病人的各种能力问题；同时该疾病干预方法也很特殊；家长的参与非常重要，应根据病人的个体情况实施护理措施及健康宣教。

任务一 概 述

儿童孤独症(infantile autism)又称儿童自闭症，是孤独谱系障碍中的最典型的一种类型。起病于婴幼儿时期，一般3岁前起病，临床特点为社会人际交往和沟通模式的改变，即社会交往和语言发育障碍，从而活动内容和兴趣局限；存在刻板、重复的行为方式，常伴有智力发育低下，约有3/4的病人会有明显的精神发育迟滞表现。

任务二 病因及发病机制

儿童孤独症的病因及发病机制目前仍有待阐明，越来越多的证据证明其是一组病因异源性障碍，可能与遗传、神经发育水平有一定关系，资料提示本病主要与下列因素存在一定关系。

1. 遗传因素　研究显示可能是多基因相互作用的结果。有研究表明同胞病人儿童孤独症的发病率明显比一般个体的高，可以高出近50倍。

2. 其他因素　目前所知，很多的致畸因子可能在孕后8周内影响胚胎的发育，增加孤独症的风险。一些特殊的事物，如疾病感染、化学试剂、汽车尾气、杀虫剂、乙醇、吸烟或者是出生前的一些应激反应等，都有可能增加孤独症的发生概率。有些报道出生前、出生时、出生后的有关不利因素与脑的损伤和孤独症的病因有关。母亲在妊娠期和围生期发生并发症，所生子女患孤独症的概率明显高于其他。在MRI检查中发现儿童孤独症病人的小脑丘部小叶发育不全、脑干异常等现象。部分孤独症病人表现身体发育异常、持久的原始反射、脑电图异常等提示可能与神经发育异常有关。

任务三 临 床 表 现

该病一般在2.5～3岁起病。多数病人早期症状在婴幼儿期即出现，至1岁以后症状明显。每个病人的症状表现不一，严重程度不同，但主要为社交障碍、言语发育障碍、兴趣狭窄和刻板行为方式几个方面。

1. *社会交往障碍*　社会交往方面存在质的缺陷是主要特征性表现。病人不能与他人建立正常的人际关系。婴幼儿期对人缺乏兴趣，缺乏眼与眼的对视和面部表情，对待父母像对待陌生人一样，不与母亲亲近，不注意父母的走动，分不清亲人和陌生人，只是哭叫或特别安静。不观察或模仿他人的简单动作，不能用躯体的姿势和手势来调节交往。随着年龄的增长，缺乏与同龄儿童交往和玩耍的兴趣，更不会相互性的社会交往，所以无法与周围小朋友建立友谊。部分病人可能会出现攻击和破坏公共财物的行为。

2. *交流障碍*　主要是语言交流障碍和非语言交流障碍。约一半的病人言语发育延迟或者不发育，病人可以从最初的咿呀学语时间延迟开始，逐渐加重，随着年龄的增长，语言表达能力缺陷的表现也就越来越明显。部分病人言语内容、形式异常，这类病人常常伴有不自然或造作的讲话方式、新造词汇、不断重复某个单词或句子等，有时言语缺乏声调、节奏的变化，有时自言自语，哼哼唧唧或模仿，重复别人说话。语言理解能力和运用能力受损，主动语言少，病情较轻者也无法理解幽默、成语、暗喻等。同时也无法将语言、手势、姿势等协调配合，很少用点头、摇头、摆手等动作来表达想法，与人交往时表情缺乏变化。

3. *兴趣狭窄和刻板重复的行为方式*　对一般儿童所喜爱的玩具和游戏缺乏兴趣，而对一些通常不作为玩具的物品特别喜爱，表现出异常的迷恋，如锅盖、砖块、纸盒等。对喜欢的物品则终日拿着，有的数日不让更换，采用不同方式摆弄手上的物品。日常生活习惯不愿被改变，对环境倾向于要求固定不变，如每日要求吃一样的饭菜，坐固定的位置，出门一定要走某一条固定的路线等。沉迷于某些特殊的、没有实际价值的常规动作或行为，如常见的是将手放在胸前来回凝视、反复玩弄手指、摇晃身体、转圈走路等。还可能反复问同一个问题或不可控制的触摸光滑的物品表面、嗅闻一些物品等。

4. *非特异性症状*　病人通常可以伴有感知觉的异常，有的病人可以出现感觉过敏或迟钝等现象；注意力不集中、睡眠障碍、饮食障碍等表现。有调查显示，大约 2/3 的病人都有睡眠障碍的病史，表现为难以入睡、早醒、易醒等。3/4 的病人智力落后，认知发展极不平衡，有的孤独症病人在智力低下的同时可具有某些特殊的能力，比如计算能力，绘画、音乐方面的才能等。

任务四　诊　　断

儿童孤独症的诊断主要通过询问详细的病史、精神检查、体格检查和其他辅助检查依据诊断标准作出诊断。

首先要详细了解病人的生长发育过程，包括运动、语言、认知以及社会能力的发展，重点询问亲子互动细节以及同伴关系的发展。

精神状况检查主要是通过自由活动状态下观察和设置特定情境下观察以了解病人

在自然状态和社会压力状态下的表现和行为特点。

常用筛查量表包括孤独症行为量表(ABC)、克式孤独症行为量表(CABS)。常用诊断量表为儿童孤独症评定量表(CARS)。孤独症诊断访谈量表修订版(ADI－R)和孤独症诊断观察量表(ADOS)具有诊断金标准的美誉。

任务五　治疗与预后

儿童孤独症目前并无特效治疗方法,但综合治疗对多数病人有明显帮助。

1. 教育与训练　教育与训练是对儿童孤独症治疗最主要,也是最有效的治疗方法。主要目的是强化已经形成的良好的行为,促进正常行为发展,对一些不良的行为进行矫正,如刻板行为、攻击行为、自伤行为等。目前特殊的教育训练方式有应用行为分析法(ABA)、地板时光(DIR/Floor time)、结构化教学法(TERAACH)、感觉统合训练等。

2. 药物治疗　目前没有治疗儿童孤独症的特效药。所有的药物治疗都是辅助性、对症性的治疗措施,常用的氟哌啶醇、利培酮、维生素等。如小剂量的氟哌啶醇可以使病人比较安静,有利于提高心理治疗、行为治疗的效果。

此病是慢性病程,如果不系统干预,预后大多较差。预后的好坏与疾病严重程度,早年语言发育状况,智力高低,并发症及教育训练有关。

任务六　护　　理

【护理评估】

1. 健康史　评估病人既往病史、药物过敏史、家族遗传病史等。

2. 生理功能　各项躯体发育指标如身高、体重是否达标,有无躯体畸形,有无营养失调、饮食障碍、睡眠障碍等,运动功能是否受限。

3. 心理功能

(1) 感知觉:有无感知觉过敏和迟钝。

(2) 精神症状:有无焦虑、恐惧、易激惹或淡漠等异常情绪。有无幻觉、妄想等精神病性症状。

(3) 意志和行为:有无特别感兴趣的物品及玩耍方式,是否有特殊的爱好,如喜欢随着音乐跳动或固定的动作,有无冲动、自伤、毁物等意志增强的行为。同时注意观察有无多动、刻板、强迫、重复、不寻常的依恋行为。

4. 社会功能

(1) 交往能力:是否依念父母,分辨亲疏;有无适当的情感反应;是否与同伴有交流;有无吃饭、穿衣、洗漱、大小便不能自理等。

（2）言语能力：有无主动语言，词汇量如何，有无体态语言，评估言语的语音、语调、语速、言语方式。

（3）自理能力：能否自行进食、穿衣、如厕等。

5. 其他　评估家庭及社会支持系统、父母健康状况及受教育程度、对该病的认识程度、家庭经济状况等。有无不正确的养育方式，有无现存或潜在的家庭矛盾和危机。

【护理诊断】

1. 有对自己、他人施行伤害的危险　与感知觉障碍、情绪不稳有关。
2. 生活自理缺陷（进食、沐浴、穿着修饰、大小便等自理缺陷）　与智力低下有关。
3. 语言沟通障碍　与疾病所致语言能力下降或缺失有关。
4. 社会交往障碍　与学习能力下降、社会适应能力不足等有关。
5. 营养失调　与机体需要量、自理能力缺陷、行为刻板有关。
6. 父母角色冲突　与疾病知识缺乏、家庭照顾困难有关。

【护理目标】

（1）病人不发生受伤、伤人现象。
（2）病人的生活自理能力逐步提高。
（3）病人的语言能力逐步改善。
（4）病人的学习能力、社交能力逐步改善。
（5）病人饮食均衡，营养状态正常。
（6）家长掌握照顾病人的技巧，冲突减轻或消除。

【护理措施】

由于孤独症病人各方面技能发展不均衡，因此，针对病人特点制定个体化的护理措施。

1. 心理、生活和安全护理　可参阅精神发育迟滞的护理相关部分。

2. 社会功能护理　教育和训练可以有效地改善症状，提高病人对社会的适应能力，需要家长的参与。训练内容由浅入深，逐步提高，方法形象生动，反复强化。主要从以下几个方面着手。

（1）社会交往能力训练：首先是注意力训练，利用病人感兴趣的物品吸引其目光，帮助病人注视训练者的眼睛和脸，一边追随病人目光，一边呼唤病人的名字，直到病人开始注视，延长时间，反复训练；其次学习姿势性语言如点头、摇头等，先示范，后模仿然后反复训练。另训练病人用语言表达自己的意愿，可利用情景或病人提出要求时进行，也可以利用游戏改善病人的交往能力，逐步扩大病人的交往范围，掌握各种角色的行为方式。

（2）语言能力训练：语言训练要逐步进行，从一个音节的发音开始到完整的句子，通过与家长的协作，创造一定的语言环境，反复教、模仿，配合图片、实物和动作，从认物、命名到表述，使病人掌握更多的词汇。同时帮助病人应用语言进行交往，在玩中学，带领病人接触自然环境，将行动与语言联系起来，强化对语言的理解。

（3）行为矫正训练：刻板、强迫行为不要一味地迁就，有意识慢慢地变动，年龄大的病人可以提前将变化告诉病人，帮助病人接受变化。同时根据病人的特点，培养病人的正常兴趣，如画画、写字、听音乐、跳舞、劳动等。自伤、自残行为一定立即纠正。出现发脾气、冲动行为时，了解原因，针对原因处理，病人自己平息后要给予关心和爱抚，给予正性强化的方法。训练时要有耐心，不能急于求成。

3. 健康教育

（1）帮助家长正确认识疾病的特征和可能的预后，以积极的态度与平和的心态去教育和训练病人，切忌操之过急和歧视打骂。

（2）帮助家长面对现实，调整好心态，减少自责和内疚感，父母之间不要相互指责和埋怨。积极与医护人员配合，在家中继续训练病人。

（3）告诉家长由于儿童尚处在身心发育的快速时期，语言、行为、情感都还在不断地发展，在这个时期良好的教育和训练对病人今后的生活及疾病的康复都有非常好的帮助。

【护理评价】

护理问题解决，护理目标达到。

项目四　多动障碍病人的护理

案例导入 3

小 A，男性，8 岁，二年级学生，注意力不集中，多动 2 年。病人自上学以来，与同学相处时经常发生冲突，表现出攻击性强，冲动、任性等。经常参与破坏集体活动，上课时很难安安静静地坐着，常常玩弄手指和学具，或是老师在讲台上讲，他在座位上喋喋不休讲个不停或是发出怪声，在课堂上经常随意离座走动；学习和玩耍时很难长久的集中注意力，总是虎头蛇尾，写作业时经常是写一会儿玩一会儿，字迹歪七扭八，经常抄错题，自己的学习用品经常丢失。

提问：病人主要存在哪些临床表现，主要的护理问题是什么？如何给予干预？

分析提示

病人的临床表现注意从行为、情绪等方面分析；护理问题为当前需要解决的问题；干预措施多方面考虑。

任务一　概　　述

多动障碍又称注意缺陷多动障碍(attention deficit hyperactivity disorder, ADHD),简称多动症,主要表现为与年龄不相称的注意力易分散,注意持续时间短暂,不分场合的过度活动和易冲动,常伴有学习困难,其智力正常或接近正常。通常男孩多于女孩,男女比例为(4～9)∶1。

任务二　病　　因

本病病因至今尚不清楚,有研究认为,可能与遗传因素、中枢神经系统损伤、神经递质及酶的异常有关。也有研究认为,与微量元素铁、锌的缺乏或铅、镉过多有关。除此之外,目前认为社会或家庭因素并不会造成 ADHD,但却和 ADHD 的症状的严重程度、持续性、长期预后以及是否共病和发展出其他情绪问题等有关。

任务三　临床表现

多动障碍的症状多种多样,并常因年龄、所处环境和周围人对待态度不同而有所不同。主要的核心症状为注意力集中困难、活动过度和情绪不稳、冲动任性,此外还可伴随学习困难、品行障碍、人际关系问题等。

(一) 注意力集中困难

这是多动症最核心的症状。这种病人的注意力很容易受环境的影响而分散,因而注意力集中的时间短暂。他们在玩积木或其他游戏时,往往也显得不专心。他们上课时,专心听课的时间短暂,老师布置的作业常听不清,以致做作业时常出现遗漏,解释错误和倒置。还表现在没有注意到细节,粗心大意,别人对他讲话时心不在焉,没耐心听完指示或吩咐,需要不停地提醒日常生活的事情,东西很乱,丢三落四,弄丢常用东西,没有时间观念。

(二) 活动过度

活动过度大多开始于幼儿早期,进入小学后因受到各种限制,表现得更为显著。部分儿童在婴儿期格外活跃,会从摇篮或小车里向外爬;学步时,往往以跑代走;稍大点,常翻箱倒柜,搞得乱七八糟。学龄期上课坐不住,小动作不停,凡能碰到的东西总要碰一下,喜欢搞恶作剧。还喜欢跑来跑去,爬高爬低,不怕危险,精力旺盛,不觉得累。这些病人动作比较粗鲁,运动协调不佳,精细动作笨拙,但肢体动作多,容易引起他人厌烦,甚至在不该说话时讲个不停。进入青春期后,病人的小动作减少,但主观上仍有焦虑和不安。

(三) 情绪不稳,冲动任性

病人由于缺乏克制能力,常对一些不愉快刺激作出过分反应,以致在冲动之下伤人或破坏东西。表现没有耐心,不管别人多忙或别人在谈话,他会打断人家或插话;别人对他说话时他也会没有耐心听别人讲完,会接话或着急回答;好管闲事、热心过度,常会替别人出主意,当别人不听他的意见时就会产生冲突或不愉快;不愿意排队买东西或玩,即使不得不排队,他也会表现出比较不耐烦或不高兴的样子。

(四) 学习困难

ADHD 病人的智力水平大多正常或接近正常。然而由于上述症状,给其学习带来一定困难,学业表现起伏很大。部分 ADHD 病人存在知觉活动障碍,如在临摹图画时,他们往往不能分析图形的组合,也不能将图形中各部分综合成一整体。有些病人将 6 读成 9,或将 d 读成 b,甚至分不清左或右,还有的存在诵读、拼音、书写或语言表达等方面的困难。ADHD 病人未经认真思考就回答问题,认识欠完整,也是造成学习困难的原因之一。

(五) 合并症

研究显示,40%～60%的 ADHD 病人伴随有品行障碍。表现为说谎、逃学、偷窃或抢劫、虐待小动物、攻击他人、性侵害等,长期预后较差。部分病人合并情绪障碍、抽动障碍等。

任务四 诊　断

病人在 7 岁以前(部分在 3 岁左右)存在异常水平的不注意、多动和不安,而且发生于任何场合,持续存在 6 个月,达到适应不良的程度,并与病人的发育水平不一致,并非由其他障碍如孤独症或情感障碍所致。我国注意缺陷多动障碍防治指南建议采用 DSM－5 关于 ADHA 的诊断标准。

任务五 治疗与预后

对于 ADHD 病人的治疗主要是综合治疗方法。通过药物改善注意力,控制冲动行为等,再进行教育与训练,帮助病人建立良好的习惯。

1. *药物治疗*　中枢兴奋剂为首选用药,一般建议选用疗效好、不良反应少的长效制剂,如哌甲酯等,但仅限于在 6 岁以上的儿童使用;非中枢兴奋剂有托莫西汀、三环类抗抑郁药。三环类抗抑郁药在使用中枢兴奋剂无效或合并抑郁情绪、品行障碍或抽动障碍时选用,常用的药物有丙咪嗪、氟西汀等。

2. *非药物治疗*

(1) 行为治疗:是一种特异的干预手段,对病人不当行为采用正性或负性强化,助其学会自我强化、自我监督，学会社交和学业等社会化技能，用良性行为替代不当行为，会选择恰当的行为方式。常用的治疗方法有正性强化治疗、消退和示范等。

（2）其他治疗：如父母行为管理、家庭治疗、社交技能训练、脑功能生物反馈治疗、感觉统合训练等多方面进行干预。

多数病人的症状到少年后会逐渐缓解甚至消失，但是也会有部分病人症状会持续到成年，如果不及时进行干预和处理，病情严重时，可以发展成为精神障碍，比如反社会性行为、人格障碍等。

任务六　护　　理

【护理评估】

1. 健康史　评估病人有无既往病史、药物过敏史、家族遗传病史等。

2. 生理功能　各项躯体发育指标如身高、体重是否达标，有无躯体畸形，有无营养失调，饮食障碍、睡眠障碍等。

3. 心理功能

（1）情绪状态：有无焦虑、抑郁、恐惧、易激惹、淡漠或倒错等异常情绪。

（2）认知功能：有无主、被动注意障碍，记忆和智力的程度如何。

（3）意志和行为：有无与同年儿童相比的活动明显增多，在不同场所是否一致。控制力如何，行为是否冲动、喜欢冒险等。有无偷窃、撒谎逃学等行为。

4. 社会功能

（1）生活自理能力：有无吃饭、穿衣、洗漱、大小便不能自理等。

（2）社会适应能力：评估学习、社会交往能力，有无学习困难，成绩如何；伙伴关系是否良好，是否合群；自我控制和防护能力及损害程度。

5. 其他　评估家庭及社会支持系统、家属受教育程度、对该病的认识程度、家庭经济状况等；有无不正确的养育方式，有无现存或潜在的家庭矛盾和危机；有无家庭无法实施治疗方案的可能性存在等。

【护理诊断】

1. 有暴力行为的危险　与病人情绪不稳、易冲动等有关。

2. 社会交往障碍　与注意缺陷、品行障碍等有关。

3. 亲子依恋改变　与亲子联系过程改变、病人注意障碍等有关。

4. 生活自理能力缺陷（进食、着装修饰等自理缺陷）　与病人注意障碍、活动过多等有关。

【护理目标】

(1) 病人未发生对他人及自身的伤害。

(2) 病人的社交能力逐步改善。

(3) 家长养育方式和态度合理,认识和处理疾病能力增强。

(4) 病人的生活自理能力逐步提高。

【护理措施】

1. 安全和生活护理　严密观察,防止病情变化而出现意外,确保环境安全。活动场所的物品应当简化,防止病人粗大动作或精细协调动作笨拙而导致损伤。防止病人由于社交障碍和冲动行为,而遭到他人的威胁或伤害。保证病人生长发育所需的营养,避免病人营养不良;注意病人的个人卫生,观察大小便情况,必要时可进行训练和督导,帮助病人养成良好的生活习惯。

2. 心理护理

(1) 护士应该对病人有足够耐心,关爱和保护病人,与其建立良好的关系,提高病人对治疗的依从性,保证治疗的顺利进行。

(2) 行为矫正训练:及时对病人的行为进行正性或负性的强化,使病人学会适当的社交技能,用新的有效的行为来代替不恰当的行为模式,比如可以让病人学会类似“一慢、二看、三行动”的自我提醒方法。让病人学习如何解决问题,预先估计自己的行为所带来的后果,克制自己的冲动行为,识别自己的行为是否恰当,在多种行为方式中选择最佳的或恰当的方式。避免歧视、体罚或其他粗暴的教育方式,要恰当运用表扬和鼓励的方式提高病人的自信心和自觉性,通过语言或中断活动等方式否定病人的不良行为。掌握使用正性强化和负性强化等方式培养病人的良好行为,以及使用惩罚的方式消除病人的不良行为的技巧。

3. 药物治疗的护理　监督病人服药,保证药物进入病人体内。同时观察药物疗效和不良反应,及时帮助病人适应药物不良反应,向家长解释药物不良反应的原因及处理方法。

4. 健康指导

(1) 健康教育可以将有相同问题的病人集中到一起,充分发挥相互影响积极一面的方式,促进病人彼此学习,相互促进,同时也有利于培养病人的人际沟通能力及应对技巧。另外,也可以训练病人的集体意识,帮助其今后适应学校、家庭的集体生活。

(2) 家庭健康教育:父母对病人的态度与儿童多动障碍的治疗效果有着密切的联系。因此,指导父母与孩子和谐相处,选择恰当的期望水平,对矫正病人行为有着积极的作用。同时,要求父母学会进行前后一致的、正性的行为矫正方法。对病人进行规律化的训练,充分给予爱与关怀,病人发生其他问题要及时就医,寻求正确的帮助。

【护理评价】

护理问题解决，护理目标达到。

项目五　特发于儿童期情绪障碍病人的护理

案例导入 4

病人，女性，8 岁。近一年半间断出现夜间睡眠不稳，醒后出现出汗、腹痛，有时疼痛剧烈，难以忍受。曾在外院多次就诊未见明显异常。近期症状加重由其父送来就诊。其父反映病人母亲 2 年前因与其发生矛盾后离家出走，一直未归。神经系统检查：未见异常，精神检查：病人意识清，被动接触，多问少答，称来看肚子痛的病。

提问：目前对病人来说最主要护理问题是什么？还需要从哪些方面评估病人？该病人如何进行护理？

分析提示

护理问题关注病人异常的情绪变化；护理评估应全面；护理措施关注病人异常情绪背后的原因，才能解决病人的实际问题。

任务一　概　述

特发于儿童期情绪障碍(emotional disorders of childhood)是指发生在儿童期，以焦虑、恐惧、抑郁为主要临床表现的一组疾病，其症状类似于成人神经症，由于其主要发生在儿童，又称儿童神经症。病程多呈短暂性，目前一些研究发现，儿童的这些症状与成人的神经症有着本质的区别，因而又称为儿童情绪障碍。

任务二　病因及发病机制

儿童情绪障碍产生的原因较多，包括遗传因素、环境因素、性格因素等。幼儿期养成的胆怯、敏感或过分依赖的习惯，家长对儿童过分保护或过分严格的苛求、粗暴的态度等情况，都可以导致儿童产生情绪问题。儿童在遇到较严重的精神刺激的时候，比如打架、受到严厉批评、学习负担过重、紧张疲劳等，也都可以促发本病。因此特发于童年期的情绪障碍主要因心理社会因素和易感素质所致。国内调查儿童少年期情绪障碍的发生率

17%左右，女性多于男性。

任务三 临床表现

儿童情绪障碍大致包括分离性焦虑障碍、恐惧性焦虑障碍、社交焦虑障碍。

1. 分离性焦虑障碍　分离性焦虑障碍是指与主要依赖对象（一般指父母，尤其是母亲为主）分离时出现的过分焦虑。一般情况下，婴幼儿期的小朋友与父母分离产生焦虑是正常的，但是到了3岁以后，随着儿童与外界的交往日益扩大，对父母的依恋也就逐渐减少，如果再出现过度焦虑，且持续2周以上，则可以视作病态。主要表现在过分担心依恋对象遭受意外伤害、担心分离后依恋对象不再回来，或者担心依恋对象不在身边时自己出现不良后果，因此拒绝上学或上床睡觉，不愿意或者不敢离开家等；也可以表现与依恋对象分开后，出现头痛、胃痛、恶心、呕吐、夜惊等症状，症状时好时坏，不同年龄表现形式有所不同。

2. 恐惧性焦虑障碍　病人对某些物体或者某些特殊情景产生异常的恐惧，有回避行为和自主神经功能紊乱的表现，影响正常的学习、生活和社交活动。而正常儿童恐惧的程度轻、时间短、心理反应很快消失。而这类病人的表现的特点为对日常生活、一般客观事件和情景产生过分恐惧、出现回避、退缩行为，并出现呼吸急促、面色苍白、心慌出汗甚至痉挛、昏迷等，如害怕昆虫、黑暗、闪电、学校、广场、死亡等。随着时代的发展，恐惧的对象也在发生变化。

3. 社交焦虑障碍　病人表现持久地害怕1个或多个社交场合，在这些场合中当病人暴露于不熟悉的人面前或处于被关注时出现焦虑反应，伴有心悸、出汗、头痛、尿频等，并采取回避行为。导致病人社会功能受损，无法上学，不愿参加集体活动，无法交朋友。常与其他精神障碍共患病，导致进一步社会功能损害。

任务四 诊　断

临床表现符合上述之一，并且病程持续1个月以上，病人的生活、学习、社交活动功能明显受损，已排除其他原因所致。

任务五 治疗和预后

主要采用心理治疗包括：支持性心理治疗、认知行为治疗、暗示治疗、系统脱敏疗法、家庭治疗等。一般不主张采取药物治疗，尤其是对于幼儿时期的情绪障碍而言。药物主要进行对症治疗，临床上根据不同的疾病表现选用的药物也有所不同。比较常用的药物为舍曲林、阿普唑仑等。大多数病人随着年龄的增长，症状逐步消失，预后较好。

任务六　护　　理

【护理评估】

1. 健康史　评估病人既往健康状况、有无既往病史、药物过敏史、家族遗传病史等。

2. 生理功能　各项躯体发育指标如身高、体重是否达标，有无躯体畸形，有无营养失调，饮食障碍、睡眠障碍等。

3. 心理功能　主要评估情绪特征和性格特点，如病人有无胆怯、敏感多疑，有无焦虑、抑郁、恐惧等异常情绪，程度如何，是否属于正常范围，是否符合年龄发展水平。

4. 社会功能　评估学习能力、社会交往能力，学业表现如何等。

5. 其他　评估家庭及社会支持系统、家属受教育程度、对该病的认识程度、家庭经济状况等。有无不正确的养育方式，有无现存或潜在的家庭矛盾和危机。

【护理诊断】

1. 焦虑　与适应不良、预感性悲哀等有关。

2. 恐惧　与适应不良、预感性悲哀等有关。

3. 生活自理能力缺陷　与焦虑、恐惧、抑郁情绪等有关。

4. 社交功能障碍　与焦虑、恐惧、抑郁情绪等有关。

5. 睡眠型态紊乱　与焦虑、恐惧等有关。

6. 知识缺乏　与缺乏疾病知识有关。

【护理目标】

(1) 病人的异常情绪逐步减轻或消失。

(2) 病人生活自理能力和交往能力逐步改善。

(3) 病人睡眠改善。

(4) 病人父母掌握疾病相关知识，家庭功能改善。

【护理措施】

(1) 建立良好的护患关系，取得病人的信任，指导病人如何适应环境，当环境变化时提前告知病人，消除环境不利因素。

(2) 病人出现焦虑、恐惧情绪时，找出原因，给予隔离，将病人安排在较为独立安静的环境，并予以陪伴。对病人的痛苦表示理解，指导病人适应环境变化，改变其不良的认知。

(3) 病人如反复出现头痛、恶心、呕吐等躯体症状但又无相应的躯体疾病，应给予安慰并使用正确的暗示性语言，配合医生进行心理治疗。

（4）鼓励病人与同伴交往，积极参加各种娱乐活动，通过游戏、讲故事等表达感受，培养社交能力，增强活动能力。

（5）向病人家长宣讲疾病知识，使其了解疾病的特点，改善家庭教育的方式方法，端正对病人的态度。密切配合治疗预防疾病复发。

【护理评价】

护理问题解决，目标达到。

项目六　品行障碍病人的护理

案例导入 5

病人，女性，16 岁，因“不愿上学 1 年，情绪不稳、打骂父母 3 个月”入院。家长反映病人目前在外地上职业学校，1 年前无故自动离开学校，到洗浴中心做按摩女，被学校和家长找回。但是病人不愿回校也不愿在家，常常不打招呼就离家出走，父母干预时吵闹，发脾气，打骂父母，冲砸家中物品。家长管理困难送住院。体检：病人左前臂有骨折史，其父反映是在洗浴中心打架时被伤所致。神经系统检查：无特殊。精神检查：否认有病，认为不应该管她，称父母就应该受惩罚。

提问：该病人主要临床表现有什么？在健康指导中，应重点强调哪些内容？

分析提示

临床表现结合思维、情感、行为等方面考虑；健康指导应全面。

任务一　概　　述

品行障碍(conduct disorder，CD)指儿童和少年期反复、持续出现反社会行为、攻击性行为和对立违抗性行为，这些行为违反了相应年龄的社会行为规范和道德准则，影响儿童少年本身的学习和社交功能，损害他人或公共利益。品行障碍是儿童青少年期常见的行为障碍，国外患病率 1.5%～3.4%，国内患病率 1.45%～7.35%，通常起病于儿童晚期或青少年早期，男女患病率之比为(3～12)∶1。

任务二　病　　因

品行障碍的病因复杂，生物学因素、家庭因素和社会环境因素共同作用对疾病的发生、发展和临床病程产生了不同程度的影响。生物学因素包括遗传、5-HT水平低、雄性激素水平高、围生期损伤等。家庭因素主要指不良的家庭环境，如破裂家庭、对子女不当的教养方式，父母冲突等。社会因素主要指经常接触暴力或黄色文化、接收不正确的道德观和价值观，不良的社会交往等。

任务三　临床表现

1. 对立违抗性行为　该行为首先出现，病人表现为难以服从管理，常与成人争吵，常与父母或老师对抗，拒绝服从学校、家庭的要求或规定，故意干扰他人，不接受批评。经常暴怒、好发脾气。常将自己的过失或不当行为而责怪他人，经常怨恨他人，怀恨在心，或存心报复，故常发生冲突。通常病人不认为自己有问题，而认为是正当反应。

2. 反社会性行为　指不合乎道德规范及社会准则的行为，如经常说谎，并不是逃避惩罚，而是通过说谎得到好处或利益(如说学校要交钱，却拿着钱去网吧打游戏)。经常偷盗、逃学、夜不归宿或离家出走，故意破坏他人或公共财物、纵火等。

3. 攻击性行为　反复欺负他人，常挑起或参与斗殴(不包括兄弟姐妹打架)；常常虐待动物；对他人进行躯体虐待或持凶器故意伤害他人；勒索或抢劫他人钱财或入室抢劫；强迫与他人发生性关系，或有猥亵行为等。

4. 合并问题　品行障碍常常合并ADHD，可以同时有多动、冲动、注意缺陷症状；也可以合并焦虑、抑郁的情绪障碍；也可伴物质滥用和学习困难。

任务四　诊　断

病人出现反社会性行为、攻击性行为和对立违抗行为的临床表现，病程持续6个月以上，对社会功能(如人际关系、学业、成绩等)产生不良影响，排除其他相关疾病就可诊断。

任务五　治疗与预后

品行障碍的治疗比较困难，必须强调早期发现，早期干预，并且是从生物、心理、社会等多方面、长期的进行。采取综合性干预治疗措施，包括家庭治疗、行为、认知治疗及药物治疗等。药物辅助治疗是针对病人行为和伴发的症状的控制，包括情绪稳定剂、抗焦虑药、抗抑郁药、抗精神病药的选用。

任务六 护　　理

【护理评估】

1. 健康史　评估病人既往健康状况、有无既往病史、药物过敏史、物质滥用史、家族遗传病史等。

2. 生理功能　各项躯体发育指标如身高、体重有无异常，有无躯体畸形和功能障碍，有无营养失调、饮食障碍、睡眠障碍；有无受伤及有无感染等生理功能下降。

3. 心理功能

（1）情绪状态：有无焦虑、抑郁、恐惧、易激惹、淡漠等异常情绪。有无自卑心理。

（2）认知功能：有无注意力，记忆和智能障碍等。

（3）意志行为：行为是否冲动，是否遵守秩序，有无爱管闲事，语言夸大等。有无偷窃、撒谎逃学等行为。

4. 社会功能

（1）生活自理能力：有无吃饭、穿衣、洗漱、大小便不能自理等。

（2）社会适应能力：评估学习、社会交往能力，有无学习困难，成绩如何；伙伴关系是否良好，是否合群；自我控制和防护能力及损害程度；与父母相处的方式等。

5. 其他　评估家属受教育程度、对该病的认识程度、家庭经济状况等。有无不正确的养育方式，有无现存或潜在的家庭矛盾和危机；有无家庭无法实施治疗方案的可能性存在等。

【护理诊断】

1. 有暴力行为的危险　与病人情绪不稳、易冲动等有关。

2. 社交障碍　与攻击、违抗对立等有关。

3. 个人应对无效　与理解能力、服从性差有关。

【护理目标】

（1）病人能控制攻击行为，未发生伤人行为。

（2）病人的社交能力逐步改善。

（3）病人掌握新的应对行为及其带来的积极效果。

【护理措施】

1. 安全和生活护理、心理护理　参见多动障碍。

2. 症状护理　观察病人异常行为发生频率，如说谎，逃学，打架，破坏行为，攻击他人，偷窃，欺诈等品行问题，及时与医生沟通，有针对性地进行处理。培养他们广泛的兴趣和爱好，使之心情愉快，减少紧张焦虑；配合医生进行认知行为治疗，采取负性强化法，减少其异常行为；鼓励病人参加集体活动，对于其健康行为进行正性强化，以建立正常的行为模式；同时告知病人如何正确解决问题，出现困难时，采取恰当的应付方式。

3. 健康教育　帮助病人了解个人行为必须得到社会认可，否则将受到惩罚。同时提高家长的识别和处理能力，正确认识疾病，对待病人和协调家庭关系，减少不利于品行障碍恢复的因素。

【护理评价】

护理问题解决，护理目标达到。

项目七　抽动障碍病人的护理

案例导入 6

病人，女性，9 岁，小学生，汉族，因“反复不自主挤眼、耸肩伴清嗓子 4 年”首次入院。病人自幼好动，控制能力差，上课注意力不集中，小动作多，做作业拖拉，平时丢三落四，经常将自己的学习物品弄丢，学习成绩中等。4 年前开始无明显诱因出现反复不自主挤眼、皱眉、耸肩、咧嘴等动作，动作迅速而频繁，伴有不自主清嗓音，疲劳紧张时症状加重，能短时间控制，入睡时消失，影响学习生活。病程中病人饮食睡眠尚可，大小便正常，否认中毒、发热、惊厥及颅脑外伤。体格检查无异常，个人史、家族史、既往史均无特殊。精神检查：意识清，接触合作，反复不自主挤眼、耸肩、清嗓，自知力存在。诊断：①Tourette 综合征；②注意缺陷与多动障碍。

提问：护理人员从哪些方面评估该病人？目前存在的主要护理问题是什么？如何对该病人做健康宣教？

分析提示

通过全面收集病人相关资料，包括现病史、既往史、临床表现、辅助检查结果、疾病的发生发展、治疗与护理的相关知识的了解程度等进行评估；需根据病人的个体情况实施护理措施及健康宣教，掌握相关并发症的护理。

任务一　概　　述

抽动障碍是一种起病于儿童和青少年时期，具有明显遗传倾向的神经精神性障碍。主要表现为不自主的、反复的、快速的一个部位或多部位肌肉运动抽动和发声抽动，并可伴有注意力不集中、多动、强迫性动作和思维或其他行为症状。一般不可克制，但短时间内可受意志控制。抽动可发生于身体的任何部位、通常被分为运动性抽动和发声性抽动。每种抽动又根据复杂程度分为简单的和复杂的 2 种类型。

1. 运动性抽动　简单的表现为眨眼、挤眉、吸鼻、张口、摇头、耸肩等。复杂的表现为拍手、踢腿、弯腰、“做鬼脸”等。

2. 发声性抽动　简单的表现为反复发出不自主、无意义的单调的声音，如“啊”“嗯”清嗓子、咳嗽或吸鼻声。复杂的表现为秽语、模仿性语言、短句等。

任务二　病因及发病机制

本病病因尚未明确，一般认为与下列因素有关。

1. 遗传因素　遗传因素决定了易患性，病人家族中患抽动障碍者多见，有家族聚集性。

2. 神经生物学因素　许多直接和间接的证据表明，皮质-纹状体-丘脑皮质通路参与了 TS 及其伴随神经精神症状的表达，越来越多的证据提示 TS 的皮质功能紊乱，纹状体部位的多巴胺异常。

3. 神经免疫因素　近年来的研究认为 20%～35%的 TS 与感染后自身免疫病理损害有关，临床上也发现感染后使用青霉素可使抽动症状减轻，但有关此方面的研究还有待于进一步深入。

4. 社会心理及其他因素　儿童由于家庭生活事件等影响，使抽动成为心理应激的一种表现，长期使用中枢神经兴奋剂、抗精神病药等可能产生抽动的不良反应以及围生期损害也可能与本病有关。

任务三　临 床 表 现

抽动障碍按临床特征和病程特征分为以下 3 种类型。

1. 短暂性抽动障碍　是儿童期 1 种最常见的类型，多起病于 5～7 岁，以简单运动抽动为主，常表现为眨眼、挤眉、张口、点头、摇头等，局限于面部及头颈部，对病人的日常学习和生活无明显影响，症状持续至少 2 周不超过 1 年。

2. 慢性运动或发声抽动障碍　这种类型多见于成人，但常发生于儿童少年期，表现为简单或复杂的运动或发声抽动，但 2 种症状不同时存在，一般以运动抽动多见。病程至少持续>1 年，有些病人症状可持续终身。

3. 发声与多种运动联合抽动障碍　又称 Tourette 综合征（TS）、抽动秽语综合征等。此型高发的年龄段为 5～8 岁，目前普遍认为 TS 是一种起病于童年的慢性神经精神障碍性疾病，特点是抽动的同时伴发音肌群的抽动，抽动常常自头面部开始简单运动抽动，而后逐渐涉及全身多部位肌肉抽动，呈奇特的多样的姿态，如跺脚、踢腿、大跨步、全身甩动或扭转、冲动性触摸人或物、下蹲跪地等。至少 30%的 TS 病人出现秽语，此型对病人的生活学习及身心健康影响较大，停药后症状易复发或加重。

附：多动秽语综合征的共病问题如下。

1. 与强迫障碍(OCD)的关系　近年来发现多动秽语综合征 TS 伴发强迫障碍多见，包括强迫观念或强迫动作，或两者皆有。多动秽语综合征 TS 伴发的 OCD 症状多涉及暴力形象、性观念、怕说错话担心会说出秽语，往往有自伤、触摸、计数的强迫行为。

2. 与注意缺陷多动障碍(ADHD)的关系　ADHD 的特征是冲动、多动和维持注意的能力减低。伴发 ADHD 的 TS 病人更易出现心理问题、破坏性行为或与学业相关的问题。

3. TS 病人中焦虑、抑郁的发生率增加，一半以上符合情绪障碍的诊断标准。

4. TS 伴发的自伤行为多种多样，严重者导致永久性自残损害。目前 TS 伴发自伤行为的机制尚未明确。

5. TS 病人中出现偏头痛的比例要高于普通人群，以及在 TS 病人中出现入睡困难的睡眠问题。

任务四　诊　　断

诊断的主要指征是：典型的临床表现，起病于儿童和青少年期，慢性过程，症状可波动，亦可有周期性改变或由新的症状代替旧的症状，或在原有症状基础上增加新的症状。也有辅助诊断指征如秽语、猥亵行为、重复语言、模仿语言等。排除神经系统感染、椎体外系病变等。

任务五　治疗和预后

该疾病经过治疗大多数缓解，少数症状迁延，TS 呈慢性过程，需长期服药控制症状。抽动障碍的治疗包括药物治疗和非药物治疗。

(一) 药物治疗

1. 抗精神病药

(1) 氟哌啶醇：该药治疗抽动效果较好，目前临床多以小剂量合并其他非典型抗精神病药物治疗。

(2) 匹莫齐特：该药治疗抽动疗效与氟哌啶醇相当，但约 10%的病人出现心脏传导阻滞，故应监测心电图变化。

(3) 硫必利：该药不良反应较小，对于症状较轻的病人可先于氟哌啶醇使用。

(4) 非典型抗精神病药：利培酮、阿立哌唑、奥氮平、喹硫平等均能有效治疗抽动障碍，剂量较精神病的低。

2. 可乐定　该药特别适用于伴有注意缺陷多动障碍的抽动障碍病人，有口服片及贴片。

3. 其他药物　抗抑郁药物可治疗合并强迫障碍的抽动障碍病人，如氯米帕明。

(二) 非药物治疗

症状轻微者无需特殊药物治疗，目前临床有不同的行为治疗的方法，如习惯反向训练、放松训练、生物反馈治疗等，其疗效有待进一步评估。

任务六　护　理

【护理评估】

1. 健康史　询问病人病史、家族史，既往健康状况。

2. 生理功能　病人生命体征，身高体重，睡眠情况，饮食情况，大小便是否正常。

3. 心理功能

(1) 情绪状态：有无焦虑、抑郁、恐惧、易激惹、淡漠等异常情绪；有无自卑心理。

(2) 认知功能：有无注意力、记忆和智能障碍等。

(3) 意志行为：行为是否冲动，有无自伤行为、强迫、刻板、重复行为。

4. 社会功能

(1) 生活自理能力：有无吃饭、穿衣、洗漱、大小便不能自理等。

(2) 社会适应能力：评估学习、社会交往能力。有无学习困难，是否合群；自我控制和防护能力及损害程度；与父母相处的方式等。

5. 其他　评估家长的受教育程度、对该病的认识程度、家庭经济状况等；有无不正确的养育方式，有无现存或潜在的家庭矛盾和危机。

【护理诊断】

1. 有跌倒的可能　与抽动症状有关。

2. 有受伤的可能　与抽动症状伴发自伤及 ADHD 有关。

3. 焦虑　与疾病影响学习生活及社会交往有关。

4. 舒适的改变　与抽动症状有关。

【护理目标】

(1) 病人住院期间避免发生跌倒现象。

(2) 病人住院期间未发生自伤行为。

(3) 病人能保持情绪平稳，正确认识疾病。

【护理措施】

1. 安全和生活护理　同“多动障碍”。

2. 心理护理

(1) 理解病人的行为表现，鼓励参加集体活动，转移病人的紧张、焦虑情绪，对表现良好的行为予以正面鼓励。

(2) 与病人分析病情，正确认识抽动症状就像感冒一样是一种病，增强病人克服疾病的信心，消除自卑心理。

3. 症状护理

(1) 当病人抽动症状明显时，可暂时隔离与病室内看护，避免他人围观议论。

(2) 抽动症状明显时，帮助病人进行放松训练，通过全身肌肉的放松减轻或缓解抽动症状。

(3) 平时合理安排日常作息，避免多度紧张疲劳，避免激烈刺激的电脑游戏。

(4) 做好并发症的护理。

4. 药物治疗护理　观察药物疗效和不良反应，保证药物治疗的顺利进行。

5. 健康宣教

(1) 帮助家属认识疾病的特征，特别是不要与其他病人和家长发生矛盾。

(2) 告知病人和家长坚持服药的重要性，避免间断用药，突然停药而导致疾病复发或加重。

【护理评价】

(1) 病人住院期间未发生跌倒跌伤现象。

(2) 病人对疾病有正确认识，积极配合各项治疗。

思考题

1. 精神发育迟滞的主要临床表现有哪些？
2. 多动障碍的主要临床表现及非药物治疗的方法有哪些？
3. 抽动障碍的临床表现有哪些？

（刘青香　钱瑞莲）

主要参考文献

1. 曹新妹. 实用精神科护理. 上海:上海科学技术出版社,2007
2. 曹新妹. 实用精神科护理. 第 2 版. 北京:人民卫生出版社,2013
3. 曹新妹. 精神科临床护理思维与实践. 北京:人民卫生出版社,2013
4. 曹新妹. 精神科护理学. 北京:人民卫生出版社,2014
5. 李凌江. 精神科护理学. 第 2 版. 北京:人民卫生出版社,2011
6. 李峥,王志英. 精神科护理学. 第 2 版. 北京:中国协和医科大学出版社,2010
7. 刘哲宁. 精神科护理学. 第 3 版. 北京:人民卫生出版社,2012
8. 沈渔邨. 精神病学. 第 5 版. 北京:人民卫生出版社,2014
9. 江开达. 精神病学基础. 北京:人民卫生出版社,2012
10. 王祖承,方贻儒. 精神病学. 上海:上海科技教育出版社,2011
11. 季建林,吴文源. 精神医学. 第 2 版. 上海:复旦大学出版社,2009
12. 季建林,赵静波. 自杀预防与危机干预. 上海:华东师范大学出版社,2007
13. 徐俊冕. 心理疾病治疗. 北京:人民卫生出版社,2012
14. 郭延庆. 精神障碍护理学. 第 2 版. 长沙:湖南科学技术出版社,2012
15. 李小寒,尚少梅. 基础护理学. 第 5 版. 北京:人民卫生出版社,2012
16. 霍孝蓉. 护理常规. 南京:东南大学出版社,2012
17. 余雨枫. 精神科护理学. 北京:人民卫生出版社,2012
18. 齐俊斌. 医学心理学. 西安:西安交通大学出版社,2012
19. 周宏灏. 药理学. 北京:科学出版社,2009
20. 郝伟. 精神病学. 第 6 版. 北京:人民卫生出版社. 2012
21. 金卫东,马永春. 循证精神病学. 第 5 版. 北京:人民军医出版社. 2010
22. 阚瑞云. 实用精神科护理学. 郑州:郑州大学出版社,2014
23. 范肖东. ICD-10 精神与行为障碍分类. 北京:人民卫生出版社,2003
24. 郝伟. 酒精相关障碍的诊断与治疗. 北京:人民卫生出版社,2014
25. 郝伟. 精神病学. 第 6 版. 北京:人民卫生出版社,2013
26. 郭延庆. 精神障碍护理学. 第 2 版. 长沙:湖南科学技术出版社,2012
27. 覃远生. 精神病护理学. 北京:人民卫生出版社,2008
28. 徐国彬. 精神科护理学. 天津:天津科学技术出版社,2013
29. 赵忠新. 临床睡眠障碍学. 上海:第二军医大学出版社,2003
30. 陆静. 性功能障碍与性心理障碍. 北京:人民卫生出版社,2012
31. 李雪荣. 儿童精神病学. 长沙:湖南科学技术出版社,2014
32. 陶国泰. 儿童少年精神医学. 第 2 版. 南京:江苏科学技术出版社,2008
33. 蔡文智. 精神科护理学. 南京:江苏科学技术出版社,2011
34. 国际疾病分类第 10 版(ICD-10). 北京:人民卫生出版社,1993
35. 范肖东. ICD-10 精神与行为障碍分类. 北京:人民卫生出版社,2003
36. Robert J, Ursano MD;林涛,王丽颖译. 心理动力学心理治疗简明指南. 北京:人民卫生出版社,2010

图书在版编目(CIP)数据

精神科护理/曹新妹主编. —上海:复旦大学出版社,2015. 8 (2023. 8 重印)
全国高等医药院校护理系列教材
ISBN 978-7-309-11341-9

Ⅰ. 精… Ⅱ. 曹… Ⅲ. 精神病学-护理学-医学院校-教材 Ⅳ. R473. 74

中国版本图书馆 CIP 数据核字(2015)第 063246 号

精神科护理
曹新妹 主编
责任编辑/贺 琦

复旦大学出版社有限公司出版发行
上海市国权路 579 号 邮编: 200433
网址: fupnet@fudanpress. com http://www. fudanpress. com
门市零售: 86-21-65102580 团体订购: 86-21-65104505
出版部电话: 86-21-65642845
常熟市华顺印刷有限公司

开本 787×1092 1/16 印张 18. 75 字数 390 千
2023 年 8 月第 1 版第 11 次印刷
印数 22 401—26 500

ISBN 978-7-309-11341-9/R · 1455
定价: 52. 00 元